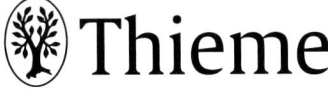

Arthrosen

Basiswissen zu Klinik,
Diagnostik und Therapie

Matthias H. Hackenbroch

157 Abbildungen
44 Tabellen

Georg Thieme Verlag
Stuttgart · New York

Prof. Dr. med. Matthias H. Hackenbroch
Orthopädische Klinik und Poliklinik
der Universität zu Köln
Joseph-Stelzmann-Str. 24
50931 Köln

Die Deutsche Bibliothek –
CIP-Einheitsaufnahme

Ein Titeldatensatz dieser Publikation kann bei
Der Deutschen Bibliothek angefordert werden.

© 2002 Georg Thieme Verlag
Rüdigerstraße 14
D- 70469 Stuttgart
Telefon: + 49/ 0711/ 8931–0
Unsere Homepage: http://www.thieme.de

Printed in Germany

Zeichnungen: Wolfgang Hanns, Schriesheim
Umschlaggestaltung: Thieme Verlagsgruppe
Umschlaggrafik: Martina Berge, Erbach
Satz: Gulde-Druck, gesetzt in Textline
Druck: Bosch-Druck, Landshut

ISBN 3-13-126981-2   1 2 3 4 5 6

Geleitwort

Die in den letzten Jahrzehnten deutlich zunehmende Lebenserwartung unserer Bevölkerung rückt zwangsläufig jene Krankheitsprozesse in den Vordergrund des öffentlichen Interesses, die mit fortschreitendem Alter immer mehr an Bedeutung gewinnen. Gerade für die chronischen Erkrankungen mit jahrelangem Verlauf und sich stetig mehr ausprägenden Krankheitsphänomenen lässt sich diese Beobachtung exemplarisch belegen. Die Verschleißerkrankungen des Bewegungsapparates und hier insbesondere die Arthrosen der Gelenke stehen dabei mit im Vordergrund. Die herausragende sozialmedizinische Bedeutung der Arthrosekrankheit, die durch einen kontinuierlich steigenden Leidensdruck mit Funktionseinbußen und Schmerzen bestimmt wird, ist evident.

In einer Vielzahl von Publikationen von unterschiedlicher Qualität wurde in den letzten Jahren versucht, für den Laien verständliche Aufklärung und Hilfestellung mit Hinweisen auf mögliche Besserung oder gar Heilung des Leidens für die betroffenen Patienten zu vermitteln. Dabei ließ der Anspruch auf eine realistische und zugleich fundierte Darstellung des Arthroseprozesses mit seinen Folgeerscheinungen oftmals manche Wünsche offen, insbesondere wenn Aspekte einer erfolgversprechenden Behandlungsmöglichkeit erörtert wurden.

Matthias Hackenbroch präsentiert nun ein Buch zu dieser komplexen Thematik, mit dem er sich einer anspruchsvollen, medizinisch nicht obligat vorgebildeten Leserschaft zuwendet. Dabei wird der Inhalt seriös wissenschaftlich abgehandelt, aber gleichzeitig für den Laien gut verständlich dargelegt. Dieser Aspekt macht den besonderen Wert dieses gelungenen Buches aus. Es spiegelt die jahrzehntelange, breitgefächerte wissenschaftliche und klinische Erfahrung des Autors in besonderer Weise wieder und führt damit den Leser zu konstruktiven und hilfreichen Erkenntnissen in der Bewältigung seiner vielfältigen Probleme, die mit der Arthrosekrankheit verknüpft sind.

Es gebührt Matthias Hackenbroch, der mit diesem Werk eine Synopsis seines ärztlichen Wirkens für die an Arthosen leidenden Patienten vorlegt, ein besonderer Dank für dieses Buch, dem ein breitgestreutes, reges Interesse der Leserschaft sicherlich nicht versagt bleiben wird.

Erlangen, Juli 2002   Prof. Dr. med. G. Weseloh

Vorwort

Trotz raschen Fortschritts in der Medizin und ihren Grundlagenwissenschaften muss man leider sagen, dass Arthrosen heute noch nicht heilbar sind, sofern man darunter das Zurückversetzen des „verschlissenen" Gelenks in seinen ursprünglichen, gesunden Zustand versteht. Dies hängt zum einen damit zusammen, dass Arthrosen sehr heterogene Ursachen haben und konsequenterweise als unspezifische Endprodukte unterschiedlicher Störfaktoren angesehen werden müssen, die keineswegs nur mechanischer Natur sind, auch wenn dies gängige Bezeichnungen wie Gelenkverschleiß, Gelenkabnutzung und „wear and tear" nahe legen. Damit ist die Möglichkeit eines allgemein gültigen und nach Möglichkeit kausalen Behandlungsprinzips bereits ausgeschlossen. Andererseits besteht zwar überwiegende, allerdings nicht absolute Einigkeit darin, dass der Gelenkknorpel und nicht etwa der darunter liegende Knochen oder die Gelenkkapsel Ort der Primärschädigung ist. Die nicht eindeutig beantwortete Frage, welches das maßgebliche Zielorgan ist, erschwert die Ursachenforschung und die zügige Erarbeitung neuer, über weithin symptomatische Maßnahmen hinausgehender Therapieformen.

Die Grundlagenforschung konzentriert sich zur Zeit auf das Studium des hyalinen Gelenkknorpels. Sie befasst sich vorrangig mit jenen Mechanismen, die für die Erhaltung seiner Struktur unter Alltagsbedingungen verantwortlich sind. Im Mittelpunkt stehen Studien zum Stoffwechsel der extrazellulären Knorpelmatrix auf molekularer Ebene. Es geht darum, die für die Aufrechterhaltung des Gleichgewichts zwischen ständigem Substanzauf- und -abbau verantwortlichen Abläufe mit den dahinter stehenden Kräften zu analysieren und gezielt den Aufbau fördernde Einflüsse einzusetzen. Gleichzeitig wird versucht, die Rolle von Genen, die in diesem Zusammenhang eine Rolle spielen, zu erfassen und nach Möglichkeit zu nutzen. Die Ergebnisse der molekularen Zellbiologie und Genetik könnten dazu führen, dass völlig neue therapeutische Optionen in Form einer „antiarthrotischen Basistherapie" eröffnet werden.

Die klinische Realität, für die diese Vision eine Art Revolution bedeuten würde, sieht aber noch anders aus. Man bemüht sich, dem Arthrosekranken mit den verfügbaren Mitteln seine Schmerzen zu nehmen und die Funktion der betroffenen Gelenke wieder herzustellen oder zumindest zu verbessern. Hierzu werden die weit entwickelten Kenntnisse der Biomechanik, der Gelenkersatz durch körperfremde Materialien und das weite Feld erfahrungsmedizinischer Techniken genutzt. Mit ihrer Hilfe wurden und werden beachtliche Erfolge errungen, die dazu beigetragen haben, vielen Menschen die für ein erfülltes Leben so entscheidende Mobilität wiederzugeben oder zu erhalten. Daran ändert auch der Makel der aufgezeigten Wissenslücken nichts. Bei konsequenter Anwendung unseres verfügbaren Wissens über Ätiologie und Pathogenese von Arthrosen ist es sogar möglich, äußerst wirkungsvoll präventiv tätig zu werden, d.h. in geeigneten Fällen Arthrosen zu verhindern oder wenigstens auf lange Zeit hinaus zu verzögern. Es lohnt also, unseren heutigen Kenntnisstand zusammenfassend darzustellen, kritisch zu werten und gleichzeitig auf zukünftige Entwicklungsmöglichkeiten hinzuweisen. Dabei sollten sich nicht spezialisierte Ärzte ebenso angesprochen fühlen wie Patienten und andere, die sich auf wissenschaftlich gesicherter Basis informieren möchten.

Dieses Buch hätte ohne die Mitwirkung zahlreicher Patienten und die intensive Beschäftigung mit ihren arthrosebedingten Problemen nicht entstehen können, ihnen gebührt deshalb mein erster Dank. Zu danken habe ich aber auch meinen Mitarbeitern und Studenten, die mir zahlreiche Denkanstöße und praktische Hilfen sowie wichtige Anregungen zur Wissensvermittlung gegeben haben. Großen Dank schulde ich auch meinen klinischen Lehrern, neben anderen hat mir mein Vater orthopädisches Denken und A.N. Witt orthopädisches Handeln beigebracht. Ohne die unermüdliche Hilfe von Frau Barbara Düllmann wäre das Manuskript nicht zu Papier gebracht und ohne die verständnisvolle Unterstützung des Verlags das Buch nicht zeitgemäß ausgestattet worden, auch ihnen danke ich herzlich. Ganz besonders aber danke ich Fiona, Benedikt und Cornelia, die durch Verständnis und großzügigen Verzicht auf die eigentlich ihnen zustehende gemeinsame Zeit das Buch erst möglich gemacht haben.

Köln und Bonn,   Matthias H. Hackenbroch
Juli 2002

Inhaltsverzeichnis

1 Einführung

1 Einführung

Vorstellungen über Arthrose. Die meisten Menschen wissen heute in etwa, was mit der Diagnose Arthrose gemeint ist. Man denkt an Abnutzung, Aufbrauch und Verschleiß von Gelenken, ggf. auch an vorzeitige Alterung wichtiger Gelenkstrukturen wie z.B. Menisken. Es ist bekannt, dass damit Schmerz, Abnahme der Beweglichkeit und Belastbarkeit und als Folge davon Funktionseinbußen im Alltag verbunden sind. Man weiß auch, dass Älterwerden etwas mit dem Auftreten von Arthrosen zu tun hat und ein gewisses Maß an Gelenkverschleiß fast schicksalsmäßig im Alter zu erwarten ist. Schließlich ist den meisten auch bewusst, dass Arthrosen zur kontinuierlichen Verschlimmerung neigen und bis heute nicht wirklich heilbar sind. Wie sich übermäßiges Körpergewicht auf die Entstehung von Arthrosen und ihren Verlauf auswirkt und welche Einflüsse von intensiver Gelenkbeanspruchung etwa in Beruf und Sport ausgehen, erscheint weniger klar und wird oft kontrovers diskutiert. Tatsächlich hat die Grundlagenforschung trotz großer Bemühungen auf klinischer und experimenteller Ebene bis heute keine Antwort auf die Frage nach einer möglicherweise gemeinsamen letzten Ursache von Arthrosen geben können. Vieles spricht dafür, dass eine multifaktorielle Ätiologie angenommen werden muss und dass Arthrosen das unspezifische Endprodukt unterschiedlicher pathogener Primärprozesse darstellen. Angesichts dessen kann es bislang auch keine umfassend kausale Therapie geben.

Gelenkersatz. Dennoch stehen äußerst wirksame Hilfen für Arthrosekranke zur Verfügung. An erster Stelle wird gewöhnlich der *künstliche Gelenkersatz* genannt. Er macht es in Verbindung mit schonender Anästhesie möglich, selbst hochbetagten und polymorbiden Patienten im wahrsten Sinn des Worts wieder auf die Beine zu helfen. Aber auch die Grenzen der Endoprothetik haben sich weithin herumgesprochen, vor allem ihre zeitlich begrenzte Haltbarkeit wegen Implantatlockerung. An Verbesserungen durch die Verwendung anderer Biomaterialien und Designs wird intensiv und oft auch erfolgreich gearbeitet. Die bisherigen Erfahrungen haben allerdings auch gezeigt, dass ein vermeintlicher Fortschritt bisweilen unerwartete neue Komplikationen erzeugt hat, so dass das Produkt oder Verfahren unbemerkt, gelegentlich aber auch nach breiter öffentlicher Diskussion, wieder eliminiert werden musste.

Sonstige Operationen. Weniger bekannt und auch schwieriger zu beurteilen sind Leistungsfähigkeit und heutiger Stellenwert *gelenkerhaltender Operationen*. Dass sie angesichts der begrenzten Haltbarkeit von Endoprothesen und erst recht, wenn solche etwa wegen jungen Alters nicht in Frage kommen, ernsthaft diskutiert werden müssen, ist unbestritten. Gemeint sind gelenknahe Osteotomien, Maßnahmen am Gelenkknorpel, Gelenkdébridement und Resektionsarthroplastiken. Trotz sehr unterschiedlicher taktischer Zugänge haben sie als gemeinsames Problem die nicht selten unzureichende und gewöhnlich schwer voraussagbare Wirksamkeit im Vergleich zur Endoprothetik. Dies gilt besonders für den aus Patientensicht besonders wichtigen Effekt der Schmerzlinderung. Bezüglich der gelenknahen Osteotomien, die aufgrund biomechanischer Überlegungen mit dem Ziel der Gelenkentlastung geplant werden, ergibt sich zusätzlich die Chance einer präventiven Wirkung bei frühzeitigem Einsatz. Die Transplantation von Knorpelzellen nach Vermehrung in Kultur ist vorerst nur für die Behandlung umschriebener tiefer Knorpeldefekte geeignet, nicht aber für die arthrosetypischen flächenhaften Knorpelschäden. Das Gelenkdébridement, auch Gelenktoilette genannt, hat bei arthroskopischer Ausführung den Vorteil des schonenden Eingriffs, generell aber den Nachteil der unsicheren und zeitlich begrenzten Wirkung. Bei einer Resektionsarthroplastik, der partiellen oder vollständigen Entfernung von Gelenkkörpern ohne alloplastischen Ersatz, droht das je nach Anwendungsort sehr störende Risiko einer unerwünschten Instabilität. Die operative Gelenkversteifung, soweit sie heute überhaupt noch in Betracht kommt, wird vom Patienten nur mit großer Skepsis akzeptiert.

Medikamente. Medikamente, die im Sinne einer Basistherapie zerstörten Gelenkknorpel wieder herstellen oder auch nur den beginnenden Zerstörungsprozess erwiesenermaßen aufhalten, beenden oder gar rückgängig machen, gibt es leider noch nicht, obwohl Ansätze erkennbar sind. Dies ist verständlich, weil die initiale Phase der irreversiblen Dekompensation des knorpeleigenen Matrixstoffwechsels, des eigentlichen Beginns der Arthrose, noch nicht aufgeklärt ist. Zurzeit ist die medikamentöse Arthrosebehandlung im Wesentlichen auf Analgetika und Antiphlogistika angewiesen, also vorwiegend symptomatisch wirkende Substanzen; die heute verfügbaren Antiphlogistika können trotz wiederholter Verbesserung wegen unerwünschter Nebenwirkungen nur zeitlich begrenzt und in Einzelfällen überhaupt nicht eingesetzt werden. Es besteht jedoch die berechtigte Aussicht, dass mit Hilfe von Genomanalysen in absehbarer Zeit genetische Mechanismen der Arthroseentstehung aufgeklärt und gentechnische Behandlungsmethoden entwickelt werden können.

Physiotherapie. Dass körperliche *Bewegung* im allgemeinen und die regelmäßige Bewegung des erkrankten Gelenks im Besonderen ganz ausgezeichnete Mittel zur Funktionserhaltung und -wiederherstellung bei Arthrose sind, ist leider zu wenig bekannt. Bewegungsprogramme, die richtig ausgewählt und dosiert sind, lassen sich sehr effektiv, kostengünstig und praktisch nebenwirkungsfrei einsetzen. Sie sollten unter physiotherapeutischer Anleitung eingeübt und in Abständen überprüft, vor allem aber regelmäßig selbst praktiziert werden. Darüber hinaus ist die gezielte Anwendung von detonisierenden Massagen, Wärme und Kälte, Wasser, elektrischem Strom und Ultraschall unverzichtbar für die konservative Arthrosetherapie. Es wäre kurzsichtig, die bedarfsgerechte Honorierung physiotherapeutischer Leistungen in Frage zu stellen.

Umfassende Beratung. Vor diesem vielgestaltigen Hintergrund spielen sich das aktuelle Verständnis der Volkskrankheit Arthrose und die Betreuung der Arthrosekranken ab. Letztere umfasst nicht nur Diagnostik und Therapie, sondern erfordert immer auch eine umfassende Beratung, die grundsätzlich auf die individuellen Bedürfnisse des Patienten eingehen muss. Sie wird nur erfolgreich sein, wenn sie auf wissenschaftlich gesicherter Basis erfolgt und sich der Erörterung so genannter Außenseitermethoden nicht verschließt.

2

Zur Geschichte, Nomenklatur und Klassifikation der Arthrosen

2 Zur Geschichte, Nomenklatur und Klassifikation der Arthrosen

Verbreitung. Arthrosen hat es offenbar zu allen Zeiten bei Mensch und Tier gegeben. Dies geht aus paläontologischen Befunden, Bilddarstellungen und zeitgenössischen Beschreibungen hervor. Wells (1973) hat über arthrosetypische Osteophyten an prähistorischen Skelettfunden berichtet. Auch an Skeletten eines Neandertalers und aus dem Neolithikum wurden Gelenkveränderungen festgestellt, die für Arthrose charakteristisch sind (nach Miehle 2000). Bei dem unter dem Namen „Ötzi" bekannt gewordenen etwa 45-jährigen Mann, der vor ca. 5000 Jahren ums Leben gekommen war, wurden neben verheilten Knochenbrüchen, alten Erfrierungen, Atherosklerose, Staublunge, Parasitenbefall und Schwermetallbelastung Arthrosen an mehreren Gelenken festgestellt, vor allem am rechten Hüftgelenk (Spindler 2001). Berato et al. (1990) haben die weite Verbreitung von Arthrosen an peripheren Gelenken und Gelenken der Wirbelsäule im Altertum beschrieben. Es gibt auch Untersuchungen über die Häufigkeitsverteilung von Arthrosen im alten England, gestützt auf Befunde aus dem Mittelalter, der römischen und sächsischen Vergangenheit; bei jedem Zweiten wurden Arthrosen an Wirbel-, Knie-, Hüft- und/oder Schultergelenken festgestellt (Rogers et al. 1981, Thould et al. 1983).

Diagnose. In Bilddarstellungen fällt es verständlicherweise oft schwer, die richtige Diagnose zu stellen. Gelenkschwellung und -verformung, die Verkrümmung von Gliedmaßen, Hinken, der Gebrauch von Gehstützen und Apparaten weisen zwar auf schmerzhafte Funktionsstörungen an den betroffenen Gliedmaßen und Gelenken hin, in diagnostischer Hinsicht aber sind die so ableitbaren Erkenntnisse nur recht vage; eine sichere Abgrenzung arthrotischer Krankheitsbilder gegenüber Folgen von Infekt, Trauma, entzündlich-rheumatischen Erkrankungen und Gicht nach heutigem Verständnis ist meist nicht möglich.

Literarische Quellen. Schwierig ist auch die Auswertung literarischer Quellen, weil die Nomenklatur erhebliche, dem jeweiligen wissenschaftlichen Erkenntnisstand angepasste Wandlungen durchgemacht hat. Hippokrates (ca. 460–370 v. Chr.) wird die Unterscheidung zwischen Podagra, eitriger und *einfacher Arthritis* im Anschluss an fieberhafte Erkrankungen zugeschrieben; letztere neige zur Chronifizierung mit Schmerz und Deformierung und dürfte in etwa dem entsprechen, was wir heute unter Arthrose verstehen. Unter dem Einfluss der Entzündungslehre des römischen Enzyklopädisten Celsus (ca. 25 v.Chr.–50 n.Chr.) festigte sich das Konzept der Arthritis. Das seinerzeit so stark betonte Entzündungsmoment kommt heute noch in der englischen wissenschaftlichen Bezeichnung *osteoarthritis* zum Ausdruck – ganz im Gegensatz zu unserem Sprachgebrauch. Hier sprechen Patienten gelegentlich auch noch von Arthritis, wenn sie eine mehr oder weniger akute, mit Schmerz und Schwellung einhergehende Gelenkerkrankung meinen, hinter der eine Gicht im Sinne der Uratarthritis oder eine entzündlich-rheumatische Erkrankung ebenso wie eine Arthrose und auch manches andere stecken kann.

Historische Begriffe. Ähnlich verhält es sich mit dem Begriff *Rheuma*. Er entstammt der Humoralpathologie, jener von Galen (129–199) ausgebauten auf die Hippokratiker zurückgehenden Krankheitslehre, die eine fehlerhafte Mischung der Körpersäfte als Ursache aller Krankheiten annimmt. Paracelsus (1493–1541) sah als Ursache für den durch *Gicht* hervorgerufenen Gelenksschmerz den gestörten Fluss (Rheuma, von griechisch rhein = fließen) der Säfte vom Gehirn in das Gelenk; je nach Befallsort unterschied er *podagra, chiragra, coxagra, gonagra* und *omagra*, d.h., das „Rheuma" oder die „Gicht" an Fuß, Hand, Hüfte, Knie und Schulter. *Gicht* bedeutete im Althochdeutschen nicht weniger als Glieder- und Körperschmerz, auch Seelenschmerz, Gliederlähmung und Gliederkrampf (zit. n. Wessinghage 1995); noch heute wird in der Laiensprache bei Gelenkerkrankungen der Finger mit mehr oder weniger schmerzhafter Knotenbildung gern von Gicht gesprochen, obwohl es sich fast nie um eine Harnsäuregicht, sondern meist um eine Polyarthrose der Fingergelenke handelt, die erstmals von Heberden (1803) beschrieben worden ist. Ebenso unspezifisch wurde und wird von Rheuma und Rheumatismus gesprochen, obwohl es sich nur um einen symptomatologischen Gruppenbegriff ohne diagnostische Wertigkeit handelt, der für heterogene mit Schmerz und Funktionsstörung verbundene Zustände des muskuloskelettären Systems steht und als so genannter degenerativer Rheumatismus auch Arthrosen einschließt.

Terminologie. Während sich die Termini Rheuma und Gicht als zu unpräzise für die Charakterisierung von Gelenkschäden erwiesen hatten, behielt das Arthritiskonzept auch in der deutschen wissenschaftlichen Literatur bis in das erste Drittel des 20. Jahrhunderts eine wichtige Bedeutung. Nachteilig war, dass so eine klare sprachliche Trennung zwischen entzündlichen und primär nichtentzündlichen Erkrankungen der Gelenke nicht möglich war. Der Chirurg B.C. Brodie beschrieb 1821 die „Ulceration der Gelenkknorpel" ohne vorausgegangene Entzündung, jedoch mit Begleitentzündung der Synovialis; damit charakterisierte er jene Gelenkerkrankungen, die später Arthrosen genannt wurden. Der Pathologe R. Virchow (1869) hat aufgrund anatomischer Untersuchungen die über die akute und chronische Synovitis hinaus gehende deformierende Arthritis beschrieben und als *Arthritis deformans* bezeichnet. Der Chirurg v. Volkmann (1872) hat diese Bezeichnung kurz darauf im „Handbuch der allgemeinen und speciellen Chirurgie" übernommen und das Krankheitsbild der Arthrose umfassend dargestellt; entzündliche Begleiterscheinungen mit Kapselverdickung deutete er in Anlehnung an die Auffassung des Chirurgen C. Hueter und in weitgehender Übereinstimmung mit der heutigen Vorstellung als sekundär, die ossifizierende Knorpelhyperplasie als primär. Hueter (1878) hielt altersbedingte Involution, mechanische Überlastung und schlechte Ernährung für Verursacher, wie bei der damals so genannten Arthritis pauperum; diese wurde hauptsächlich, aber nicht ausschließlich, bei den Armen gesehen – im Gegensatz zur Gichtarthritis der Wohlhabenden. Noch bis zur Mitte des 20. Jahrhunderts war auch die Bezeichnung *malum senile*, das Altersübel, verbreitet, besonders für die Arthrose des Hüftgelenks.

J. Riedinger (1905) definierte die Arthritis deformans in dem von ihm mitherausgegebenen Handbuch der Orthopädischen Chirurgie als „eine chronische Gelenkaffektion, welche mit starken Wucherungserscheinungen an den Gelenkenden und an der Synovialis einhergeht, ferner mit Zerfallserscheinungen an der Gelenkoberfläche". A. Hoffa und G.A. Wollenberg (1908) waren die ersten, die bereits kurz nach der Entdeckung der X-Strahlen durch W.C. Röntgen im Jahr 1895 mit Hilfe der dadurch möglich gewordenen Strahlendiagnostik Arthrosen in vivo abbildeten, Krankheitsverläufe verfolgten und so neue Vorstellungen über ihre Entstehung entwickeln konnten. Sie hielten die Arthritis deformans für die Folge von Gelenkveränderungen aus unterschiedlicher Ursache, die eine Ernährungsstörung am gelenknahen Knochen bewirken.

Preiser (1911) erkannte und beschrieb erstmals das funktionelle Moment bei der Entstehung der Arthrosen. Diese würden hervorgerufen durch eine anhaltende artikuläre Funktionsstörung, Dysfunktion genannt, die die Folge einer nachteilig veränderten Gelenkmechanik sei. Später präzisierte er sein Konzept dahingehend, dass er angab, es seien pathologische Kongruenzstörungen, z.B. posttraumatische Gelenkflächendefekte, die unter fortlaufender Beanspruchung zur Arthrose führen. In konsequenter Verfolgung dieses Gedankens erklärte Haglund (1923), dass die Arthritis deformans nicht eine ätiologisch selbstständige Krankheit darstelle, sondern „das chronische Schlussstadium einer Gelenkveränderung nach angeborenen Missbildungen, Traumen, funktionellen Deformitäten und Gelenkerkrankungen jeder beliebigen Art". Damit war einerseits der Boden für eine dezidiert biomechanisch orientierte Betrachtungsweise der Ätiologie, Pathogenese und Therapie von Arthrosen bereitet. Andererseits ergab sich daraus das von Hackenbroch sen. entwickelte und 1943 ausführlich dargestellte Konzept der präarthrotischen Deformität und Präarthrose. Diese bezeichnen nicht etwa ein frühes Stadium der Arthrose, sondern die Summe jener vorarthrotischen Form- und Funktionsstörungen, die in aller Regel eine Arthrose nach sich ziehen; ist die präarthrotische Elementarläsion identifizierbar, handelt es sich um eine sekundäre, anderenfalls um eine primäre oder idiopathische Arthrose (Abb. 2.**1**).

Burckhardt (1932) brachte zusätzlich den Gedanken der Reaktionsfähigkeit der einer Dysfunktion ausgesetzten Gelenkgewebe ein und ging davon aus, dass deren Ausmaß individuell begrenzt sei. Er definierte die Arthritis deformans als eine

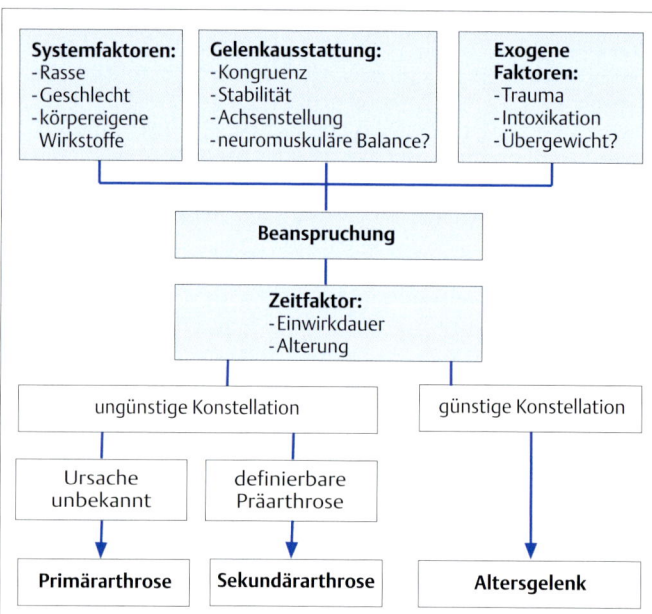

Abb. 2.1 Schema zur Ätiologie und Einteilung der Arthrosen und zur Entstehung des Altersgelenks

Gelenkveränderung, ausgezeichnet „durch solche verunstaltenden regressiven Umbildungen, bei denen die traumatische Entwicklung der Gelenkbewegungen auf das Gelenk selber sichtbarlich eine wesentliche Rolle gespielt hat, und durch solche verunstaltenden progressiven Umbildungen, die aufgrund der morphologischen Beschaffenheit lediglich als Produkt der von der Natur vorgebildeten Regenerationsmechanismen anzusehen sind, welche in einem Gelenk mit erhaltener Bewegung tätig sind". Als charakteristisch beschreibt er Knorpelsuren, Schleiffurchen, Knochensklerose und -atrophie an Stellen verstärkter bzw. verminderter Inanspruchnahme, ferner Vaskularisation und Verknöcherung des Knorpels, Zottenbildung und besondere Umbauprozesse im Sinn der Randwülste. Als Ursache nimmt er ein „über längere Zeit bestehendes Missverhältnis zwischen Widerstandsfähigkeit der das Gelenk zusammensetzenden Gewebe, besonders des Knorpels und der subchondralen Knochenschicht und deren Beanspruchung durch die Gelenkbewegungen bei erhaltener Regenerationsfähigkeit der Gewebe" an.

Abgrenzung. Problematisch blieb lange Zeit die Abgrenzung der damals noch so genannten Arthritis deformans vom sog. chronischen Gelenkrheumatismus oder, wie man heute sagen würde, der degenerativen von den primär entzündlichen Gelenkerkrankungen. Dass eine Trennung aus klinischer Sicht zweckmäßig war, wurde überwiegend anerkannt; ob sie aus Gründen der Ätiologie und Pathogenese sinnvoll und überhaupt möglich ist, wurde jedoch oft bezweifelt. Der Internist F. v. Müller (1913 a, 1913 b) aus München erhielt den Auftrag, anlässlich des 17. Internationalen Internistenkongresses 1912 in London ein Referat zu halten, das Ordnung in die Nomenklatur und Differentialdiagnostik der chronischen Gelenkerkrankungen bringen sollte. Er grenzte die eigentlichen akuten und chronischen Arthritiden von den degenerativen Gelenkerkrankungen ab und führte für letztere die Bezeichnung *Arthropathia deformans* ein. Entgegen einer weit verbreiteten Meinung hat er offensichtlich nicht von Arthrosis deformans oder Arthrose gesprochen.

Ein nachhaltiger Befürworter der grundsätzlichen Unterscheidung entzündlicher und degenerativer Gelenkerkrankungen war Aßmann (1925). Er führte aus, man solle die „nichtentzündlichen Gelenkerkrankungen nicht als Arthritis, sondern als Arthropathie oder, was vielleicht noch kürzer ist, nach dem Beispiel der Arteriosklerose oder Atheromatose als *Arthrose* bezeichnen". Da auch der Knochen beteiligt sei, solle man noch zutreffender von *Osteoarthrose* oder *Osteoarthrosis deformans* sprechen. Zu den nichtentzündlichen

Gelenkerkrankungen zählte Aßmann neben der damals noch so genannten Osteoarthritis deformans u.a. die Osteoarthrosis neuropathica, Blutergelenke, die Osteoarthrosis alcaptonurica, Gelenkgicht und die Osteoarthrose nach primär-entzündlichen Prozessen. Es bleibt allerdings offen, ob der erstmalige Gebrauch des Begriffs *Arthrose* Aßmann oder anderen zuzuschreiben ist.

Wirklich populär wurde die neue Terminologie erst in den 30er Jahren: Hackenbroch sen. spricht 1935 bei der Erörterung des Malum coxae senile von der Arthrosis deformans des Hüftgelenks. A. Lorenz überschreibt in seiner 1939 erschienenen Monographie das entsprechende Kapitel noch mit „Arthritis deformans", während G. Hohmann in seiner Monografie aus dem gleichen Jahr synonym von Arthrosis und Arthritis deformans, chronisch-deformierender Arthrosis und Arthrose spricht.

Englischsprachige Literatur. Heute werden in der deutschsprachigen klinischen Literatur nur noch die Begriffe *Arthrose* und *Osteoarthrose* benutzt. Mit der Bezeichnung Osteoarthrose soll wie im Englischen zum Ausdruck gebracht werden, dass auch der gelenknahe Knochen in den Krankheitsprozess einbezogen ist; die im Röntgenbild gut darstellbaren knöchernen Veränderungen in Form von Osteophyten, Sklerosen und Zysten sind ja neben der Gelenkspaltverschmälerung geradezu pathognomonisch. Alle übrigen Bezeichnungen sind nur noch von historischer Bedeutung. In der englischsprachigen Literatur wird gewöhnlich von *osteoarthritis* gesprochen, seltener von *degenerative arthritis* und *degenerative joint disease*; europäische englisch schreibende Autoren bevorzugen zunehmend *osteoarthrosis*. In der französischen Sprache werden die Termini *arthrose* und *arthrose déformante* benutzt.

Aktuelle Klassifikation. Arthrosen werden heute als unspezifische Endprodukte heterogener mechanischer und biologischer gelenkschädigender Einflüsse aufgefasst. Diese bewirken eine Destabilisierung des Zusammenspiels zwischen Auf- und Abbau des Gelenkknorpels mit wahrscheinlich sekundärer, schubweise verlaufender Synovitis und teils produktiven, teils destruktiven Veränderungen am subchondralen Knochen. Im synovitischen Schub wird von *aktivierter* im Gegensatz zur *latenten Arthrose* gesprochen. Unter *dekompensierter Arthrose* wird das auf der gestörten Mechanik des deformierten Gelenks beruhende

schmerzhafte Gelenkversagen verstanden. In Abhängigkeit von der Lokalisation haben sich Kurzbezeichnungen eingebürgert wie Coxarthrose, Gonarthrose, Femoropatellararthrose, Omarthrose und Rhizarthrose. Bei *Polyarthrose* sind drei oder mehr Gelenkregionen gleichzeitig betroffen wie z.B. distale und proximale Interphalangealgelenke in Verbindung mit dem Daumensattelgelenk oder mit Gonarthrose. *Sekundärarthrosen* lassen sich auf bekannte Ursachen zurückführen, *primäre* oder *idiopathische Arthrosen* haben eine – noch – unbekannte Ätiologie.

Eine noch aktuelle Klassifikation der Arthrosen wurde von der American Rheumastism Association entwickelt (Altman et al. 1986). In verkürzter Darstellung ist die ARA-Klassifikation in Tab. 2.1 enthalten.

Dort werden primäre von sekundären Arthrosen unterschieden und gezielt gegen rheumatoide Arthritis und andere schmerzhafte Gelenkleiden wie z.B. Meniskopathien und Arthralgien bekannter und unbekannter Herkunft abgesetzt. Nichtentzündliche Gelenkerkrankungen, die Arthrosen nahestehen und langfristig in Sekundärarthrosen einmünden, werden heute zusammenfassend als Arthropathien bezeichnet (vgl. Tab. 6.**5**).

Tab. 2.1 ARA-Klassifikation der Arthrosen, verkürzt wiedergegeben nach Altman et al. (1986)

1. **Idiopathische (= primäre) Arthrosen**

   lokalisiert:
   - Hände, Füße, Knie, Hüfte, Wirbelsäule, sonstige

   generalisiert (≥ 3 Gelenkregionen):
   - Wirbelsäule + zentrale und/oder periphere Gelenke

2. **Sekundäre Arthrosen**

   nach Trauma
   nach angeborenen oder erworbenen Gelenkerkrankungen:
   - lokalisiert (z.B. Hüftdysplasie, Genu varum/valgum)
   - generalisiert (z.B. epiphysäre Dsplasie, Ochronose)
   - bei Kristallarthropathie (z.B. Chondrokalzinose)
   - nach sonstigen Gelenk- und Knochenerkrankungen
   - (z.B. Osteochondronekrose, Arthritiden, M. Paget)
   - bei und nach sonstigen Erkrankungen
   - (z.B. Akromegalie, Charcot-Gelenk)

3 Epidemiologie

3 Epidemiologie

Das Wichtigste in Kürze

Die Ergebnisse der epidemiologischen Arthroseforschung lassen sich folgendermaßen zusammenfassen:

◆ Arthrosen können alle Gliedmaßengelenke und auch Wirbelgelenke im Erwachsenenalter befallen.

◆ Prävalenz und Inzidenz nehmen mit fortschreitendem Alter zu, ohne dass es jedoch obligat irgendwann zur Arthrose kommen muss.

◆ Frauen sind jenseits des 50.–60. Lebensjahrs häufiger und intensiver betroffen als Männer, besonders an den Fingergelenken und am Kniegelenk.

◆ Arthrosen kommen in allen ethnischen Gruppierungen vor mit bevorzugtem Befall kaukasischer Populationen.

◆ Arthrosen können monartikulär, bilateral und in mehreren Gelenkregionen gleichzeitig auftreten. Am häufigsten sind Gonarthrosen und degenerative Erkrankungen im Schulterbereich, gefolgt von Arthrosen und Polyarthrosen der Finger- und Zehengelenke und Coxarthrose. Auffallend selten sind Ellenbogen-, Hand- und oberes Sprunggelenk betroffen.

◆ Es besteht nur eine stark eingeschränkte Korrelation zwischen klinisch, radiologisch und pathologisch-anatomisch ermittelten Prävalenz- und Inzidenzraten.

◆ Gene dürften neben Geschlecht und ethnischer Herkunft in Verbindung mit Altwerden die wichtigsten endogenen Risikofaktoren darstellen, wenngleich sie epidemiologisch noch ungenügend erforscht sind.

◆ Überhöhtes Körpergewicht als Risikofaktor ist mit Coxarthrose kaum, mit Gonarthrose öfter assoziiert gefunden worden; der Wirkungsmechanismus ist offenbar nicht nur mechanisch, sondern durch die Mitwirkung systemischer Kofaktoren zu erklären.

◆ Berufsbezogene Faktoren sind an jeweils exponierten Gelenken gehäuft mit Arthrosen assoziiert, insbesondere bei Bergleuten, Bauarbeitern und Landwirten. Sportliche Betätigung kann sportartspezifisch Risikofaktor vor allem im Mannschafts-, Kampf-, Leistungs- und Berufssport sein. Nicht Beruf oder Sportart an sich, sondern Makro- und repetitive Mikrotraumen sind kausal entscheidend. Bei einer gutachterlichen Würdigung müssen konkurrierende Risikofaktoren (z. B. Präarthrosen) abgegrenzt werden.

◆ Die gegenwärtige epidemiologische Datenlage ist aus methodischen Gründen und wegen einseitiger Bevorzugung somatischer Aspekte unzureichend für die Beantwortung therapeutisch, präventiv und sozioökonomisch wichtiger und relevanter Fragen.

■ Aufgabe der epidemiologischen Arthroseforschung

Häufigkeit. Die Arthrose ist weltweit die häufigste Gelenkerkrankung des Erwachsenen (Felson 1988) und gleichzeitig die häufigste Krankheit des älteren Menschen überhaupt; Arthrosen machen mehr als 50% der chronischen Erkrankungen jenseits des 60. Lebensjahrs aus. Es wurde festgestellt, dass jeder vierte Mensch nach Erreichen des 60. Lebensjahrs an erheblichen Schmerzen oder Funktionsstörungen wegen Arthrose an einem der Gelenke außerhalb der Wirbelsäule leidet (Petersson et al. 1996). Auch im mittleren und jüngeren Erwachsenenalter kommen Arthrosen vor. Die daraus folgenden volkswirtschaftlichen Konsequenzen sind, dass rund 40% aller durchgeführten Reha-Maßnahmen und 27% der Frühberentungen zu Lasten degenerativer Erkrankungen am Bewegungsapparat gehen (Puhl 1997).

Alter. Die durchschnittliche Lebenserwartung ist im letzten Jahrhundert ständig gestiegen und beträgt jetzt nahezu 80 Jahre, so dass immer mehr Menschen das Alter mit dem höchsten Arthroserisiko erreichen und an einem oder mehreren Gelenken gleichzeitig erkranken. Aber auch der ältere Mensch erwartet heute noch eine gute und schmerzfreie Gelenkfunktion – auch nach oft langen Jahren eines risikoreichen Sport- und Freizeitverhaltens. Wenn man berücksichtigt, dass im höheren Alter auch andere Krankheiten gehäuft auftreten, vor allem kardiovaskuläre und metabolische mitsamt ihren Komplikationen, so ist erkennbar, dass vor allem operative Behandlungsmaßnahmen wegen Arthrose unter diesen Umständen erschwert und besonders kostenintensiv sein können.

Volkskrankheit. Allein schon vor diesem Hintergrund ist es sinnvoll und notwendig, sich mit arthrosebezogenen epidemiologischen Daten auseinander zu setzen. Die möglichst genaue Kenntnis von Pävalenz- und Inzidenzraten erleichtert den medizinischen und ökonomischen Umgang mit der Arthrose, einer Volkskrankheit mit Wachstumspotential. Entsprechend angelegte epidemiologische Untersuchungen – Outcomeforschung und Versorgungsepidemiologie – ermöglichen darüber hinaus eine genauere Abschätzung der Krankheitsfolgen für den Einzelnen und die Gesellschaft. Letztlich können Risikogruppen und Risikofaktoren identifiziert werden, so dass sich auf dieser Basis Strategien zur gezielten Prävention und Rehabilitation entwickeln lassen.

■ Methodik und methodische Probleme

Prävalenz und Inzidenz. Die wichtigsten Ansätze zur epidemiologischen Arthroseforschung sind Studien zur Prävalenz und Inzidenz. Unter Prävalenz als Maß für die Häufigkeit einer Erkrankung wird die Zahl Arthrosekranker in der Gesamtbevölkerung oder die Zahl arthrosekranker Gelenke im Verhältnis zu gesunden zum Zeitpunkt der Untersuchung verstanden (so genannte Punkt-Prävalenz). Inzidenz als Maß für das Neuauftreten einer Erkrankung bedeutet hier die Zahl von hinzugekommenen Arthrosen pro Jahr bezogen auf eine zum Studienbeginn gesunde Population von bestimmter Größe.

Forschungsdesign. Es ist erstaunlich, dass es nur verhältnismäßig wenige epidemiologische Studien mit eindeutig verwertbaren Aussagen gibt. Dies liegt daran, dass die Entwicklung eines allen Ansprüchen genügenden Designs schwierig, der

Zeitaufwand groß und der Kostenumfang hoch ist. Probleme bereitet zunächst die *Falldefinition*, d.h. die Vereinbarung darüber, welche Gelenke als arthrosekrank zu registrieren sind. In der Absicht, möglichst harte Daten zu erhalten und zu verwerten, wird in epidemiologischen Studien meist nur beim Vorliegen eindeutiger und allgemein anerkannter radiologischer Zeichen die Diagnose einer Arthrose gestellt. Als Basis dienen die Kriterien Gelenkspaltverschmälerung, Osteophyten, subchondrale Sklerose, subchondrale Knochenzysten und Deformierung von Gelenkkörpern mit nachfolgendem Malalignment, wie sie ursprünglich von Kellgren u. Lawrence (1957) angegeben und zu einem Score zusammengefasst wurden (Abb. 3.1, Tab. 3.1). Hiernach werden vier Schweregrade unterschieden, nämlich fragliche, leichte, mäßige und schwere Arthrosen. Dieser Score wurde später modifiziert mit Einführung einer Graduierung von 0 = normal bis 3 = schwer verändert (Altman et al. 1995).

Radiologische Studien. Bei epidemiologischen Studien auf radiologischer Basis wird als arthroserelevant in der Regel Grad 2 und darüber hinaus des Kellgren-Scores betrachtet. Es ist aber bekannt, dass nicht selten arthrosetypische Rönt-

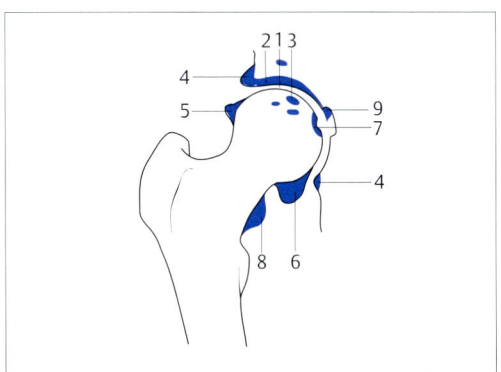

Abb. 3.1 Radiologische Zeichen der Arthrose, schematisch dargestellt am Hüftgelenk (nach Hackenbroch 2001)
1 Gelenkspaltverschmälerung
2 subchondrale Sklerose
3 subchondrale Knochenzysten
4 Pfannendachosteophyt
5 kraniolateraler Kopftandosteophyt
6 mediokaudaler Kopfrandosteophyt (capital drop)
7 Fovearandosteophyt
8 „Hängematte" nach Wiberg
9 beginnender double fonds

Tab. 3.1 Stadieneinteilung der Arthrose am Beispiel der Gonarthrose nach Kellgren und Lawrence (1957)

Grad	Befund
0	o.B.
1	initiale Arthrose: beginnende Osteophytose an Eminentia intercondylaris und gelenkseitigen Patellapolen
2	definitive Osteophytose, mäßige Gelenkspaltverschmälerung, mäßige subchondrale Sklerosierung
3	Verlust der halben Gelenkspalthöhe, Entrundung der Femurkondylen, ausgedehnte subchondrale Sklerosierung, ausgedehnte Osteophytose
4	Gelenkdestruktion: weitgehender bis vollständiger Verlust des Gelenkspalts, zystische Veränderungen am Tibiakopf, an Femurkondylen und Patella, Subluxationsstellung

gensymptome rein zufällig bei Probanden gefunden werden, die keine Gelenkbeschwerden haben und aus ganz anderen Gründen untersucht wurden; Valkenburg (1981) und Weseloh et al. (1983) berichten übereinstimmend, dass nur etwa die Hälfte röntgenpositiver Arthrosen klinisch auffällig waren. Noch häufiger ist der umgekehrte Fall, dass nämlich arthrosetypische Beschwerden geklagt werden und auch der klinische Untersuchungsbefund für das Vorliegen einer Arthrose spricht, obwohl radiologisch keine – oder noch keine – Auffälligkeiten erkennbar sind (Hannan et al. 2000); sie fanden bei nur 15% von Patienten mit arthroseverdächtigen Kniebeschwerden radiologisch eindeutige Zeichen einer Gonarthrose. Insgesamt stellt der Kliniker (Wagenhäuser 1969) die Diagnose einer Arthrose signifikant öfter als der Radiologe (Lawrence 1977). Radiologischer und klinischer Befund korrelieren also schlecht miteinander.

Fallerfassung. Diese Diskrepanz leitet über zur zweiten Schwierigkeit, nämlich der korrekten *Fallerfassung*. Problematisch ist nach wie vor die Erkennung früher Arthrosestadien. Die Röntgenuntersuchung ist hierzu zweifellos nicht in der Lage. Das gleiche gilt für die Computertomographie. Die Kernspintomographie eröffnet zwar die Möglichkeit, Knorpelbelag, Gelenkkapsel, gelenkinterne Strukturen wie beispielsweise Menisken, Bänder, Diszi, Labren und Gelenkergüsse abzubilden, aber sie gestattet noch nicht genügend detaillierte Aussagen über Knorpelveränderungen,

die für das Frühstadium der Erkrankung charakteristisch sind. So genannte Arthrosemarker in Form von Harn- oder Serumparametern für eine verlässliche Frühdiagnostik stehen ebenfalls noch nicht zur Verfügung. Es mangelt also an Untersuchungsmethoden, die nichtinvasiv durch Bildgebung oder Labor eine eindeutige Frühdiagnostik sicherstellen.

Die äußerst informative, jedoch invasive arthroskopische Untersuchung scheidet für epidemiologische Zwecke in der Regel aus. Aus dem gleichen Grund kommen pathologisch-anatomische und histologische Untersuchungen ebenfalls nicht in Betracht, auch nicht für die Routinediagnostik, zumal die so gewonnenen Befunde oft mehrdeutig und deshalb differentialdiagnostisch nur eingeschränkt verwertbar sind. So erklärt sich auch, dass der Pathologe bei Querschnittsuntersuchungen andere Häufigkeitsangaben über die Arthrose macht als der Kliniker und der Radiologe: Beitzke (1912) stellte bei 10% von 400 über 50-Jährigen autoptisch eine Gonarthrose fest, Heine (1926) fand sie bei der Aufarbeitung von 1002 Autopsien bei 80% der 50-Jährigen und bei 100% der 80-Jährigen. Die klinisch oder radiologisch ermittelten Prävalenzraten (Tab. 3.2–3.7) sind somit deutlich niedriger als diejenigen auf pathologisch-anatomischer Basis, so dass schließlich der Pathologe am häufigsten, der Radiologe am seltensten eine Arthrose diagnostiziert.

Fallabgrenzung. An dieser Stelle wird auch das Problem der Fallabgrenzung offenbar. Für epidemiologische Studien kommt es natürlich auch darauf an, dass die differentialdiagnostische Einordnung der registrierten Krankheitsfälle eindeutig und zutreffend ist. Dies bedeutet vor allem die Aussonderung nahestehender Gelenkerkrankungen wie z.B. der Osteochondrosis dissecans und anderer aseptischer Osteochondronekrosen, von Meniskopathien, diversen Arthropathien und primärentzündlichen Gelenkkrankheiten. Die Gesamtproblematik wurde anderenorts ausführlich dargestellt (Hackenbroch 2000) und wird im Kapitel über die Differentialdiagnostik noch näher erläutert werden.

Die epidemiologische Arthroseforschung muss somit einerseits die allgemeinen Anforderungen der Biostatistik erfüllen, andererseits eindeutig definierte und realitätsnahe Kriterien für die Falldefinition, die Fallerfassung und Fallabgrenzung berücksichtigen. Nur so sind verlässliche und verwertbare Angaben zur Prävalenz und

Inzidenz der Arthrosen erhältlich. Leider erfüllen die bereits vorliegenden Untersuchungen diese Voraussetzungen nicht immer in allen Punkten, so dass teilweise sich widersprechende Ergebnisse resultieren, die in jedem Fall einer kritischen Interpretation bedürfen. Darüber hinaus gehende allgemeine Probleme der epidemiologischen Arthroseforschung wurden von Kriegel et al. (1995) zusammengestellt und analysiert.

■ Allgemeine Ergebnisse

Altersfaktor. Arthrosen treten erst nach Wachstumsabschluss auf. Nach Felson (1998) zeigen insgesamt 32,5% der Erwachsenen radiologische Zeichen einer Arthrose. Prävalenz- und Inzidenzraten für Arthrosen der großen Gelenke auf radiolo-

gischer, klinischer oder kombinierter Basis sind in Tab. 3.2–3.7 sowie in den Tabellen 3.**8** und 3.**9** zusammenfassend dargestellt.

Die dominierende Rolle des Altersfaktors und einige geschlechtsbedingte Besonderheiten sind auf den ersten Blick erkennbar: Die Wahrscheinlichkeit, an einer Arthrose zu erkranken, nimmt generell mit wachsendem Alter zu unter besonders starker Beteiligung der Frauen an Arthrosen der Fingergelenke und des Kniegelenks. Bilateraler Gelenkbefall ist weit verbreitet, ohne dass beide Seiten immer gleich oft betroffen sein müssen; so fanden van Saase et al. (1989) radiologisch in einer geschlossenen holländischen Population bei Männern im Alter von 60–64 Jahren Kniearthrosen rechts mit 23% deutlich häufiger als links mit 16,3%, während bei Frauen der Seitenunterschied mit 24,2 bzw. 24,7% unbedeutend war. Es

Tab. 3.**2** Prävalenz der *Coxarthrose*, ermittelt anhand radiologischer Kriterien

			n	Alter (J)	Prävalenz (%)		
					m	w	total
Ingvarsson	1999	Island	1530	35–39			2.0
Ingvarsson	1999	Island	1530	>35	11.8	10.1	10.8
Petersen	1941	Island	220	>40			9.1
Danielsson	1984	Schweden	4027	>40	2.0	2.2	2.0
Danielsson	1997	Schweden	4121	>40	1.6	2.0	2.1
Pogrund	1982	Israel	641	>45	4.3	4.1	4.2
Forsberg	1992	Schweden	5420	>45	5.0	4.1	4.7
Cvijetic	2000	Kroatien	304	>45	27.1		
Lawrence	1954	England	501	55–64	25.0	15.0	
Lawrence	1964	Jamaica	178	55–64	1.0		
Ota	1965	Japan	165	55–64	4.6		
Hoaglund	1973	Hong Kong	294	55–64	1.2	0.8	1.0
Tepper	1971	USA/schwarz	2358	55–75	3.2	3.0	
Lawrence	1958	England	251	>55	22.0	16.0	
Lawrence	1960	Deutschland	119	>55	16.0	10.0	
Lawrence	1961	England	77	>55	12.0	7.0	
Lawrence	1961	USA/ind.	242	>55	8.0	11.0	
Lawrence	1962	Tschechoslowakei	376	>55	17.0	10.0	
Lawrence	1963	USA/ind.	267	>55	12.0	5.0	
Tzonchev	1964	Bulgarien	4318	>55	2.0	1.0	
Danielsson	1966	Schweden	3903	>55	3.8	3.4	3.4
Lawrence	1970	Schweiz	223	>55	17.0	7.0	
Müller	1970	Nigeria	122	>55	3.0	2.0	
Solomon	1976	Südafrika	199	>55	3.0	3.0	
Odding	1998	Niederlande	2895	>55	14.1	15.9	
van Saase	1998	Niederlande	6585	60–64	10.4		
Croft	1990	England	1315	60–75	14.4		
Nevitt	1998	USA	4450	>65		20.8	
Danielsson	1997	Schweden	4121	>85			9.2
Ingvarsson	1999	Island	1530	>85			35.4

Quellenangaben, soweit nicht ausgewiesen, bei Hackenbroch (2000) und Ingvarsson (2000)

Tab. 3.3 Prävalenz der *Coxarthrose*, ermittelt anhand klinischer (K) und teilweise zusätzlich radiologischer (K + R) Kriterien

			Methode	n	Alter (J)	Prävalenz (%)		
						m	w	total
Hellövaara	1993	Finnland	K + R	7219	>30	4.0	6.0	
Lawrence	1954	England	K + R	1545	>35		5.0	
Lawrence	1954	England	K + R	567	>55	5.0		
Danielsson	1964	Schweden	K		60			1
Odding	1998	Niederlande	K	2895	>55	8.3	16.6	
Bergström	1981	Schweden	K + R	81	79			5
Danielsson	1964	Schweden	K		85			5
Wagenhäuser	1969	Schweiz	K	773	>70			78

Quellenangaben, soweit nicht ausgewiesen, bei Hackenbroch (2000)

Tab. 3.4 Prävalenz der *Gonarthrose*, ermittelt anhand radiologischer Kriterien

			n	Alter (J)	Prävalenz	
					m	w
Tzonchev	1964	Bulgarien	4318	>15	6.0	6.0
Sowers	1992	USA	573	24–25		4.0
Felson	1975	Niederlande	2597	>35	12.0	20.0
Lawrence	1962	Tschechoslowakei	804	>34	17.0	23.0
Davis	1990	USA		45–54	2.4	3.6
Hart	1988	England	985	45–64	12.0	19.0
Davis	1990	USA		55–64	4.3	7.5
Davis	1990	USA		65–74	8.7	19.5
Lawrence	1958	England	631	35–74	14.0	28.0
Lawrence	1954	England	1092	35–74	21.0	31.0
van Saase	1989	Niederlande	6585	60–64	19.7[1]	24.5
Hochberg	1985	USA	696	40–93	36.0	35.0
Felson	1990	USA		63–69	30.4	25.1
Bergström	1981	Schweden	81	79	22.0	26.0
Felson	1990	USA		70–79	30.7	36.2
Bagge	1991	Schweden		79	23.3	42.5
Felson	1990	USA		>80	32.6	52.6
Bagge	1991	Schweden		85	43.9	53.4

Quellenangaben, soweit nicht ausgewiesen, bei Willausschus et al. (1996) und Hackenbroch (2000)
[1] rechts 23.0, links 16.3%

zeigt sich, dass Neuerkrankungen zwischen dem 50. und 60. Lebensjahr besonders häufig sind. So ergab die in Tab. 3.7 teilweise dargestellte holländische Studie bezüglich der radiologisch dokumentierten Arthrose von Fingerendgelenken eine Prävalenz von unter 10% bei 40–44-jährigen Frauen und eine solche von mehr als 70% bei Frauen jenseits des 75. Lebensjahrs.

Eine Besonderheit der Sekundärarthrosen besteht darin, dass sie sich bereits im ausgesprochen jungen Erwachsenenalter manifestieren können. Ihre Orts- und Seitenverteilung spiegelt die Verhältnisse bei der jeweiligen Grunderkrankung wider. Dysplasiecoxarthrosen beispielsweise treten oft doppelseitig auf und bevorzugen Frauen, während posttraumatische Arthrosen ubiquitär möglich und gewöhnlich unilateral zu finden sind.

Die teilweise stark voneinander abweichenden Angaben haben fast immer methodische Gründe: unterschiedliche Definition der Arthrose, nicht spezifizierte Geschlechtsangabe, unterschiedliches Alter zu Beginn des Follow-up und unterschiedliche Länge des Follow-up. Diese Aspekte wurden eingehend von Sun et al. (1997) analysiert.

Verteilungsmuster. Welche Gelenke nach klinischen Kriterien am häufigsten befallen sind, lässt

Tab. 3.**5** Prävalenz der *Gonarthrose*, ermittelt anhand klinischer (K) und teilweise zusätzlich radiologischer (K + R) Kriterien.

		Methode	Alter (J)	Prävalenz		
				m	w	total
Kannus 1985	Finnland	K + R	>0	0.5	1.7	
Hellövaara 1993	Finnland	K + R	>30			8.0
Lawerence 1954	England	K + R	>35			18.0
Hart 1993	England	K + R	45–65			6.0
Davis 1990	USA	K	55–64	2.0	3.6	
Lawerence 1954	England	K + R	>55	10.0		
Felson 1990	USA	K	63–69	6.2	7.6	
Felson 1990	USA	K	70–79	7.8	13.0	
Wagenhäuser 1969	Schweiz	K	>70			100
Bagge 1991	Schweden	K	79	3.2	17.7	
Bergström 1981	Schweden	K + R	79			6.0
Felson 1990	USA	K	>80	5.4	15.8	
Bagge 1991	Schweden	K	85	4.8	22.1	

Quellenangaben, soweit nicht ausgewiesen, bei Hackenbroch (1982, 2000) und Willausschus et al. (1996)

Tab. 3.**6** Prävalenz der *Fingerpolyarthrose*, ermittelt anhand klinischer Kriterien nach Wagenhäuser 1969 (n = 773 erwachsene Probanden)

Alter (J)	Gelenk	klinisch manifest (%)		schmerzhaft (%)	
		m	w	m	w
≤ 44	DIP	0.5	1.9	0.5	1.9
45–54	DIP	4.5	21.0	0	7.0
≥ 55	DIP	25.0	46.0	7.4	25.0
≤ 44	PIP	2.7	1.9	1.8	2.3
45–54	PIP	18.0	23.3	13.4	14.0
≥ 55	PIP	53.0	60.0	4.6	30.0
≤ 44	CMP	1.0	1.9	1.0	3.3
45–54	CMP	9.0	14.0	4.5	9.3
≥ 55	CMP	31.5	34.4	10.2	22.1

DIP = Fingerendgelenke, PIP = Fingermittelgelenke, CMP = Daumensattelgelenk

Tab. 3.**7** Prävalenz radiologisch festgestellter Arthrosen (Grad ≥ 2 nach Kellgren) unter Berücksichtigung von Alter, Geschlecht und Seitenbeteiligung nach van Saase et al. 1989

		45–49 Jahre			60–64 Jahre			75–79 Jahre		
		re.	li.	Σ	re.	li.	Σ	re.	li.	Σ
Knie	m	7,7	9,7	8,7	23,0	16,3	19,7	22,0	16,9	19,5
Knie	w	12,7	12,4	12,6	24,2	24,7	24,5	40,2	36,9	38,6
Hüfte	m	2,8	3,3	3,1	10,1	10,7	10,4	10,2	8,5	9,4
Hüfte	w	2,6	2,8	2,7	3,8	3,8	3,8	14,5	14,5	14,5
PIP	m			3,0			11,8			32,2
PIP	w			3,6			29,6			44,4
DIP	m			14,1			48,9			64,4
DIP	w			22,0			68,9			73,5
CMP	m			4,4			20,8			42,4
CMP	w			10,9			34,5			53,0

n = 2168 erwachsene Probanden
PIP = Fingergrundgelenke, DIP = Fingerendgelenke, CMP = Daumensattelgelenk

Tab. 3.8 Inzidenz der *Coxarthrose*, ermittelt anhand klinischer Kriterien

			n	Alter(J)	FU(J)[1]	Inzidenz[2] m	w	total
Danielsson	1964	Schweden	500453	35–84	5	11	10	10
Vingard	1991	Schweden	250217	36–76	3	200	173	195
Wilson	1990	USA	48000	30–80	1			47
Oliveria	1995	USA	130000	20–89	2			88
				30–39			4	
				40–49			0	
				50–59			55	
				60–69			239	
				70–79			583	
				80–89			441	

[1] Länge des Follow-up   [2] pro 100000 Personenjahre

Tab. 3.9 Inzidenz der *Gonarthrose*, ermittelt anhand klinischer (K) oder radiologischer (R) Kriterien

			Me-thode	n	Alter (J)	FU (J)[1]	Inzidenz[2] m	w	total
Kannus	1987	Finnland	K	13700	≥ 0	1			599
Vingard	1991	Schweden	K	207638	36–76	3	36		
Vingard	1991	Schweden	K	42579	36–76	3		89	
Vingard	1991	Schweden	K	250217	36–76	3			45
Wilson	1990	USA	K	48000	30–80	1			164
Oliveria	1995	USA	R	130000	60–69				658
Felson	1995	USA	K	280	65–75	8	531		
Felson	1995	USA	K	483	65–75	8		1000	
Felson	1995	USA	K	763	65–75	8			825
Felson	1995	USA	R	217	65–75	8	1370		
Felson	1995	USA	R	381	65–75	8		2230	
Felson	1995	USA	R	598	65–75	8			1920
Oliveria	1995	USA	R	130000	70–79				1082
Bagge	1992	Schweden	R	44	75	4			1136

Quellenangaben, soweit nicht ausgewiesen, bei Sun et al. (1997)
[1] Länge des Follow up   [2] pro 100.000 Personenjahre

sich aus der von Wagenhäuser (1969) durchgeführten Studie an einer geschlossenen schweizerischen Landbevölkerungsgruppe abschätzen. Er fand Gonarthrosen bei 48%, Omarthrosen bei 31%, Arthrosen an Zehengelenken bei 27%, Coxarthrosen bei 26%, Fingerpolyarthrosen bei 25%, Fußgelenkarthrosen bei 16%, Handgelenkarthrosen bei 14% und Arthrosen des Ellenbogengelenks bei 7% der Untersuchten. Auch er sah Frauen z.T. deutlich häufiger als Männer betroffen, und zwar am Kniegelenk, den Fingergelenken, Zehen- und Fußgelenken. Insgesamt fand er wesentlich häufiger objektive klinische Befunde als subjektive Beschwerden. Für das Knie wurde daraus mit Recht abgeleitet, „dass man zwar mit zunehmendem Alter einer Gonarthrose kaum entgehen kann, dass

man aber keineswegs obligat daran leiden muss" (Wagenhäuser 1984).

Häufigkeit. Die Häufigkeitsangaben zu einigen Gelenken müssen aus heutiger Sicht allerdings relativiert werden. Dies gilt zunächst für die Omarthrose. Der so genannte Schulterkomplex ist zwar hinsichtlich degenerativer Veränderungen hochgradig gefährdet, diese betreffen aber weit öfter Sehnen und Schleimbeutel in unmittelbarer Umgebung des Glenohumeralgelenks als das Gelenk selbst und können sich getrennt oder gleichzeitig am benachbarten Akromioclaviculargelenk abspielen. Die eigentliche Omarthrose (Glenohumeralarthrose) ist eindeutig seltener als in früheren klinischen Studien angegeben. Der seinerzeit übliche Begriff der Periarthritis humeroscapularis (PHS), der zu diagnostischer Unschärfe verführte und heute nicht mehr benutzt wird, deckte offensichtlich in etwa das ab, was in den alten Angaben unter „Omarthrose" firmierte. Omarthrose im korrekten Sprachgebrauch ist wesentlich seltener und unter epidemiologischen Aspekten deshalb von nachrangiger Bedeutung.

Auch die Häufigkeitsangaben zur Polyarthrose der Fingergelenke und zur Arthrose von Zehengelenken bedürfen einer Kommentierung. Ihnen ist gemeinsam, dass sie selbst im klinisch fortgeschrittenen Stadium mit bildgebender Diagnostik nicht immer eindeutig erfassbar sind. Bei klinischer Diagnostik lassen sie sich bisweilen nicht sicher von anderen Krankheitsbildern abgrenzen. Dies bedeutet, dass mitgeteilte Prävalenzraten auf radiologischer Basis wegen problematischer Fallerfassung und -interpretation tendenziell zu niedrig sind und dass bei klinischer Datenerhebung Probleme der Fallabgrenzung entstehen können. Außerdem bereiten in der Regel keineswegs alle klinisch manifesten Arthrosen des Daumensattelgelenks sowie der Mittel- und Endgelenke der dreigliedrigen Finger Schmerzen (vgl. Tab. 3.**6**).

Über die Häufigkeit von Polyarthrosen insgesamt liegen kaum verwertbare Studien vor. Zur Polyarthrose zählt nicht das bilateral-symmetrische Auftreten einer Arthrose, das am Hüftgelenk nach kombiniert anamnestisch-klinisch-radiologischen Kriterien mit 50–80% ermittelt wurde (Hackenbroch et al. 1979 a), auch nicht das mono- oder bilaterale Auftreten von Arthrose an zwei verschiedenen Gelenken. Tritt jedoch eine dritte Gelenkregion hinzu, wie z.B. eines oder mehrere Fingergelenke, sind die Kriterien einer Polyarthrose erfüllt. In jedem Fall ist eine besonders sorgfältige differentialdiagnostische Abklärung zum Ausschluss rheumatischer, metabolischer oder seltener anderer Krankheiten erforderlich. Polyarthrosen haben einen mehr oder weniger ausgeprägten Systemcharakter, der am besten von Kellgren (1954) für die Fingerpolyarthrose mit „primary generalized osteoarthritis" beschrieben wurde. Polyarthrosen an der Hand – Mittel- und Endgelenke der Langfinger und Daumensattelgelenk – sind besonders oft mit Arthrosen großer Gelenke assoziiert; dies gilt in erster Linie für das Kniegelenk (Croft et al. 1992), Hirsch et al. 1996, Cicuttini et al. 1998). Polyarthrosen mit Beteiligung der zur Knotenbildung neigenden Fingergelenke werden als „nodular generalized osteoarthritis" (NGOA) zusammengefasst. Auch für Polyarthrosen ist eine alterskonforme Zunahme der Prävalenz mit Erkrankungsgipfel um den Beginn des Klimakteriums herum belegt; nähere Angaben finden sich bei Hackenbroch (2000).

Beachtlich, aber dennoch nicht zu bezweifeln, ist die relativ niedrige Erkrankungsrate an Ellenbogen-, Handgelenk und oberem Sprunggelenk. Dies ist umso erstaunlicher, als es sich um ausnahmslos stark beanspruchte und exponierte Gelenke handelt. Es gibt Hinweise darauf, dass Aufbau und Stoffwechselleistungen des Knorpels in diesen Gelenken Besonderheiten zeigen. So wies Huch (2001) an Knorpelproben des gesunden humanen Knie- und oberen Sprunggelenks in vitro nach, dass der Reichtum an Chondrozyten und die Synthese von Proteoglykan und Kollagen im Sprunggelenksknorpel signifikant höher sind als am Knie. Analoge Untersuchungen am Ellenbogengelenk und Handgelenk scheinen nicht vorzuliegen. Möglicherweise tragen die festgestellten Besonderheiten dazu bei, die Seltenheit von Primärarthrosen an diesen Gelenken zu erklären. Die hier überwiegenden Sekundärarthrosen sind gewöhnlich auf die Folgen von Trauma, aseptischen Osteochondronekrosen und entzündlich-rheumatischen Erkrankungen zurückzuführen.

■ Systemische Risikofaktoren

Endogene und exogene Risikofaktoren. Aus epidemiologischen Untersuchungen lassen sich auch Risikofaktoren bezüglich des Erwerbs einer Arthrose ableiten. Diese lassen sich in endogene und exogene einteilen (Tab. 3.**10**).

Einige endogene Risikofaktoren wie beispielsweise Gene und auch Präarthrosen sind komplexer Natur und epidemiologisch nur unvollständig erforscht; sie sollen deshalb erst später im Kapitel zur Ätiologie und Pathogenese besprochen werden.

Alter. Alterung ist nicht nur mit einer Häufung von manifesten Arthrosen und Neuerkrankungen der in Tab. 3.**2**–3.**9** dokumentierten großen Gelenke und Fingergelenke assoziiert. Betroffen sind ebenso alle übrigen diarthrodialen Gelenke der Gliedmaßen und Wirbelsäule mit ihrer hyalinknorpeligen und synovialen Grundausstattung. Dass Neuerkrankungen besonders häufig etwa ab dem 55. Lebensjahr auftreten, ist für das Kniegelenk in Tab. 3.**9** und für weitere Gelenke in Tab. 3. **7**

Tab. 3.**10** Überblick über allgemeine Risikofaktoren

Endogene Risikofaktoren
systemische Risikofaktoren:
* Alter
* Geschlecht
* Gene
* ethnische Herkunft
* postmenopausale Hormonumstellung (?)

Präarthrosen (vgl. Tab. 4.**2**)

Exogene Risikofaktoren
* Makrotrauma
* repetitives Mikrotrauma (z.B. in Sport und Beruf)
* resezierende Gelenkeingriffe (z.B. Meniskektomie)
* überhöhtes Körpergewicht (nur partiell)
* Lifestylefaktoren

dargestellt. Als Erklärung wird oft der schwindende Einfluss von Geschlechtshormonen mit nachfolgendem Involutionseffekt angeführt.

Älterwerden führt jedoch keineswegs zwangsläufig zur Arthrose, auch nicht an den am meisten belasteten tragenden Gelenken; Voraussetzung ist jedoch, dass die Knorpeloberfläche intakt bleibt (Freeman et al. 1973). Wir sprechen von „Altersgelenk", sollten aber nicht von „Altersarthrose" sprechen, obwohl dies leider oft geschieht.

Es trifft zwar zu, dass Gelenke im Alter empfindlicher gegenüber Alltagsstress und Traumen werden, das Altersgelenk zeigt oft auch eine schmerzfreie endgradige Bewegungseinschränkung. Radiologisch ist es durch Demineralisation und dezente gleichförmige Verschmälerung des Gelenkspalts infolge Knorpelatrophie charakterisiert, die klassischen Arthrosemerkmale fehlen jedoch (Abb. 3.**2**). Im Knorpel des Altersgelenks finden sich im Gegensatz zum jugendlichen Knorpel eine vermehrte, aber nicht progressive und nur oberflächliche Fibrillation, ein verringerter Wassergehalt, ein vermehrter Keratangehalt und eine verminderte Proteoglykansynthese; im Vergleich zum arthrose-kranken Knorpel ist das kollagene Netzwerk beim Altersgelenk jedoch im Wesentlichen intakt, und die Kollagensynthese ist

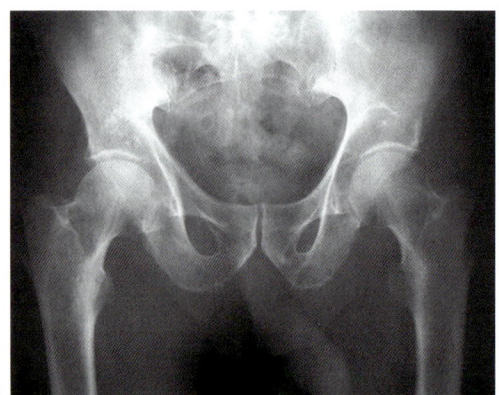

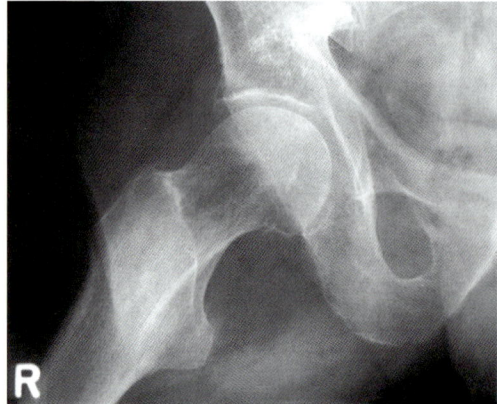

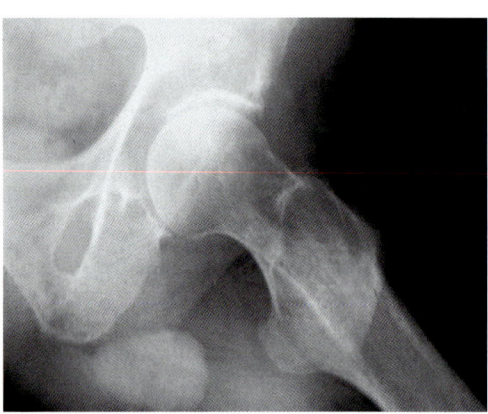

Abb. 3.**2a–c** Altersgelenk: Dezente konzentrische Einengung der Gelenkspalte und diffuse Kalksalzminderung; keine arthrosetypischen Veränderungen.

ebenso wie der Gehalt an Glykosaminoglykan unverändert bei leicht reduzierter metabolischer Aktivität der Chondrozyten, die auf Wachstumsfaktoren weniger ansprechbar sind (Buckwalter et al. 1997).

Möglicherweise sind die Besonderheiten des Altersgelenks mit ihrer allenfalls subklinischen Bedeutung mitverantwortlich für das gehäufte Auftreten von Arthrosen im höheren Lebensalter. Ein anderer denkbarer Grund könnte ein von Otte (1983) angenommener altersbedingter Präzisionsverlust der neuromuskulär gesteuerten Kontrollmechanismen sein, der eine erhöhte Gelenkbelastung wegen verschlechterter Stoßdämpfung bewirken soll. Bis auf weiteres sollte jedoch am Konzept des potentiell arthrosefreien Gelenks auch im hohen Alter mit seinen Besonderheiten, eben dem Altersgelenk, festgehalten werden, wie es von Rutishauser et al. (1955) für die „Altershüfte" initiiert und von Hackenbroch (1979 b) für das „Altersknie" ergänzt wurde.

Geschlecht. Ein weiteres Arthroserisiko liegt offenbar im *weiblichen Geschlecht*. Dies gilt zweifellos für die Fingerpolyarthrose, die das distale und proximale Interphalangealgelenk (so genannte Heberden- und Bouchard-Arthrose), das Daumensattelgelenk (Rhizarthrose), gelegentlich auch die Carpometacarpalgelenke der Langfinger und des Daumens betrifft (vgl. Tab. 3.**6**, 3.**7**); da sie ab dem 40. Lebensjahr auftritt, wurde sie mit dem Klimakterium in Zusammenhang gebracht. Für Gonarthrosen ist ebenfalls eine Bevorzugung des weiblichen Geschlechts belegt (Adams et al. 1992, Hughes et al. 1995). Es wird darauf hingewiesen, dass Frauen jenseits des 55. Lebensjahrs häufiger und schwerer an Arthrose erkranken und dann auch oft eine höhere Anzahl von Gelenken involviert ist; während jenseits des 50. Lebensjahrs nur 0,5% der Männer von signifikanter Arthrose an fünf oder mehr Gelenken betroffen sind, sind dies mehr als dreimal so viele Frauen (Lequesne 1982). Am Hüftgelenk erkranken hingegen Männer nach radiologischen Kriterien früher und häufiger, haben aber kaum öfter als Frauen unter Hüftschmerzen zu leiden (Sun et al. 1997).

Ethnische Faktoren. Ethnische Faktoren beeinflussen ebenfalls das Arthroserisiko. Obwohl die meisten Prävalenzstudien an kaukasischen Populationen durchgeführt wurden, zeigen die wenigen Untersuchungen an anderen ethnischen Gruppierungen, dass Arthrosen zwar weltweit, aber mit unterschiedlicher Häufigkeit vorkommen. So wurde für die Coxarthrose festgestellt, dass sie bei amerikanischen Indianern, Afrikanern und Asiaten deutlich seltener als in kaukasischen Bevölkerungsgruppen auftritt (Überblick bei Sun et al. 1997).

Gene. Auf die Würdigung von Genen wird an dieser Stelle verzichtet, da ihre Einflüsse epidemiologisch erst ansatzweise messbar sind. Soweit gesicherte Erkenntnisse hierüber vorliegen, werden Sie im Kapitel „Ätiologie und Pathogenese" besprochen werden.

◼ Exogene Risikofaktoren

Äußere Einflüsse. Unter exogenen Risikofaktoren sollen epidemiologisch messbare, das Gelenk zusätzlich treffende, überwiegend von außen kommende Einflüsse verstanden werden, die die Entstehung von Arthrosen begünstigen, eine latente in eine aktivierte Arthrose überführen oder den Gesamtablauf der Krankheit beschleunigen können. Im einzelnen sind folgende Faktoren zu diskutieren: überhöhtes Körpergewicht, berufsbezogene Belastungen, Einflüsse aus sportlichen Aktivitäten, Lifestylefaktoren, psychische Probleme und Sozialstatus. Die außerordentlich wichtige Rolle von Traumen und Vorerkrankungen, die als Präarthrosen hinsichtlich ihrer Bereitschaft zur Erzeugung von Folgearthrosen nur punktuell epidemiologisch untersucht worden sind, wird im Kapitel über Ätiologie und Pathogenese dargestellt werden.

Überhöhtes Körpergewicht

Body-Mass-Index. Übergewicht und Adipositas als Risikofaktoren für Arthrosen werden kontrovers diskutiert. Dies liegt teilweise wiederum am Definitionsproblem. Ein Body-Mass-Index (BMI), der Quotient aus dem Körpergewicht in Kilogramm und dem Quadrat der Körpergröße in Metern [kg/m^2], von etwa 19 bis 25 gilt als normal, ab 25 wird von Übergewicht und jenseits von 30 von Adipositas gesprochen. In den vorliegenden Studien ist die Festlegung der Grenzwerte nicht einheitlich erfolgt. Außerdem muss natürlich immer auch die mögliche Interferenz des Gewichtsfaktors mit anderen Risikofaktoren wie beispielsweise Präarthrose und Trauma bedacht werden.

Tragende Gelenke. Untersuchungsergebnisse über die Korrelation Übergewicht bzw. Adipositas/Arthrose für alle Gewicht tragenden Gelenke sind in Tab. 3.**11** zusammengefasst. Aus den widersprüchlichen Angaben lässt sich herauslesen, dass der arthroseerzeugende Effekt an der Hüfte als gering bis fehlend einzuschätzen ist. Am Knie ergibt sich zwar auch kein überzeugendes, für eine gesicherte kausale Beziehung sprechendes Bild, aber es wurde eine gehäufte Assoziation von Gonarthrose und überhöhtem Körpergewicht doch wiederholt konstatiert, was vor allem für Frauen gilt (van Saase et al. 1989). Mehrere Studien konnten diese Beziehung aber nur für Übergewichtige mit gleichzeitig vorliegenden Stoffwechselkrankheiten nachweisen, gelegentlich reichten sogar letztere allein für ein überhöhtes Gonarthroserisiko aus (Davis et al. 1986, Felson et al. 1997, Hartz et al. 1986). Die Beobachtung, dass überhöhtes Körpergewicht auch das Risiko einer Handarthrose vermehrt (Felson et al. 1998), legt entweder die Annahme einer systemischen Wirkung dieses Faktors oder die Mitwirkung unabhängiger Kofaktoren nahe, die einen genetischen Hintergrund haben könnten.

Tab. 3.**11** Arthroserisiko und überhöhtes Körpergewicht. Quellenangaben, soweit nicht ausgewiesen, bei Hackenbroch (2000)

Autor	Jahr	Gelenk	Risiko erhöht
Kellgren	1958	Hüfte	nein
Saville	1968	Hüfte	nein
Peyron	1979	Hüfte	nein
Hartz	1986	Hüfte	nein
Vingard	1991	Hüfte	ja
Evanoff	1996	Hüfte	ja
Cooper	1998	Hüfte	ja
Stürmer	2000	Hüfte	nein
Yoshimura	2000	Hüfte	nein
Troysi	1970	Knie	nein
Josenhans	1972	Knie	nein
Hartz	1986	Knie	ja
van Saase	1989	Knie/Frauen	ja
van Saase	1989	Knie/Männer	nein
Manninen	1996	Knie	ja
Oliveria	1999	Knie	ja
Stürmer	2000	Knie	ja
Hartz	1986	ob. Sprunggelenk	nein
Peyron	1979	„gewichttragend"	nein
Acheson	1982	„gewichttragend"	nein
Moskowitz	1984	„gewichttragend"	nein

Angesichts der vielen übergewichtigen Arthrotiker stellt sich natürlich auch die Frage, ob im Einzelfall die Arthrose an einem tragenden Gelenk gewichtsbedingt ist oder ob das hohe Körpergewicht als Folge der arthrosebedingten Einschränkung körperlicher Aktivitäten angesehen werden muss. Soweit Übergewicht ein Risikofaktor für Arthrosen ist, darf man sich den Zusammenhang sicher nicht nur mechanisch vorstellen; offensichtlich sind weitere Risikofaktoren gleichzeitig beteiligt. Die vorrangige Bedeutung des Körpergewichts gegenüber systemischen Faktoren für die Entstehung primärer Arthrosen der tragenden Gelenke wird auch von Otte (2000) bezweifelt.

Gewichtsreduktion. Anders liegen die Verhältnisse bei einer bereits etablierten Arthrose an Gewicht tragenden Gelenken. Nach allgemeiner klinischer Erfahrung gehen die schmerzhaften Symptome durch Gewichtsreduktion zurück, und es wird eine – im Einzelfall allerdings schwer zu beweisende – Verzögerung des Krankheitsablaufs erwartet; für die Gonarthrose bei der Frau ist dies auch epidemiologisch im Rahmen der Framingham-Studie belegt (Felson et al. 1992). Ebenso wird angenommen, dass die Entstehung einer Sekundärarthrose aus einer vorgegebenen präarthrotischen Deformität an Hüfte und Knie durch Einhalten eines normalen Körpergewichts ebenso wie durch maßvolle Beanspruchung hinausgezögert werden kann. Die klinische Erfahrung bestätigt darüber hinaus, dass überhöhtes Körpergewicht rascher und häufiger zur Aktivierung latenter Arthrosen führt.

Berufsbezogene Belastungen

Berufstypische Abläufe. Die möglichen Einflüsse beruflich bedingter Belastungen wurden für zahlreiche Tätigkeiten untersucht (Tab. 3.**12**–3.**14**).

Dabei wurde meist von der Hypothese ausgegangen, dass bestimmte berufstypische Abläufe zur Schädigung bestimmter Gelenke prädestiniert seien. Als in diesem Sinn risikoträchtige Konstellationen seien Ellenbogen- und Handgelenk bei Arbeiten mit Pressluftwerkzeugen, das Hüftgelenk bei klassischen Tätigkeiten in der Landwirtschaft und das Kniegelenk bei Bergwerkarbeitern und Fliesenlegern genannt. Offensichtlich spielt für das jeweilige Gelenkschicksal außerdem der Zeitfaktor im Sinne der Belastungsdauer eine Rolle.

Tab. 3.**12** Arthroserisiko und berufsbezogene Belastungen an den oberen Gliedmaßen

Autor	Jahr	Tätigkeit	Gelenk	Risiko erhöht
Lawrence	1977	Bergwerkarbeiter	Schulter	ja
Copemann	1940	Pressluftbohrer	Ellenbogen	ja
Hunter	1945	Pressluftbohrer	Ellenbogen	ja
Burke	1977	Pressluftbohrer	Ellenbogen	nein
Lawrence	1955	Bergwerkarbeiter	Ellenbogen	ja
Partridge	1968	Werftarbeiter	Ellenbogen	ja
Schumacher	1972	Pressluftbohrer	Handgelenk	ja
Engel	1966	„manuelle Schwerarbeit"	Hand	ja
Acheson	1970	„manuelle Schwerarbeit"	Hand re.>li.	ja
Lawrence	1961	Webereiarbeiter	Finger	ja
Hadler	1978	Webereiarbeiter	Finger	ja
Partridge	1968	Werftarbeiter	Finger	ja
Acheson	1970	„manuelle Schwerarbeit"	Fingergrundgelenk II	ja
Lawrence	1977	Baumwollarbeiter	Daumensattelgelenk	ja

Quellenangaben, soweit nicht ausgewiesen, bei Hackenbroch (2000)

Hüftarthrose. Bezüglich einer Coxarthrose (Tab. 3.**13**) sind Landwirte nach allen Studien besonders gefährdet, während dies für Bauarbeiter, Hafenarbeiter und Gießereiarbeiter nur in zwei von drei Untersuchungen nachgewiesen wurde. Bei Bergleuten wird das Risiko gewöhnlich als nicht erhöht beschrieben. Das Coxarthroserisiko von Putzfrauen wird unterschiedlich beurteilt. Wenn „schweres Heben" teils als relevanter Risikofaktor, teils als unbedeutend für das Hüftgelenk eingeschätzt wird, dürfte dies in erster Linie an unterschiedlichen Falldefinitionen liegen.

Kniearthrose. Das Gonarthroserisiko wird in den in Tab. 3.**14** erwähnten vier Querschnittstudien für Bergleute im Steinkohlenbergbau unter Tage als um den Faktor 1,9–13,0 gegenüber Kontrollgruppen erhöht beschrieben; als maßgeblich wird die häufige Tätigkeit in knieender oder hockender Stellung angenommen. Bauarbeiter, darunter insbesondere Bodenleger, zeigten ebenfalls vielfach eine signifikant erhöhte Rate an Gonarthrosen; aus methodischen Gründen sind allerdings mehrere Untersuchungen zu dieser Berufsgruppe wenig aussagekräftig. Analoges gilt für Werftarbeiter und Landwirte. Bei Gießereiarbeitern und Sportlehrern fand sich in jeweils einer Studie kein erhöhtes Erkrankungsrisiko, bei Waldarbeitern und Packerinnen war das Risiko generell nicht signifikant erhöht. Somit muss in der Regel eine gesteigerte Bereitschaft zur Erkrankung an Gonarthrose angenommen werden, wenn regelmäßig Arbeiten im Knien und Hocken ausgeübt werden, weniger nach dem regelmäßigen Heben und Tragen schwerer Lasten. Dosis-Wirkungs-Beziehungen wurden seltener geprüft, und eine positive Korrelation ließ sich nicht immer nachweisen.

Begutachtung. Die wissenschaftliche und gutachterliche Bewertung berufsbedingter Belastungen auf Gelenke setzt prinzipiell den Nachweis erhöhter Prävalenz und Inzidenz unter Ausschluss von berufskonkurrierenden Risikofaktoren voraus. Zu diesen zählen vor allem sportspezifische Traumafolgen, Präarthrosen, gelenkwirksame Residuen allgemeiner Traumen, Zustände nach resezierenden Gelenkeingriffen und systemische Einflüsse gemäß Auflistung in Tab. 3.**10** und Abb. 3.**3**. Deshalb wird der Nachweis einer kausalen Beziehung zwischen Exposition und Erkrankung im Einzelfall oft sehr schwierig sein. Als allgemeines arthroseerzeugendes Prinzip dürfte am ehesten eine gewebszerstörende Traumatisierung im Sinne des Makrotraumas oder des repetitiven Mikrotraumas im gesicherten Zusammenhang mit der beruflichen Exposition anzunehmen sein. Die gegenwärtige epidemiologische Datenlage erlaubt zwar, für einzelne Tätigkeitsbereiche typische Gefährdungspotentiale zu erkennen und daraus gezielte Präventionsmaßnahmen abzuleiten; angesichts der zahlreichen konkurrierenden Risikofaktoren dürfte jedoch eine gutachterliche Beurteilung zur Frage einer eventuell anzunehmenden – bisher noch nicht definierten – Berufskrankheit im Einzelfall sehr schwierig sein.

Tab. 3.**13** Arthroserisiko und berufsbezogene Belastungen am Hüftgelenk

Autor	Jahr	Tätigkeit	Risiko erhöht
Jacobson	1987	Landwirte	ja
Thelin	1990	Landwirte	ja
Vingard	1991	Landwirte/Männer	ja
Croft	1992	Landwirte ≥ 10 Jahre	ja
Vingard	1992	Landwirte	ja
Axmacher	1993	Landwirte	ja
Thelin	1997	Landwirte	ja
Vingard	1991	Bauarbeiter	ja
Elsner	1992	Bauarbeiter	nein
Vingard	1992	Bauarbeiter	ja
Kellgren	1958	Bergleute	nein
Lawrence	1977	Bergleute	ja
Vingard	1991	Bergleute	nein
Croft	1992	Bergleute	nein
Lindbergh	1984	Werftarbeiter	nein
Vingard	1991	Werftarbeiter	nein
Lawrence	1996	Gießereiarbeiter	nein
Elsner	1991	Putzfrauen	nein
Vingard	1991	Putzfrauen	ja
Elsner	1991	Metallarbeiter	ja
Vingard	1991	Lagereiarbeiter	nein
Vingard	1991	Waldarbeiter	nein
Vingard	1991	Schlachter	ja
Jacobson	1987	„Schweres Heben"	ja
Vingard	1991	„Schweres Heben"	nein
Croft	1992	„Schweres Heben"	nein
Elsner	1995	„Schweres Heben"	nein
Evanoff	1996	„Schweres Heben"/ Männer	ja
Evanoff	1996	„Schweres Heben"/ Frauen	nein
Vingard	1997	„Schweres Heben"	nein
Coggon	1998	„Schweres Heben"	nein
Yoshimura	2000	„Schweres Heben"	ja

Quellenangaben, soweit nicht ausgewiesen, bei Hackenbroch (2000)

Tab. 3.**14** Arthroserisiko und berufsbezogene Belastungen am Kniegelenk

Autor	Jahr	Tätigkeit	Risiko erhöht
Kellgren	1952	Bergwerkarbeiter	ja
Lawrence	1955	Bergwerkarbeiter	ja
Kellgren	1958	Bergwerkarbeiter	ja
Greinemann	1988	Bergwerkarbeiter	ja
Partridge	1968	Werftarbeiter	ja
Kasch	1986	Werftarbeiter	ja
Nauwald	1986	Werftarbeiter	ja
Lindbergh	1987	Werftarbeiter	ja
Witt	1973	Bergbauern	ja
Vingard	1991	Landwirte/Männer	ja
Sandmark	2000	Landwirte	ja
Kirimäki	1992	Bodenleger	ja
Vingard	1992	Bodenleger	ja
Kirkeskov	2000	Bodenleger	ja
Vingard	1991	Bauarbeiter	ja
Elsner	1996	Bauarbeiter	nein
Sandmark	2000	Bauarbeiter	ja
Vingard	1991	Waldarbeiter	nein
Sandmark	2000	Waldarbeiter	ja
Schröter	1954	Transportarbeiter	ja
Lawrence	1955	Transportarbeiter	ja
Kirkeskov	2000	Zimmerer	ja
Lawrence	1966	Gießereiarbeiter	nein
Vingard	1992	Metallarbeiter	ja
Vingard	1991	Feuerwehrleute	ja
Eastmond	1979	Sportlehrer	nein
Vingard	1991	weibliche Postboten	ja
Vingard	1991	Reinigungsfrauen	ja
Vingard	1991	Packerinnen	nein
Felson	1991	„gehäufte Kniebeuge"/Männer	ja
Anderson	1986	„beinbelastende Arbeit"	ja
Bjelle	1994	„schwere Arbeit"	nein
McAlindon	1999	„schwere Arbeit"	ja

Quellenangaben, soweit nicht ausgewiesen, bei Hackenbroch (2000)

Sportbezogene Belastungen

Allgemeines Arthroserisiko. Sportliche Betätigung ist aus orthopädischer Sicht wegen ihrer ausgezeichneten Wirkungen auf die Gelenke, das muskulosklettäre System insgesamt und die übrigen Organe und nicht zuletzt auch wegen der Steigerung des Wohlbefindens in jeder Hinsicht fast vorbehaltlos zu empfehlen – ganz im Gegensatz zu Churchills Empfehlung: „First of all, no sports, only cigars and whisky". Unter epidemiologischem Aspekt ist die Frage von Interesse, ob es

Sportarten gibt, die gehäuft mit Arthrosen assoziiert sind und ob dabei die besonders exponierten Gelenke vorzugsweise betroffen sind. Sofern dies zu bejahen ist, ergibt sich die weitere Frage, wie sportartspezifische Arthrosen entstehen. Die Beantwortung dieser Fragen erlaubt Schlussfolgerungen, die vor allem für die sportärztliche Beratung relevant sind.

Sportartspezifische Risiken. In Tab. 3.**15** sind mehrere Sportarten unter dem Gesichtspunkt der möglichen Arthrosehäufung gegenüber Kontroll-

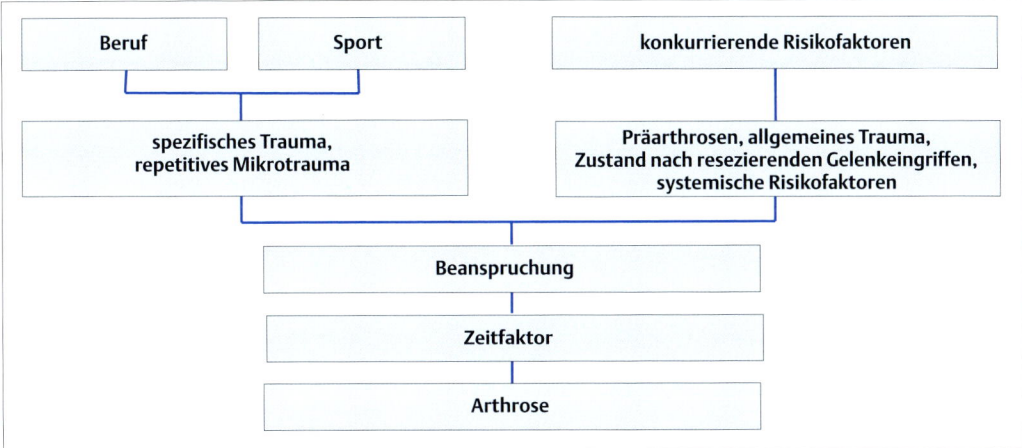

Abb. 3.**3** Entstehungsmöglichkeiten von Arthrosen in Beruf und Sport unter Berücksichtigung konkurrierender Risikofaktoren

Tab. 3.**15** Arthroserisiko und sportartbezogene Belastungen

Autor	Jahr	Sportart	Gelenk	Risiko erhöht
Klünder	1980	Fußball	Hüfte	ja
Rall	1964	Fußball	Knie	ja
Schneider	1968	Fußball	Knie	ja
Vincelette	1972	Fußball	Knie	ja
Roaas	1975	Fußball	Knie	ja
Burke	1977	Fußball	Knie	ja
Deacon	1997	Fußball	Knie	ja
Brodelius	1961	Fußball	OSG	ja
Vincelette	1972	Fußball	OSG	ja
Kujala	1994	Fußball, Lauf u.a./Männer	gewichttragende Gelenke	ja
Puranen	1975	Lauf	Hüfte	nein
Panush	1986	Lauf	Hüfte	nein
Marti	1989	Lauf	Hüfte	ja
Spector	1996	Lauf	Hüfte	ja
Panush	1986	Lauf	Knie	nein
Lane	1993	Lauf	Knie	nein
Kujala	1994	Lauf	Knie	ja
Spector	1996	Lauf	Knie	ja
Spector	1996	Tennis	Hüfte	ja
Spector	1996	Tennis	Knie	ja
Heiss	1931	Sprung	OSG	ja
Panush	1986	Lauf	OSG	nein
Kujala	1994	Kraftsport	Knie	ja
Brodelius	1961	Ballett	Großzehengrundgelenk	ja
Rompe	1971	Speerwurf	Ellenbogengelenk	ja

Quellenangabe, soweit nicht ausgewiesen, bei Hackenbroch (2000)
OSG = oberes Sprunggelenk

gruppen zusammengefasst. Es fällt auf, dass Fußballspieler fast ausnahmslos von einem erhöhten Arthroserisiko vor allem am Kniegelenk bedroht sind. Für Laufsportarten gilt dies viel weniger; auch lange Ausübung des Laufsports begünstigt Arthrosen nicht (Panush et al. 1986). Ein eindeutig erhöhtes Arthroserisiko wurde für Tennisspieler, Betreiber von Sprungsportarten, Speerwerfer und

Ballett-Tänzer beschrieben; die am stärksten belasteten und exponierten Gelenke waren jeweils besonders betroffen. Aber auch für diese Studien gilt der Vorbehalt methodischer Inhomogenität, teilweise bestehen auch andere Mängel, so dass die Ergebnisse kritisch gesehen werden müssen. Insbesondere ist die Falldefinition nicht einheitlich, und es bleibt bisweilen offen, ob Adjustierungen bezüglich Alter und Geschlecht vorgenommen wurden. In der tabellarisch verkürzten Darstellung kommt auch nicht immer zum Ausdruck, ob sich die Untersuchungen auf Normalgewichtige, sonst Gesunde oder Leistungssportler beziehen. Dennoch verbleibt mit Recht der Gesamteindruck, dass die genannten Sportarten ernst zu nehmende Risikofaktoren darstellen.

In der Tabelle nicht erwähnt sind Arthrosen des Ellenbogengelenks bei Tennisspielern, Ruderern, Gewichthebern, Ringern, Kugelstoßern, Speerwerfern Fechtern und Boxern. Geräteturner neigen zu Arthrosen des Handgelenks. Im Schulterkomplex ist das Glenohumeralgelenk nach Frakturen, Luxation und vor allem bei chronischer Schulterinstabilität von einer Sekundärarthrose bedroht. Das Akromioclaviculargelenk ist besonders nach vorausgegangenen Luxationen und bei Überkopfsportarten gefährdet. Das so genannte Subakromialgelenk kann Tendinosen der Rotatorenmanschette und eine Bursitis subakromialis ohne und mit Kalkeinlagerung entwickeln oder es kann eine so genannte Tendinitis der Bicepssehne entstehen, was besonders oft bei Wurfsportdisziplinen, Ringern und Gewichthebern sowie bei körperkontaktbetonten Sportarten vorkommt.

Kontaktsportarten und Leistungssport. Zweifellos stellt Sport ebenso wie berufliche Betätigung an sich keinen arthrosewirksamen Risikofaktor dar. Eine „funktiogene" Arthroseentstehung, wie ehemals von Baetzner (1936) angenommen, gibt es im Bereich physiologischer Beanspruchung nicht (Groh et al. 1975). Voraussetzung ist allerdings neben dem Freibleiben von Trauma die adäquate Behandlung auch geringer Verletzungen bis zu ihrer möglichst vollständigen Ausheilung. Kontaktsportarten wie Ballspiele, insbesondere Fußball, sind aber für Traumen geradezu prädestinierend. Das Mannschaftsspiel bedeutet grundsätzlich eine erhöhte Verletzungsgefahr, weil der Ehrgeiz des Einzelnen zugunsten seines Teams unter Wettkampfbedingungen zu erhöhter Risikobereitschaft führt. Das Risikopotenzial bezüglich einer Sekundärarthrose ist besonders groß bei schlecht beratenen Leistungssportlern und bei Berufssportlern; besonders letztere neigen nach Verletzungen aufgrund extremen Einsatzes oder bei erzwungenem vorzeitigem Wiedereinsatz trotz persistierender Beschwerden dazu, es bei symptomatischen, d.h. lokalanalgesierenden und antiphlogistischen Maßnahmen zu belassen und auf ausreichende Behandlung und ggf. notwendige Sportpausen zu verzichten.

Makro- und Mikrotraumata. Unter arthrosebegünstigendem Trauma sollte jede Makro- und Mikroverletzung verstanden werden, die nicht vollständig zur Ausheilung gelangt. Mikroverletzungen in diesem Sinne sind Integritätsverluste von Gelenkstrukturen, die meist unauffällig stattfinden, nach außen zunächst wenig in Erscheinung treten und deshalb schwer objektiv fassbar sind. Besonders *repetitive Mikrotraumen* im Rahmen sportlicher wie auch sonstiger Belastungen stellen einen arthroseerzeugenden Risikofaktor dar. Groh (1975) spricht in diesem Zusammenhang von „Folgen bagatellisierter, unerkannter, larvierter oder vergessener Unfälle, wie sie sich gerade im Sport mit seiner Härte und seinem rücksichtslosen Einsatz viel häufiger als im Alltag der Arbeit ereignen". Schneider (1980) nimmt an, dass die wiederkehrende ultraphysiologische Funktion unter Extrembelastung mikrotraumatische Knorpelschäden bewirke. Für die Vermeidung von Folgearthrosen nach Trauma ist eine Restitutio ad integrum vor allem an Gelenkknorpel, Bändern und Menisken Voraussetzung.

Außer Trauma sind aber auch andere mit der Sportausübung konkurrierende Momente zu berücksichtigen, wenn die Verträglichkeit bestimmter Sportarten für Gelenke diskutiert wird oder ein so genannter Sportschaden im Sinne der Sekundärarthrose zu begutachten ist (Abb. 3.**3**).

Konkurrierende Belastungsfaktoren. Gemeint sind neben vielfach schlecht definierten systemischen Faktoren arthroseerzeugende Effekte am Sportlergelenk, die bereits vor der Exposition bestanden haben und oft nicht oder kaum auffielen. Hierzu zählen vor allem die durch Kongruenzstörung, Achsabweichung und Instabilität charakterisierten Präarthrosen ohne und mit Traumaanamnese. Ebenso sind hier Zustände nach vorausgegangenen resezierenden Gelenkeingriffen wie z.B. Meniskusoperation zu nennen. Offensichtlich spielen bei der Entstehung von Sportverletzungen auch jene schwer erfassbaren Defizite eine Rolle, die sich unter dem Terminus „neuromuskuläre Imbalance" summieren lassen (vgl. Kapitel „Ätiologie und Pathogenese"). Die neuromuskuläre Kapazität wird stark vom Trainingszustand und Ermüdungsgrad beeinflusst, was sich bekanntlich in der höheren Inzidenz von Sportverletzungen und Sportschäden bei Ungeübten und Überforderten äußert. Die große Bedeutung neuromuskulärer Fitness ließ sich in Vergleichsstudien von trainierten und untrainierten Läufern zeigen; kernspintomographisch waren bei Untrainierten häufiger eine Zunahme der Gelenkflüssigkeit und eine verstärkte Signalintensität in den Menisken nachzuweisen als bei Trainierten (Korsunoglu-Brahme et al. 1990, Shellock et al. 1991). Insgesamt spricht mehr dafür als dagegen, dass Arthrosen an exponierten Gelenken nicht dem Sport an sich anzulasten sind, auch nicht einer intensiven Sportausübung, sondern in erster Linie als Folge von Trauma und repetitivem Mikrotrauma sowie präarthrotischer Vorbelastung angesehen werden müssen. Sie dürfen selbstverständlich nicht mit sporttypischen gelenknahen Veränderungen verwechselt werden, die bisweilen radiologisch recht auffällig, jedoch keine Arthrosen sind (Abb. 3.**4**).

Sonstige exogene Risikofaktoren

Rauchen Die bisher diskutierten Risikofaktoren sind in Tab. 3.**10** zusammengefasst. Unter den sonstigen arthrosebegünstigenden Risikofaktoren wird an erster Stelle *Nikotinabusus* diskutiert. Die diesbezüglichen Studien, deren Ergebnisse in Tab. 3.**16** dargestellt sind, kommen allerdings zu einander widersprechenden Ergebnissen.

Ihr Wert wird nicht nur durch die bereits mehrfach genannten Design-Probleme eingeschränkt, sondern auch durch den Umstand, dass sie primär oft zur Beantwortung anderer Fragen angelegt waren. Ungeachtet dessen könnte der antiöstrogene Effekt des Rauchens zu osteoporosebedingten Mikrofrakturen der subchondralen Spongiosa mit nachfolgender sklerotischer Kallusbildung führen; dies würde deren stoßdämpfende Kapazi-

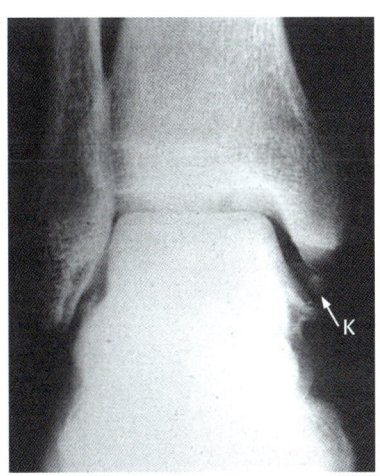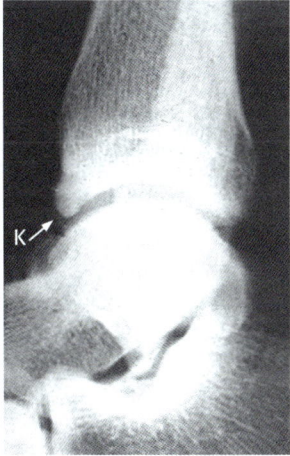

Abb. 3.**4a–b** Sportlergelenk: 28-jähriger Profi-Fußballer mit ausgedehnten paraartikulären Weichteilverknöcherungen (K) am oberen Sprunggelenk.

a b

Tab. 3.**16** Arthroserisiko und Nikotinabusus

Autor	Jahr	Studie	Gelenk	Risiko erhöht
Butler	1988	Tecumseh	Knie, diverse	nein
van Saase	1989	Zoetermeer	Knie, diverse	nein
Lawrence, R. C.	1990	NHANES	Knie, Hüfte	ja
Felson	1992	Framingham	Knie, diverse	nein
Hart	1993	Chingford	diverse einzelne	ja
Hart	1993	Chingford	DIP, GOA	nein

DIP = Fingerendgelenke, GOA = generalisierte Osteoarthrose

tät vermindern, dadurch Knorpel schädigen und die Entstehung einer Arthrose fördern (Radin et al. 1972). Auch sprechen experimentelle und klinische Befunde dafür, dass Östrogen den Chondrozyten-Stoffwechsel hemmt und somit indirekt matrixschädigend wirkt (Rosner et al. 1986). Erstaunlicherweise hat im Gegensatz hierzu die Framingham-Studie für das Knie „non-smoking" als Risikofaktor herausgefunden; ob man daraus wirklich schließen darf, dass Nichtrauchen arthrosebegünstigend sei, erscheint fraglich.

Psychische Probleme. Es gibt darüber hinaus Studien, die den Zusammenhang zwischen *psychischen Problemen* und Schmerzempfindung bei Arthrose in unterschiedlichen Ansätzen untersuchen (Überblick bei Kriegel et al. 1995). Sie kommen übereinstimmend zu dem Ergebnis, dass Angst, Depression aus nicht näher bezeichneter Ursache sowie Depression im Zusammenhang mit niedrigem Schulabschluss und krankheitsbedingten sozialen Problemen zu verstärkter Schmerzempfindung bei Arthrose führen. Diese Beobachtungen sind ohne weiteres nachvollziehbar.

Lebensstil. Die Bedeutung alimentärer, weiterer Lifestyle- und psychosozialer Faktoren für die Entstehung und Bewältigung der Arthrosekrankheit durch die betroffenen Patienten bedarf der genaueren Überprüfung. Von Interesse ist insbesondere die Ermittlung der verbliebenen Lebensqualität und die Frage der Krankheitsbewältigung. Die bisherige Outcome-Forschung ist insofern ergänzungs- und ab- sicherungsbedürftig, was inzwischen auch erkannt ist.

4

Ätiologie und Pathogenese

4 Ätiologie und Pathogenese

Das Wichtigste in Kürze

Das heutige Wissen von Ätiologie und Pathogenese der Arthrosen lässt sich folgendermaßen zusammenfassen:

◆ Arthrosen werden als eine Gruppe von Krankheiten mit unterschiedlicher Ätiologie, aber ähnlichen biologischen, morphologischen und klinischen Erscheinungsformen angesehen. Damit sind alle Vorstellungen überholt, die ein bestimmtes allgemeines ätiologisches Prinzip als Ursache von Arthrosen verantwortlich machen. Dies gilt auch für so genannte mechanische Arthrosetheorien; die Bezeichnungen „wear and tear" und „Gelenkverschleiß" treffen zwar anschaulich wichtige Aspekte der kausalen und formalen Pathogenese, decken aber nur einen schmalen Sektor der Krankheitsentstehung ab.

◆ Das Wissen über Ätiologie und Pathogenese wurde durch interdisziplinäre Grundlagenforschung und, gleichrangig, durch klinische Beobachtung und Ermittlung von Risikofaktoren mit epidemiologischen Methoden gewonnen.

◆ Innerhalb des „Artikulations-Organs" gilt der hyaline Gelenkknorpel als Zielpunkt arthroseverursachender Noxen und Ort des Krankheitsbeginns. Er besteht zu 95% aus extrazellulärer Matrix, die von wenig mitosebereiten Chondrozyten gebildet und unterhalten wird. Die Matrix enthält im wesentlichen Proteoglykanaggregate, die in ein kollagenes Netzwerk eingebettet sind und Wasser binden. Die darauf beruhenden viskoelastischen Eigenschaften des Knorpels gewährleisten eine potenziell lebenslang ungestörte, d.h. reibungsarme und schmerzfreie Lastübertragung. Diese findet idealerweise zwischen achsengerecht zueinander stehenden, bandstabil geführten Diaphysen mit biomechanisch günstig geformten und gut zentrierten Epiphysen statt. Ungeachtet der starken Assoziation von Arthrosen mit fortgeschrittenem Alter kann es deshalb definitionsgemäß eine „Altersarthrose" nicht geben.

◆ Das dynamische Gleichgewicht des ständigen Auf- und Abbaus der Knorpelmatrix wird durch anabol wirkende (z.B. IGF I und II, physiologische Belastung) und katabol wirkende Einflussfaktoren (z.B. IL-1, TNFα, Proteinasen, unphysiologische Belastung/Trauma)gesteuert. Dieser Mechanismus kann durch Stimulation und Modifikation der metabolischen Chondrozytenaktivität in begrenztem Umfang Störfaktoren eliminieren oder kompensieren. Bei Überforderung kommt es zur irreversiblen Matrixdegradation. Diese ist mit dem Beginn der Arthrose identisch.

◆ Die Gründe und Modalitäten für die Beendigung der „Reparaturphase" konnten bisher trotz des Einsatzes etablierter Arthrosemodelle weder molekularbiologisch noch im Tierversuch geklärt werden. Zur Diskussion stehen mechanische und enzymatische Faktoren, die einen kritischen Leistungsverlust der Chondrozyten bewirken oder aber unmittelbar und nicht kompensierbar die Matrix schädigen.

◆ Die klinisch früh bekannte große Bedeutung mechanischer Faktoren für Entstehung, Verlauf und Beeinflussung von Arthrosen hat die Aufklärung von Ätiologie und formaler Pathogenese wesentlich gefördert. Preiser erkannte Kongruenzstörungen der artikulierenden Partner als arthroseerzeugendes Prinzip; Pauwels zeigte, dass Größe und Verteilung gelenkdruckerzeugener Kräfte maßgeblich das Gelenkschicksal bestimmen und dass deren Optimierung therapeutisch nutzbar ist; Hackenbroch sen. verbesserte durch sein Präarthrose-Konzept maßgeblich Aufklärung, Therapie und Prävention vieler Sekundärarthrosen.

◆ Die genetische Ursache von vielen primären Arthrosen, besonders Polyarthrosen, ist inzwischen bekannt. Gleiches gilt für wichtige präarthrotische Grunderkrankungen wie beispielsweise Chondrodysplasien und Kristallarthropathien. Verantwortlich sind Mutationen in knorpelrelevanten Genen.

◆ Als ätiologische Momente kommen aufgrund klinischer und in-vitro-Erfahrungen in Betracht (vgl. Abb. 2.1):

Systemische Faktoren wie Rasse, Geschlecht, Gene, körpereigene Wirkstoffe, Mängel der Gelenkarchitektur, exogene Faktoren wie Trauma und Intoxikation, übermäßiges Körpergewicht nur mit Einschränkung.
Diese Faktoren werden nur unter der Mitwirkung von Beanspruchung und Zeitfaktor im Sinn der Einwirkdauer und Alterung wirksam. Ihre Kenntnis erlaubt eine ätiologisch orientierte Klassifikation der Arthrosen.

◆ So heterogen das ätiologische Spektrum ist, so relativ uniform zeigt sich der weitere Verlauf. Die irreversible Degradation der Knorpelmatrix beinhaltet irreparable Strukturverluste am kollagenen Netzwerk und Desaggregation von Proteoglykankomplexen mit abnorm gesteigerter Wassereinlagerung. Daraus resultieren Knorpelerweichung, Fissuren- und grobe Defektbildung bis zum Komplettverlust, begleitet von Synovitis und charakteristischen knöchernen Reaktionen. Im Gegensatz zu primär-entzündlichen Gelenkerkrankungen gibt es mehr produktive Gewebsreaktionen und keine Tendenz zur knöchernen Gelenkversteifung.

◆ Weiterer Erklärungsbedarf besteht einerseits bezüglich der primären Arthrosen und vor allem der Polyarthrosen. Letztere unterscheiden sich in ihrem Wesen stark von den übrigen Arthrosen, so dass sie von einigen Autoren als selbständige Krankheitsgruppe gewertet werden. Detaillierte Kenntnisse für ihre genetischen Hintergründe würden die Möglichkeit der Korrektur von Gendefekten eröffnen. Ein umfassenderes molekularbiologisches Wissen könnte darüber hinaus zur Entwicklung von kausal wirksamen „Antiarthrotika" führen.

Klassische und aktuelle Tendenzen

Mechanische Faktoren. Lange hat man sich auf die allgemeine, jedoch wenig inhaltsreiche Feststellung beschränkt, dass die Arthrose Ausdruck eines Missverhältnisses zwischen Belastung und Belastbarkeit eines Gelenks sei. Ähnlich unverbindlich war die „wear-and-tear"-Vorstellung, nach der Arthrosen als reines Abnutzungsproblem aufgefasst werden, was unzutreffenderweise impliziert, dass es nur eine Frage der Zeit sei, bis sämtliche Gelenke arthrosekrank wären. Da dies nicht zutrifft, sollte auch nicht von Altersarthrose gesprochen werden. Nach dem neuen biomechanischen Konzept von Pauwels (1950) entstehen Arthrosen als Folge davon, dass die am Gelenk auftretenden Druckspannungen höher sind als die Widerstandsfähigkeit der beanspruchten Stützgewebe, besonders des Gelenkknorpels. Als Grund für die erhöhten Druckspannungen wird eine Architekturstörung des Gelenks mit nachfolgender signifikanter Drucksteigerung auf den artikulierenden Flächen gesehen (vgl. Abb. 4.1). Kommt es ohne eine drucksteigernde Deformität zur Arthrose, wird eine primäre Knorpelinsuffizienz unterstellt. Diese noch ge-

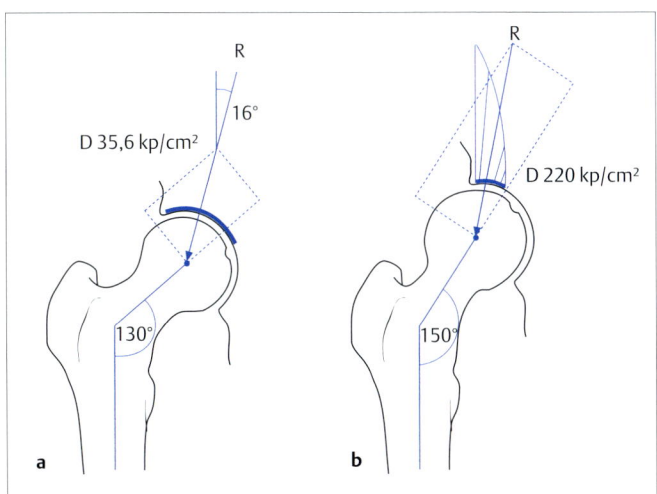

Abb. 4.1 Kräfteverteilung beim gesunden und dysplastischen Hüftgelenk im Einbeinstand. Die Druckspannungen sind gleichmäßig über die Tragfläche verteilt. Die Höhe der Druckbeanspruchung bestimmt sich hauptsächlich durch die Größe der lastaufnehmenden Gelenkfläche bzw. deren Projektion auf eine Ebene senkrecht zur resultierenden Druckkraft R nach Pauwels; kleinere Tragfläche (blau) bedeutet größeren Druck D. Größe und Richtung von R sind ebenfalls, aber geringer wirksam

a im Normalfall beträgt die Druckbeanspruchung D nach Kummer (1979) 35,6 kp/cm²

b bei Hüftdysplasie in dem von Pauwels (1973) angeführten Beispiel ist D um das 6-fache erhöht

nauer darzustellende Betrachtungsweise hat das Verständnis der Ätiologie vieler Arthrosen ganz wesentlich gefördert und den Grundstein für eine von Pauwels (1973) minuziös ausgearbeitete unverändert gültige biomechanisch fundierte Therapie gelegt.

Biologische Faktoren. Fast alle sehen heute den Gelenkknorpel als Ort der initialen Integritätsstörung an. Die vorarthrotische Primärläsion der Knorpelmatrix kann nach derzeitiger Vorstellung aber nicht nur durch exogene, meist mechanisch geprägte, sondern auch durch gelenkgebundene und systemische Faktoren hervorgerufen werden (vgl. Abb. 2.**1**); gemeinsam bewirken sie eine Dysregulation des Chondrozytenstoffwechsels (Dieppe 1994). Demnach könnte das „Gelenkversagen" (joint failure, Freeman 1980) zumindest bei der primären Arthrose vorwiegend endogen, biologisch und weniger exogen, mechanisch initiiert

sein. Es resultiert jedoch der gleiche gemeinsame Effekt: Das Gleichgewicht zwischen Synthese und Abbau der Knorpelmatrix wird zugunsten des letzteren irreversibel aufgehoben (Abb. 4.**2**). Dass primäre Arthrosen im Gegensatz zu sekundären eine erhöhte Bereitschaft zum gleichzeitigen Befall mehrerer Gelenke – „generalized osteoarthritis" (GOA) – haben, unterstreicht den hier vorrangig wirksamen ätiologischen Einfluss systemischer Faktoren.

Arthrosebeginn. Ungeklärt ist bislang, welche Umstände die endgültige Dekompensation der Matrixhomöostase herbeiführen, nachdem eine später noch zu schildernde Vorphase mit Zeichen eines Reparaturversuchs zu Ende gegangen ist. Es gibt somit noch Kenntnislücken nicht nur bezüglich der Frage nach dem letzten verursachenden Prinzip, sondern auch nach dem exakten Zeitpunkt des Arthrosebeginns. Die augenblickliche

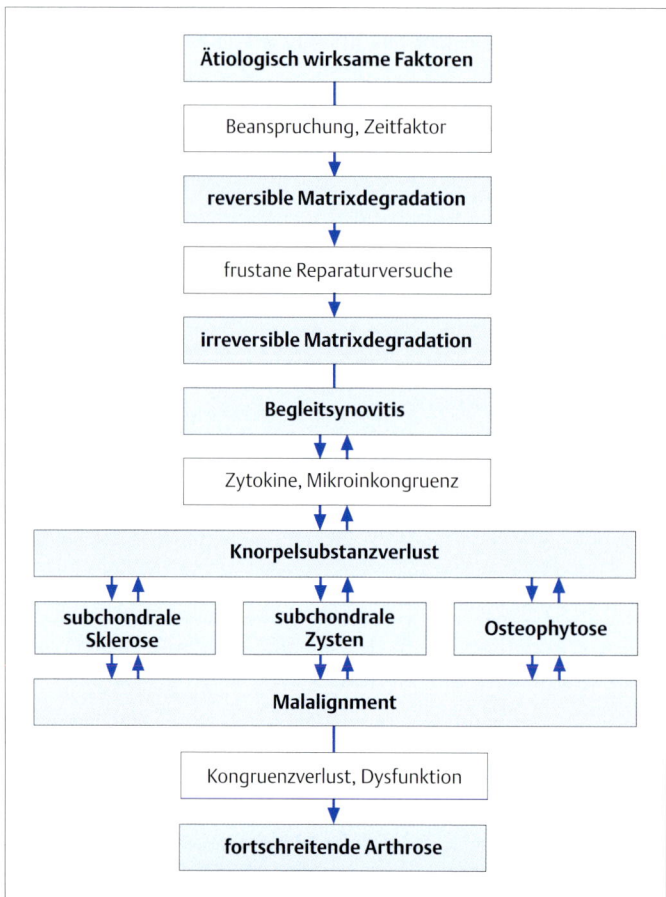

Abb. 4.**2** Schema zur Pathogenese von Arthrosen

Tendenz geht dahin, von unterschiedlichen gleichrangigen Entstehungsmöglichkeiten auszugehen und zu versuchen, die in-vitro-Ergebnisse der molekularbiologischen Knorpelforschung im Lebendversuch nachzuvollziehen und klinisch nutzbar zu machen.

Zum besseren Verständnis werden vorweg Aufbau und Funktion des gesunden Gelenks und die prinzipiellen Störmöglichkeiten mit Arthrose erzeugendem Potential dargestellt. Es folgt eine Übersicht über Erkenntnisse zur Ätiologie und Pathogenese von Arthrosen aus molekularbiologischer Sicht. Letztlich werden die Ergebnisse der tierexperimentellen und der klinischen Arthroseforschung beschrieben.

■ Gelenkausstattung und Mechanismen der Arthroseentstehung

Gelenkaufbau. Um die funktionelle Einheit aller am Gelenkaufbau beteiligten Strukturen zu betonen, spricht Otte (2000) vom *Artikulations-Organ*. Es besteht aus den knöchernen Gelenkkörpern, die von hyalinem Knorpel überzogen sind, der Gelenkkapsel, stabilisierenden Strukturen wie Bändern, Menisken, Diszi und Labren sowie

der gelenkführenden Muskulatur (Abb. 4.3). Mit Ausnahme des Gelenkknorpels besitzen alle beteiligten Gewebe eine differenzierte neurovaskuläre Versorgung sowie reichhaltige Möglichkeiten der Gewebsneubildung nach Verlusten. Dennoch ist der hyaline Knorpel die entscheidende Struktur im Gelenkorgan. Er stellt im Verbund mit dem subchondralen Knochen die Gelenkflächen, über welche die Gliedmaßenabschnitte unter Belastung mit erheblichen Druck- und Scherkräften nahezu reibungsfrei gegeneinander bewegt werden können. Die übrigen Gelenkstrukturen dienen der Erhaltung und dem Schutz des Gelenkknorpels. Wenn sie unter Beanspruchung versagen, ist der prinzipiell unbegrenzt mögliche Status der Arthrosefreiheit gefährdet und alsbald beendet. Das denkbare Störpotenzial kann im Blick auf das ganze „Artikulations-Organ" betrachtet werden, aber auch auf geweblicher, zellulärer, ultrastruktureller und molekularer Ebene.

Bauprinzip. Die *Gelenkkörper* müssen so geformt und aufeinander eingestellt sein, dass sie optimale Voraussetzungen für eine günstige, d.h. gelenkschonende Übertragung von Muskelkräften und Lasten bieten und eine kontrollierte Gelenkbewe-

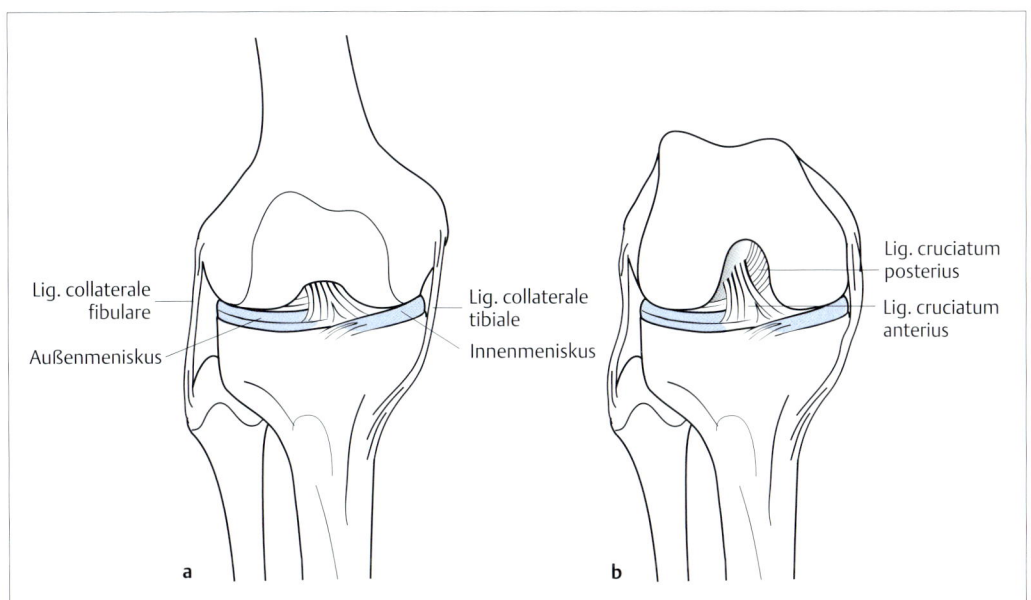

Abb. 4.3 Gelenkstabilisierende Strukturen am Knie (nach Otte 2000)
a in Streckstellung
b in Beugestellung

gung zulassen. Um pathogene Drucke zu vermeiden, ist eine „physiologische", d.h. systemadäquate Kräfteverteilung erforderlich. Zu diesem Zweck müssen die Gelenkflächen „kongruent" sein. Dies bedeutet nicht deckungsgleich entsprechend dem Sprachgebrauch in der Geometrie, sondern funktionsbezogen optimal aneinander angepasst (vgl. Abb.4.1). Es gibt interessante Untersuchungen am Hüftgelenkpräparat unter den Bedingungen eines Gangzyklus, die für das Vorliegen einer durchaus sinnvollen physiologischen „Mikroinkongruenz" in der Weise sprechen, dass die Pfan-

ne tiefer gebaut ist, als es der exakten Passform des Femurkopfs entspricht (v. Eisenhart-Rothe et al. 1999). Dies führt zu einer zunächst inhomogenen Verteilung der Druckspannungen in der Facies lunata der Hüftpfanne mit Bevorzugung ihrer Randpartien; erst bei steigender Last werden auch die zentralen Anteile der Facies lunata einbezogen, was einer Vergrößerung der tragenden Fläche entspricht und zur Abschwächung von Druckmaxima beiträgt. Dieses „druckverteilende Bauprinzip" hat neben seiner entlastenden Wirkung möglicherweise auch einen günstigen Effekt

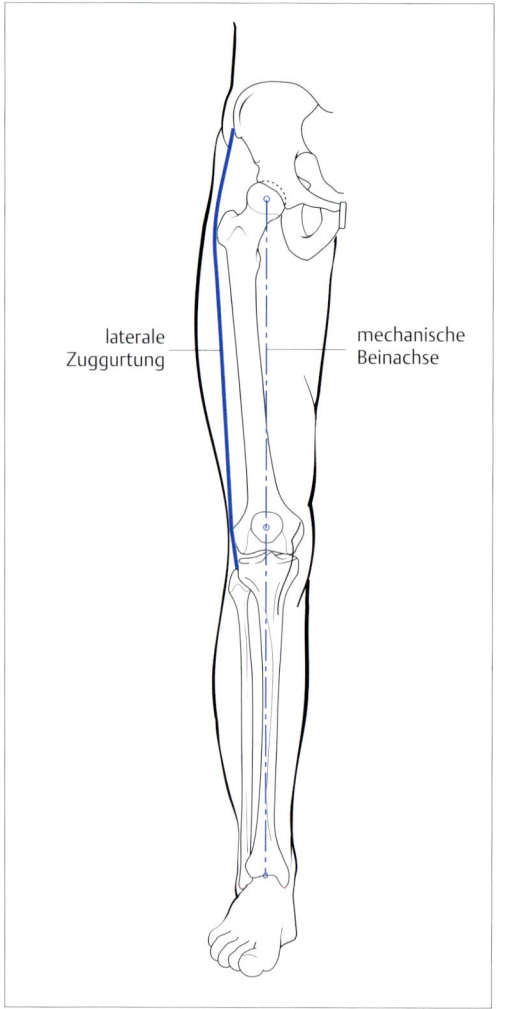

laterale
Zuggurtung

mechanische
Beinachse

a

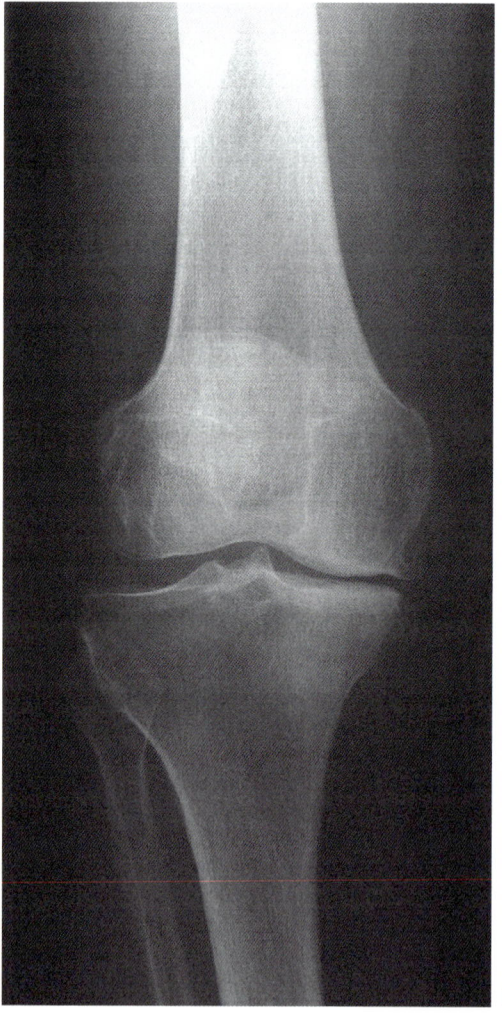

b

Abb. 4.4 Mechanische Beinachse unter normalen und pathologischen Bedingungen
a Konstruktion der mechanischen Beinachse, die unter Normalbedingungen eine Gerade darstellt

b O-Bein mit Verlagerung der mechanischen Beinachse nach medial, daraus resultierend Varus-Gonarthrose mit Gelenkspaltverschmälerung und gesteigerter Knochendichte an der Medialseite.

auf die Lubrikation und den Substratfluss im Knorpel.

Kongruenz. Stufenbildungen beispielsweise nach Trauma stellen grobe Kongruenzstörungen dar und führen wegen des Auftretens pathogener Druckspitzen mit Überschreitung der Toleranzschwelle zur Knorpelzerstörung und damit zur Folgearthrose; deshalb ist unter physiologischen Bedingungen dafür gesorgt, dass kraftaufnehmende Gelenkflächen im Interesse niedriger Drucke optimal zueinander passend und möglichst groß sind. Weiterhin muss die Achsenstellung der tragenden Diaphysen und damit der artikulierenden Gelenkflächen zueinander korrekt sein; eine Achsenabweichung führt zur punktuellen Mehrbelastung der Konkavseite, beim 0-Bein also an der medialen Knieseite, was irgendwann eine medial akzentuierte Sekundärarthrose (Varus-Gonathrose) zur Folge haben wird (Abb. 4.**4**). Auf das Hüftgelenk übertragen bedeutet die korrekte Einstellung der Gelenkkörper zueinander eine tiefe Zentrierung des Femurkopfs in der Hüftpfanne, d.h. ein gutes Containment bei weitgehend fixem einheitlichem Artikulationszentrum; weiterhin sollten die kraftaufnehmenden Kontaktflächen kongruent, d.h. möglichst „deckungsgleich" und groß sein. Ist wie beispielsweise bei einer Coxa valga subluxans mit Pfannendysplasie eine dieser Voraussetzungen nicht erfüllt, ist eine Sekundärarthrose zu erwarten, die im lateralen Pfannendach beginnt (Abb. 4.**5**, 4.**6**; vgl. Abb. 4.**10**).

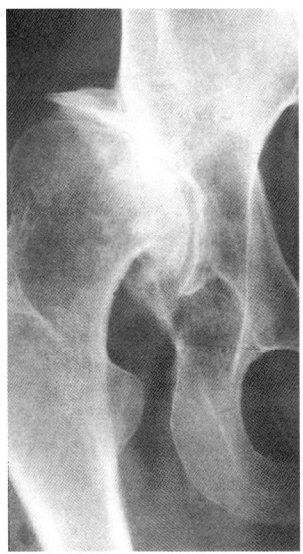

Abb. 4.**5** Dysplasiehüfte mit fortgeschrittener Sekundärarthrose: Flache, steil gestellte Pfanne und nach lateral subluxierter Femurkopf; am Pfannenerker großer Osteophyt, sklerosiertes Pfannendach mit hier aufgehobenem Gelenkspalt, großer „capital drop" genannter Osteophyt am mediokaudalen Kopfrand.

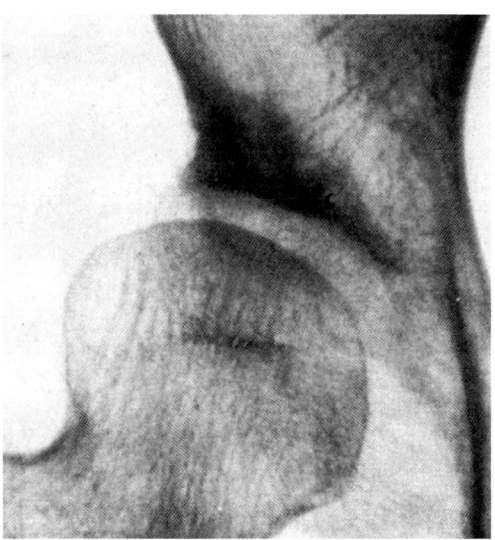

Abb. 4.**6** Dysplasiecoxarthrose im Frühstadium mit typischem pathologischem Sklerosierungsmuster, das an eine Augenbraue (sourçil) erinnert.

Kraftübertragung. *Menisken* und *Diszi* dienen der Optimierung der Gelenkkongruenz und Vergrößerung tragender Gelenkflächenanteile (vgl. Abb. 4.**3**). Die beiden Kniemenisken beispielweise liefern gemeinsam mehr als ein Drittel der kraftaufnehmenden Kontaktfläche zwischen Femurrolle und Tibiakopf; nach Kummer (1987) nehmen die Meniskusflächen sogar mehr als 40 bis 50% der im Kniegelenk zu übertragenden Kräfte auf. Die Menisken unterstützen aber auch die stabilisierende Funktion der Bänder und Kapseln. Ihr Verlust wirkt sich deshalb in doppelter Weise arthroseerzeugend aus: Einmal via Druckerhöhung, zum anderen wegen Zulassung pathogener Deviationskräfte infolge funktioneller Bandlockerung.

Stabilität. Die *Kapselbandapparate* dienen in Verbindung mit neuromuskulären Einrichtungen vorrangig der stabilen Gelenkführung. Sie stellen die erforderliche Stabilität unter statischen und dynamischen Einsatzbedingungen sicher und begrenzen den Bewegungsumfang auf das erforderliche und zuträgliche Maß. Auch ihnen kommt somit eine protektive Funktion zu. Ligamentäre Defizite in Form von Elongation, persistierendem Kontinuitätsverlust oder Schwund können unangenehme „giving-way-Symptome" erzeugen. Langfristig haben sie regelmäßig Sekundärarthrosen zur Folge. Labrumdefekte können an der Hüfte schmerzhafte Einklemmungen, an der Schulter rezidivierende Luxationen und auf diese Weise ebenfalls Folgearthrosen bewirken.

Neuromuskulärer Gelenkschutz. Die für eine geordnete Gelenkfunktion und zum Gelenkschutz notwendige Stabilisierung wird nicht nur durch die gewissermaßen passive Wirkung des Kapselbandapparats sichergestellt, charakterisiert durch seine Zugfestigkeit. In Seiten- und Kreuzbändern des Kniegelenks wurden auch neurale Mechanorezeptoren nachgewiesen, von denen Steuerungsimpulse an die transartikulär wirkende Muskulatur abgegeben werden. Diese *neuromuskulären Mechanismen* leisten einen wesentlichen, aktiven Beitrag zur Gelenkstabilisierung, wie dies von Adams (1993) beschrieben worden ist. Am Knie dienen neuromuskuläre Mechanismen auch zur dynamischen Kompensation der Varisierungstendenz, die besonders ausgeprägt im Einbeinstand ist; treffenderweise wird vom „adduction moment" unter Belastung gesprochen. Ausführender Muskel ist der Tractus iliotibialis, der dem varisierenden Biegemoment ein valgisierendes Moment nach Art einer dynamischen Zuggurtung entgegensetzt (vgl. Abb. 4.4). Ein Versagen dieses Mechanismus, das in muskulärer Insuffizienz oder unkoordiniertem Tractuseinsatz bestehen kann, führt zur übermäßigen Druckbeanspruchung des medialen Kniekompartments und somit zur Varusgonarthrose.

Neuromuskuläre Mechanismen erfüllen auch Aufgaben der Stoßdämpfung beim Fersenauftritt, was durch taktgerechte Aktivierung von Antagonisten mit Bremswirkung auf Kniestrecker und Fußbeuger geschieht. Damit wird die schock-absorbierende Wirkung der viskoelastischen Knorpelmatrix und der subchondralen Spongiosa ergänzt. Neuromuskuläre Imbalance ist somit neben Inkongruenz, Achsen- und Zentrierungsfehler sowie Instabilität ein wesentlicher Mechanismus der Arthroseentstehung auf biomechanischer Grundlage.

Aufgaben der Gelenkkapsel. Die Gelenkkapsel hat vielfältige protektive mechanische und trophische Aufgaben, denen sie nur dank ihres mehrschichtigen Aufbaus nachkommen kann. Zunächst schließt sie die Gelenkhöhle sicher nach außen ab und beteiligt sich an der natürlichen Begrenzung der Gelenkbeweglichkeit. Weiterhin unterstützt sie die Wirkung der Bänder und son-

stigen stabilisierenden Hilfsstrukturen. Für diese Funktionen ist in erster Linie der fibröse Kapselanteil zuständig. Die subsynoviale Kapselschicht ist reich mit Gefäßen und Nozizeptoren ausgestattet und somit zur schmerzhaft-entzündlichen Reaktion befähigt, die zu knorpelschädigenden Gelenkergüssen führen kann, aber auch zur Kapselhyperplasie und -fibrose mit Beeinträchtigung der Beweglichkeit. Gemeinsam mit der inneren synovialen Zellschicht produziert die Subsynovialschicht die Gelenkflüssigkeit (Synovia). Bei der aktivierten Arthrose ist sie für die Bildung von Gelenkergüssen verantwortlich.

Synovia. Die *Synovia* ist ein Dialysat des Blutserums und enthält zusätzlich neben vereinzelten Zellen Hyaluronat als spezifisches Sekretionsprodukt von Synoviozyten (Tab. 4.1). Aufgrund ihrer Zusammensetzung und physikalischen Eigenschaften erfüllt sie somit zugleich die Funktion der Knorpelernährung und der Gelenkschmierung. Als verbindendes Medium zwischen Knorpeloberfläche und Synovialis vermittelt die Gelenkflüssigkeit einen raschen und intensiven Substrataustausch. Kapselschädigungen jeglicher Art mit daraufhin veränderter Zusammensetzung der Synovialflüssigkeit können sich daher via trophischer und mechanischer Knorpelschädigung negativ auswirken und die Entstehung einer Arthrose begünstigen. In Synovialzellen gebildete Entzündungsmediatoren wie die Zytokine Interleukin-1 (IL-1) und Tumornekrosefaktor α (TNFα) verändern nachhaltig die Aktivität der Chondrozyten und die Zusammensetzung der Knorpelmatrix. Umgekehrt können im Rahmen der Knorpeldegradation freigesetzte Enzyme und Zytokine durch Vermittlung der Synovia oder eines Gelenk-

Tab. 4.1 Charakterisierung der Synovialflüssigkeit im gesunden Gelenk und bei Arthrose (nach Fehr 2000)

Parameter	normal	Arthrose
Farbe	strohgelb	bernsteinfarben
Aussehen	klar	klar bis leicht trüb
Viskosität	hoch	leicht vermindert
Mucinausfällung	gut	gut
Leukozyten	$\leq 0.2\ (0–0.2)/\mu l$	$0.7\ (0.05–3.75)/\mu l$
Gesamtprotein	18 g/l	30 g/l
Glucose[1]	0	5
Kristalle	keine	keine
Bakterien	keine	keine

[1] Differenz Blut – Synovialflüssigkeit [mg/dl]

ergusses eine Synovitis auslösen bzw. unterhalten.

Hyaliner Gelenkknorpel. Der *hyaline Gelenkknorpel* stellt die zentrale Funktionseinheit des Gelenks dar. Er gilt den meisten als Ort des Arthrosebeginns. Deshalb erfordern seine Struktur und Physiologie im Normalzustand und unter pathologischen Bedingungen eine eingehendere Darstellung. Entsprechend seiner Hauptaufgabe, der Beanspruchung unter häufigen Lastwechseln und Gleitbewegungen dauerhaft zu widerstehen, stellt der Gelenkknorpel ein komplex zusammengesetztes viskoelastisches System dar. Da er keine Gefäßversorgung hat, dennoch aber metabolisch höchst aktiv ist, bedarf es eines gut funktionierenden Diffusionssystems, das einen Substrataustausch in alle Richtungen unter Beanspruchung und in Ruhe sicherstellt. Dieser erfolgt aus den Synovialgefäßen über die sog. Transitstrecke (Cotta 1962) unter Vermittlung der Gelenkflüssigkeit von der Synovialis zum Knorpel und zurück. Motor ist die intermittierende Kompression mit kontinuierlicher verformender „Massage" des Gelenkknorpels, ausgelöst durch die für ihn lebenswichtige Belastung und Bewegung. Dauerkompression, inadäquate Druckspitzen, prolongierte Extension und Immobilisation setzen diesen Motor außer Funktion. Damit kompromittieren sie die trophische Basis des Gelenkknorpels und können eine irreversible Schädigung zur Folge haben. Die so erzeugte Destruktion betrifft entweder un-

mittelbar die extrazelluläre Matrix – hier wahrscheinlich primär das kollagene Netzwerk – oder die Chondrozyten, die nach der Adoleszenz ohnehin ihre Teilungsbereitschaft verloren haben.

Die zell- und molekularbiologische Betrachtung des hyalinen Knorpels erklärt seine Fähigkeit, Druck- und Scherkräfte aufzunehmen, abzufedern und günstig zu verteilen und darüber hinaus eine möglichst reibungsarme Artikulation zu gewährleisten. Diese Leistungen werden im Wesentlichen durch die extrazelluläre anisotrope Knorpelmatrix erbracht, die ihrerseits von Chondrozyten gebildet und aufrecht erhalten wird. Etwa 10 bis 25% ihres Nassgewichts besteht aus Kollagen, 3–10% aus Proteoglykanen und 65–80% aus Wasser und nichtkollagenen Matrixproteinen sowie Lipiden in kleiner Menge, Chondrozyten machen nur 2% des Gewebevolumens aus. Hauptvertreter des Kollagens ist Kollagen Typ II, Hauptvertreter der Proteoglykane ist Aggrecan. Kollagenmoleküle bilden Fibrillen, die zu einem festen dreidimensionalen Fasernetz zusammengefügt sind, das in Proteoglykane eingebettet ist (Abb. 4.7). Die zonal gegliederte von Benninghoff (1925) beschriebene Arkadenstruktur der Kollagenfasern verleiht dem Knorpel die erforderliche Widerstandsfähigkeit; dabei übernimmt Kollagen in erster Linie die Stützfunktion, während die Proteoglykane mit ihrer Quellfähigkeit die Elastizität sicherstellen (Hayes et al. 1978).

Die durch metabolisch aktive Chondrozyten gebildeten Makromoleküle der Knorpelmatrix

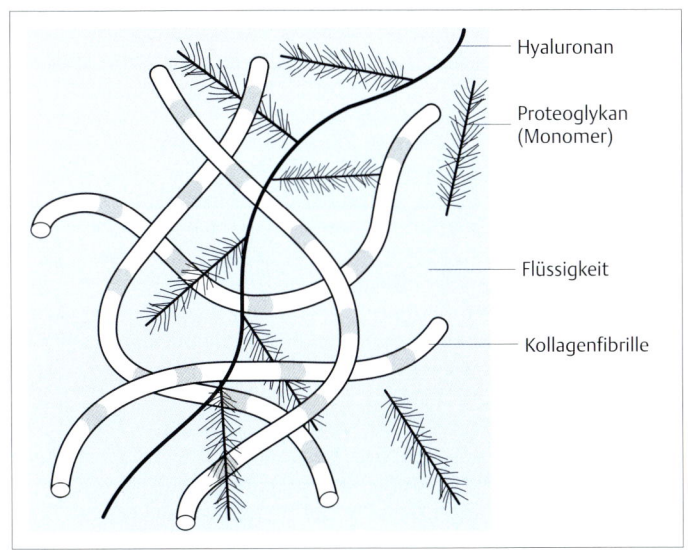

Hyaluronan

Proteoglykan (Monomer)

Flüssigkeit

Kollagenfibrille

Abb. 4.7 Schematische Darstellung der molekularen Struktur der Korpelmatrix. Proteoglykane bestehen aus Chondroitinsulfat-Einheiten, die flaschenbürstenartig an einen Proteinkern gebunden sind. Die Monomere aggregieren durch Anheftung an Hyaluronan zu Aggrecan (nach Otte 2000)

unterliegen einem ständigen Auf- und Abbau. Das Gleichgewicht („steady state") des Knorpelmetabolismus mit ausbalanciertem Turnover wird endokrin gesteuert: Anabol wirkende Insulinwachstumsfaktoren IGF I und IGF II, katabol wirkend die Zytokine Interleukin 1 (IL-1) und Tumornekrosefaktor α (TNFα) sowie Matrix-Metalloproteinasen (z.B. MMP-1, Kollagenase, MMP-2, Gelatinase, MMP-3, Stromelysin). Auch exogene Einflüsse steuern die Matrix-Balance: Mechanische Belastung innerhalb adäquater Grenzen stellt den wichtigsten anabol wirkenden Faktor dar, während experimentell herbeigeführte pathologische Minderbelastung unter Erhaltung der Beweglichkeit (Hackenbroch 1976) und selbstverständlich Trauma katabol wirken. Die Mikrobiomechanik, hier verstanden als mechanische, elektrische und physikochemische Signalübertragung zur Regulation der Syntheseleistungen der Chondrozyten, ist erst ansatzweise bekannt. Eine detaillierte Übersicht über den gegenwärtigen Wissensstand und eine anspruchsvolle Interpretation der teilweise widersprüchlichen Befunde findet sich bei Otte (2000).

Ätiologie und Pathogenese aus molekularbiologischer Sicht

Reparaturversuche. Die Aufrechterhaltung des dynamischen Gleichgewichts von Synthese und Degradation der Knorpelmatrix ist zwar mehrfach abgesichert, dennoch aber oder gerade deshalb sind Störungen von vielen Seiten aus möglich. Zahlreiche Befunde sprechen entgegen früherer Ansicht dafür, dass kleinere Defekte auf ultrastruktureller und molekularer Ebene „repariert" werden können. Insgesamt stellt sich der Degradationsprozess nach heutiger Kenntnis (Buckwalter et al. 1997) aufgrund vorwiegend experimenteller Ergebnisse etwa so dar: Matrixmoleküle werden entweder direkt oder via Änderungen des Chondrozytenstoffwechsels aufgrund inadäquater mechanischer oder endogener Reize geschädigt. Dabei bleibt zwar die Konzentration des Typ-II-Kollagens zunächst erhalten, aber die Feinstruktur des kollagenen Netzwerks wird verändert. Gleichzeitig wird die Konzentration von Aggrecan und das Aggregationsausmaß der Proteoglykane vermindert, was mit vermehrter Wasseraufnahme einhergeht. Chondrozyten reagieren auf diesen initialen Matrixschaden mit einer Steigerung ihrer Synthese- und Degradationslei-

stung sowie mit Proliferation. Die vermehrte Chondrozytenaktivität kann jahrelang anhalten und als Reparaturversuch interpretiert werden. Diese und weitere ebenso interpretierbare mikromorphologisch darstellbare Reaktionen werden bei der Diskussion tierexperimenteller Untersuchungsergebnisse näher beschrieben werden.

Grenzen der Selbstheilung. Irgendwann wird der Zeitpunkt des „no return" erreicht. Der dann einsetzende Leistungsverlust der Chondrozyten, der möglicherweise auf einer Herunterregulierung der chondrozytären Reaktion auf anabole Zytokine beruht, hat eine jetzt irreversible Schädigung des kollagenen Netzwerks in der Oberflächenzone zur Folge (Abb. 4.**8**). Die Knorpeloberfläche wird zunehmend rau und ödematös. Erstmals gehen Chondrozyten zugrunde. Unter experimentell gesetzter Druckschädigung von Knorpelexplantaten aus dem Rinder- und Menschenknie ließen sich dosisabhängig eine gesteigerte Apoptoserate von Chondrozyten und gleichzeitig eine Matrixdegradation demonstrieren (D'Lima et al. 2001). Der irreversible Matrixverlust ist ein sicheres Zeichen für das Versagen des Kompensationsmechanismus. Der initiale Reparaturversuch hat sich als frustran erwiesen und ist beendet, die Arthrose hat begonnen. Vorerst unklar bleibt, welche Faktoren letztlich für die Einleitung der Dekompensationsphase verantwortlich sind.

Jetzt treten vermehrt Proteasen und ihre Inhibitoren auf, möglicherweise durch Immunmechanismen vermittelt. Knorpelmatrix wird forciert abgebaut, ihre Masse schwindet zunehmend, es kommt zum Übertritt intakter und fragmentierter Moleküle in die Synovialflüssigkeit. Chondrozytenverluste schreiten von der Oberfläche zur Basis des Gelenkknorpels fort. Die nun einsetzende Bildung tiefreichender Fissuren und ungeordneter Auffaserung der Knorpeloberfläche schaffen eine pathologische Mikroinkongruenz, die den Knorpel unter Bewegung und Belastung noch vulnerabler macht, so dass großflächige Abriebverluste entstehen. Es ist erkennbar, dass in diesem Stadium der Einfluss mechanischer Kräfte auf den Krankheitsablauf erheblich geworden ist und weiter anwachsen wird, ohne dass die primär dominierende Rolle molekular- und zellbiologischer Einflüsse verloren ginge. Dies erklärt die arthrosetypische Dynamik des praktisch unaufhaltsamen Krankheitsfortschritts.

Aus den Erkenntnissen zur Physiologie und Pathophysiologie des Gelenkknorpels ergab sich

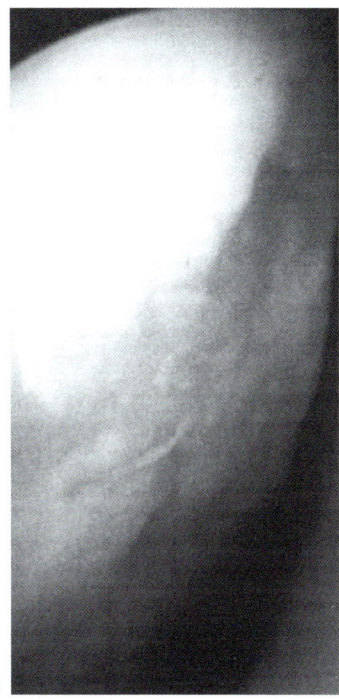
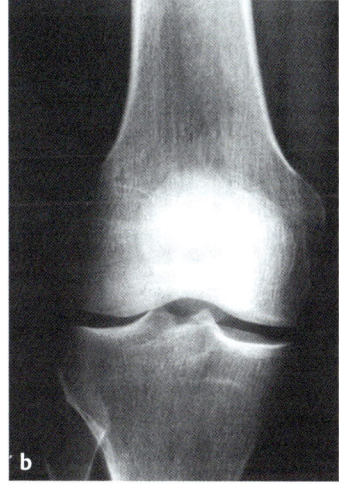
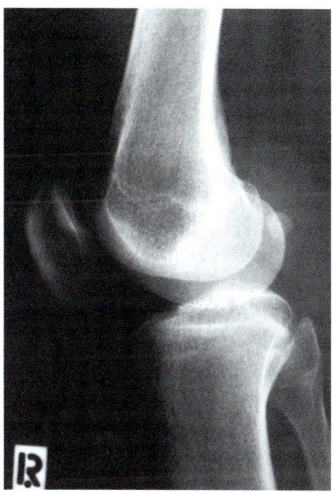

Abb. 4.**8** Frühstadium der Gonarthrose:
a arthroskopisch – drittgradiger Knorpeldefekt am medialen Femurkondyl.
b + c radiologisch – noch keine erkennbaren Arthrosezeichen.

gleichsam als Nebenprodukt ein *in-vitro-Modell zum Studium arthrotischer Initialläsionen* (Arner et al. 1988): Durch Inkubation von Knorpelex-plantaten mit dem Zytokin IL-1 lässt sich reprodu-zierbar ein Matrixkatabolismus erzeugen. Dieses Modell erlaubt die genaue Beschreibung und Un-tersuchung der experimentellen Beeinflussbar-keit des frühesten Arthrosestadiums, gemessen an Intensität und Modalitäten des Proteoglykan-stoffwechsels.

■ Tierexperimentelle Arthrose-forschung

Forschungsansätze. Vor Beginn der zellular- und molekularbiologischen Arthroseforschung wur-den zahlreiche tierexperimentelle Untersuchun-gen durchgeführt, um nach Anwendung unter-schiedlicher mechanischer und chemischer No-xen und Manipulationen an Gelenken genauere Kenntnis über Entstehung, Verlauf und Beein-flussbarkeit von Arthrosen zu gewinnen. Dabei wurde jedoch rasch klar, dass nicht alle Untersu-chungsergebnisse ohne Einschränkung auf die menschliche Arthrose übertragbar sind, weil ei-nerseits speziesabhängige Reaktionen sichtbar

wurden, andererseits viele Versuchsmodalitäten weitab von klinischer Realität lagen. Da die klassi-sche Arthroseforschung zur Aufklärung der *Ätio-logie* am lebenden Tier dennoch zahlreiche kli-nisch relevante Erkenntnisse gebracht hat, wer-den ihre Ergebnisse nachfolgend knapp zusam-mengefasst. Ein ausführlicher Überblick findet sich bei Hackenbroch (1982).

Mechanische Arthroseerzeugung. Operativ her-beigeführte Gelenkveränderungen in Form von Gelenkflächendefekten, Meniskusresektion, Dis-zision gelenkführender Bänder, Patellaentfer-nung und gelenkwirksamer Achsenveränderung führen regelmäßig zur Arthrose. Diese beruht auf einer anhaltenden Kongruenzstörung mit Aufhe-bung der adäquaten Druckverteilung im Gelenk. Arthrosen beginnen regelmäßig in der unmittel-baren Umgebung der gesetzten Defekte bzw. an der Konkavseite erzeugter Achsenfehler. Band-durchtrennungen führen regelmäßig zur Instabi-litätsarthrose.

Gelenkerhaltende mechanische Manipulatio-nen können ebenfalls Arthrosen oder arthrosear-tige Veränderungen bewirken. Dies ist möglich durch prolongierte Ruhigstellung von Gelenken ohne und mit Kompression ebenso wie durch prolongierte Distraktion. Nach „Exercise-Belastungen" unter axialer Beanspruchung entstehen ebenfalls Arthrosen, sofern die jeweilige Noxe unter unphysiologischen Bedingungen und ausreichend lang, d.h. traumatisierend einwirkt. Gleichfalls arthroseerzeugend wirkt langanhaltende venöse Stauung.

Chemische Arthroseerzeugung. Intraartikuläre Injektionen unterschiedlicher Agenzien können ebenfalls Arthrosen oder zumindest arthroseartige Gelenkveränderungen hervorrufen. Dies wurde nach einmaliger oder wiederholter intraartikulärer Gabe anorganischer Substanzen, proteolytischer Enzyme und von Blut gezeigt. Arthritisch-arthrotische Gelenkveränderungen ließen sich auch durch die Injektion antigener Substanzen im Anschluß an eine vorausgegangen Sensibilisierung erzeugen.

Nicht eindeutig geklärt werden konnte im Tierversuch der Einfluss *diätetischer, endokriner und vaskulärer Faktoren*. Die Ergebnisse erwiesen sich als teilweise speziesabhängig. Gleiches gilt für experimentell erzeugtes Übergewicht.

Arthrosemodell. Als wichtiges Teilergebnis der tierexperimentellen Arthroseforschugng muss die Entwicklung eines einfachen *standardisierten Arthrosemodells* erwähnt werden. Das derzeit am häufigsten angewandte mechanische Arthrosemodell wurde von POND et al. (1973) angegeben und besteht aus einer Durchtrennung des vorderen Kreuzbands am Kniegelenk. Es erlaubt die sichtbar eintretende und gut reproduzierbare Induktion einer Instabilitätsarthrose, wie dies etwas früher bereits nach den Angaben von Hulth et al. (1970) und Telhag et al. (1972) möglich war, die zusätzlich u.a. das mediale Seitenband durchtrennten.

Initialphase. Der in-vivo-Forschung am Tiergelenk sind auch wichtige Erkenntnisse zur *Pathogenese* der Arthrose beim Menschen zu verdanken. Die bereits angedeuteten Frühestbefunde im Vor-

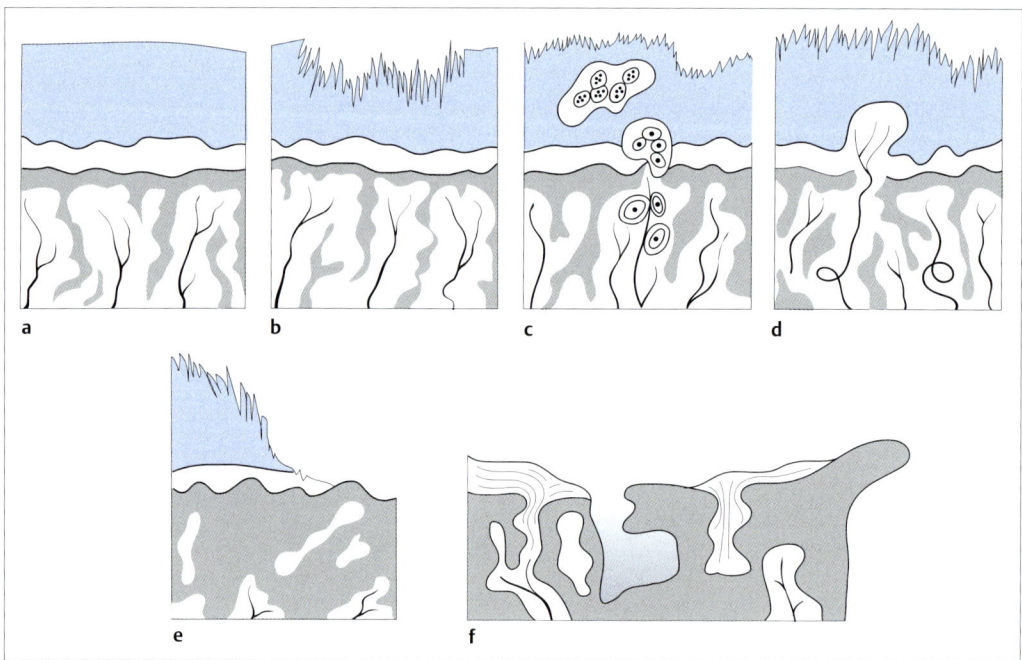

Abb. 4.9 Pathologische Anatomie der Gelenkoberfläche und subchondralen Knochenzone bei Arthrose (nach Hackenbroch 2000, ergänzt)
a normaler Ausgangsbefund
b Fibrillation
c Clusterbildung
d pathologische Gefäßeinsprossung
e subchondrale Sklerosierung und Bildung einer Knochenglatze
f von links nach rechts: metaplastischer Faserknorpel, subchondrale knöcherne Pseudocyste, Osteophytenbildung

feld des eigentlichen Krankheitsbeginns – Chondrozytenhypertrophie und Chondrozytenvermehrung mit Bildung von Zellnestern („cluster") – ließ sich bei zurückhaltend dosierter experimenteller Gelenkschädigung bestätigen. Gleiches gilt für die vermehrte Neubildung von Kollagen und Proteoglykan. Zusätzlich wurden immer wieder herdförmig auftretende Areale mit Gefäßeinsprossung in die basale Knorpelzone gesehen (Abb. 4.**9**). Clusterbildung, vorübergehende Matrixzunahme und pathologische Vaskularisation können als Ausdruck eines Kompensationsversuchs bei in Gang gekommener Matrixdegradation im unmittelbaren Vorfeld der Erkrankung interpretiert werden, sie können aber auch als Ausdruck der bereits vorliegenden arthrotischen Initialläsion angesehen werden. Prinzipielle Unterschiede bei Mensch und Tier hinsichtlich der Pathogenese gibt es offenbar nicht.

Klinische Arthroseforschung

Mechanische Arthrosetheorien

Kongruenzstörung und Dysfunktion. Die Beiträge der klinischen Arthroseforschung zur Aufklärung von Ätiologie und Pathogenese sind vielfältig. Ihre Aussagen haben sich jedoch häufig gewandelt, wie im Abschnitt zur Geschichte der Arthrose bereits dargestellt. Richtungsweisend wurde die Erkenntnis von Preiser (1911), der das geordnete Zusammenspiel von Form und Funktion als ausschlaggebend für das Gelenkschicksal ansah. Ein gesundes Gelenk sei durch physiologische Kongruenzeigenschaften ausgezeichnet; da die Anatomie praktisch aller Gelenke die Anwendung

eines einfachen Kongruenzbegriffs offensichtlich nicht zulässt, unterschied er eine physiologische Kongruenz, wie sie annähernd beim intakten Hüftgelenk gegeben ist, und die physiologische Inkongruenz der übrigen Gelenke. Eine wie auch immer verursachte Kongruenzstörung bewirke eine Funktionsstörung des betroffenen Gelenks, die ihrerseits zur Arthrose führe (Abb. 4.**10**). *Inkongruenz* erzeugt nach Preiser via *Dysfunktion* Arthrosen. Die artikuläre Dysfunktion ist somit pathogen, während die regelrechte Funktion, eben die Alltagsbelastung innerhalb physiologischer Grenzen, geradezu Voraussetzung für die Gesunderhaltung eines Gelenks ist. Haglund (1923) bezeichnete folgerichtig Arthrosen als das chronische Schlussstadium nach Vorerkrankungen der Gelenke. Burckhardt (1932) wies darauf hin, dass Voraussetzung für den Ablauf dieses Entstehungsmechanismus von Arthrosen die erhaltene Regenerationsfähigkeit des betroffenen Gelenks sei. Damit waren ältere Konzepte überholt, nach denen Störungen der Durchblutung, trophische Schädigung oder primäre Entzündungsvorgänge als ätiologisch entscheidend angenommen wurden.

Gelenkdruck. Ein weiterer Fortschritt war erreicht, als Pauwels 1950 die arthroseerzeugende und -verschlimmernde Wirkung des *pathologisch erhöhten und verteilten Gelenkdrucks* erkannt und klinisch erfolgreich korrigiert hatte. Er konnte jüngere Patienten mit leichter bis mittelgradiger Dysplasiecoxarthrose durch operative Verkleinerung des Schenkelhalsschaftwinkels weitgehend und längerfristig beschwerdefrei machen. An einem typischen Fall zeigte er, dass die präoperativ bestimmte Druckbeanspruchung des Gelenks durch die Varisierungsosteotomie von 130 kp/cm^2

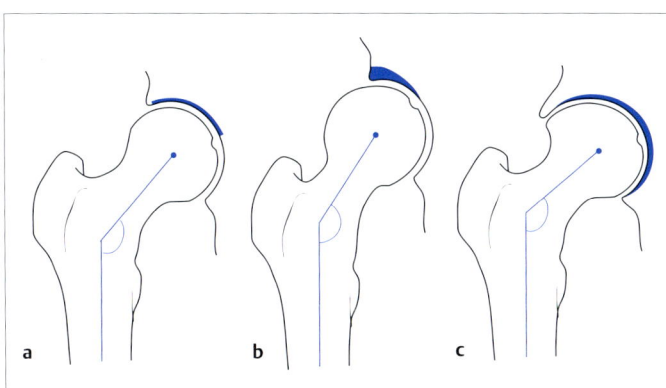

Abb. 4.**10** Sklerosemuster am Hüftpfannendach als Folge unterschiedlicher Kongruenz- und Zentrierungsstörungen (nach Hackenbroch 1987)
a Normalbefund
b zum Pfannenerker hin zunehmende pathologische Sklerosierung bei Coxa valga subluxans („sourçil")
c pathologische Sklerosierung im Pfannenzentrum bei Protrusio acetabuli

auf 19 kp/cm^2 zurückgeführt werden konnte. Dabei errechnet sich die maßgebliche resultierende Gelenkkraft R gemäß dem Pauwels'schen Hebelmodell als vektorielle Summe aus dem Körpergewicht K abzüglich Standbein und der Abduktorenkraft M, die zur Erhaltung des Gleichgewichts aufgebracht werden muss (Abb. 4.**11**). Die von Pauwels angestellten Berechnungen wurden von Kummer (1985) ergänzt und weitgehend bestätigt; am graphischen Computermodell konnte er

für die Luxationshüfte den unabhängig von der Coxa valga wirksamen großen und klinisch relevanten Einfluss der Überdachung des Femurkopfs durch die Pfanne aufzeigen.

Die statische Belastungssituation im definierten Einbeinstand wurde auch mit anderen Methoden berechnet (Bombelli 1976), die allerdings nicht unwidersprochen blieben (Kummer 1986). Tschauner et al. (1998) befassten sich besonders mit dem bei der Dysplasiepfanne typischen „Problem der schiefen Ebene" und erklärten damit die durch exzentrische Stresseinwirkung auftretende Labrumpathologie als Folge der von der Horizontalen abweichenden Tragfläche (Abb. 4.**12**). Dreidimensionale Kräfteanalysen am Computersimulationsmodell (Sodia et al. 1995) und Messungen mittels instrumentierter Femurkopfprothesen in vivo (Rydell 1966, Bergmann et al. 1993) haben die Ergebnisse der Modellrechnungen weitgehend bestätigt.

Korrekturmöglichkeiten. Kalkulationen auf biomechanischer Basis und erste klinische Erfahrungen hatten somit bewiesen, dass intolerabel stark erhöhter und ungünstig verteilter Gelenkdruck Arthrosen erzeugt und dass die Beseitigung von Kongruenz- und Zentrierungsstörungen sich via Drucksenkung und Optimierung der Druckverteilung günstig auf den Krankheitsverlauf auswirkt. Darüber hinaus konnte Pauwels zeigen, dass Verteilung und Dichte der subchondralen Spongiosa im Röntgenbild des Hüftpfannendachs verkörper-

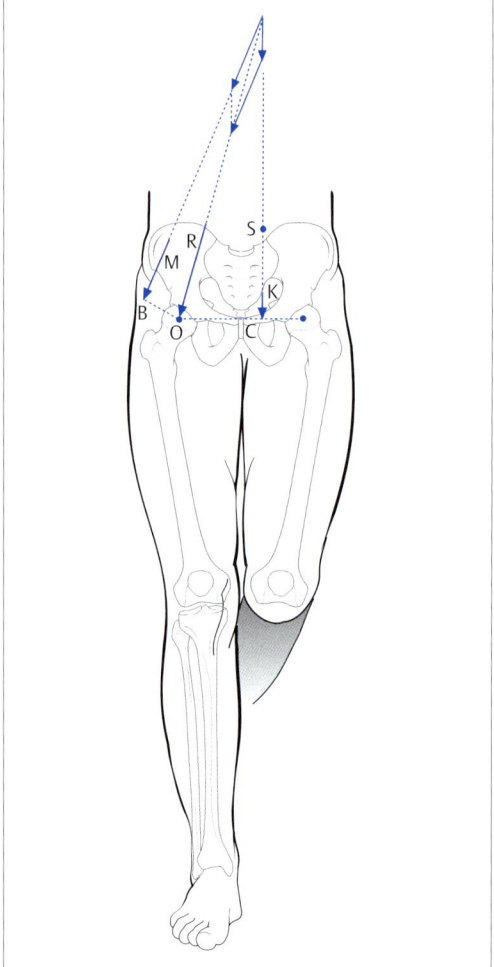

Abb. 4.**11** Schema der auf den Hüftkopf im Einbeinstand wirkenden Kärfte. K Teilkörpergewicht, M Muskelkraft der Abduktoren, R resultierende Druckkraft, 0 Drehzenftum des Hüftkopfs, O-C Hebelarm des Teilkörpergewichts, 0-B Hebelarm der Abduktoren, S Schwerpunkt des Teilkörpergewichts (nach Hackenbroch 1987)

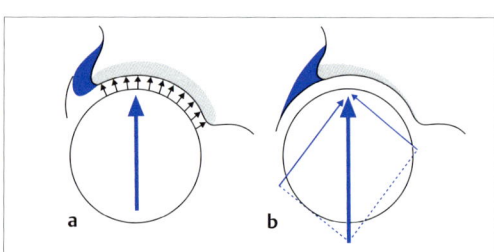

Abb. 4.**12** Entstehung der Labrumläsion bei der Dysplasiehüfte (nach Tschauner et al 1999)
a Frontalschnitt durch die Mitte des gesunden Hüftgelenks: gleichmäßige Verteilung der Druckbeanspruchung der horizontal gestellten Facies lunata, keine pathologische Zug- oder Scherbeanspruchung des Labrum acetabulare
b bei der Dysplasiehüfte führt die Druckbeanspruchung der verkürzten und nach lateral schräg ansteigenden Facies lunata zu einer pathologischen Zug-. und Scherbeanspruchung des Labrums

te Spannungsdiagramme darstellen, so dass unterschiedlichen Sklerosierungsmustern die jeweils verursachende Kongruenzstörung zugeordnet werden kann (vgl. Abb. 4.**6** und 4.**10**).

Dass sich die biomechanische Betrachtungsweise auch auf das Kniegelenk übertragen lässt, wurde eindrucksvoll von Maquet (1976) bewiesen. Er analysierte die Größe und Verteilung von Lasten unter normalen und pathologischen Verhältnissen und zeigte Möglichkeiten zur biomechanisch fundierten Therapie.

Präarthrotische Deformität und Präarthrose

Vorarthrotische Formstörungen. Nach der Interpretation Haglunds (1923), Arthrosen stellten eine Art Endstadium nach diversen artikulären Vorerkrankungen dar, galt es zunächst, hierfür weitere Belege zu finden. Hackenbroch sen. schrieb 1926, dass man „bei Betrachtung einer größeren Reihe von Röntgenbildern des Malum coxae senile den Eindruck hat, dass eine Reihe von ihnen alte Fälle von Perthes'scher Erkrankung sind, die als solche wenige Erscheinungen gemacht haben, jedenfalls aber nicht erkannt worden sind". Damit war einerseits bestätigt worden, dass sich eine Hüftarthrose auf der Basis einer Arthrose-unabhängigen vorausgehenden Erkrankung mit Hinterlassung einer charakteristischen Formstörung entwickeln kann. Andererseits ließ sich in diesen und vielen anderen Fällen radiologisch sehr wohl zwischen den Zeichen der aktuellen Arthrose und der unter Umständen stumm verlaufenen „Grundkrankheit" unterscheiden. 1939 bezeichnete Hackenbroch sen. jene Formstörung, die der eigentlichen Arthrose zeitlich und ursächlich vorausgeht, als vorarthrotische Deformierung. Letztere könne kongenital, durch Entwicklungsstörungen, traumatisch oder entzündlich bedingt sein. Die Entstehung von Arthrosen sei aber auch denkbar auf der Grundlage einer lokalen konstitutionellen Gewebsminderwertigkeit, und zwar ausschließlich als deren Folge oder im Zusammenwirken mit erkennbaren Formstörungen.

Gewebsfaktor X. Den griffigen Terminus präarthrotische Deformität benutzte Hackenbroch sen. erstmals in seiner 1943 erschienenen Monographie über die Arthrosis deformans der Hüfte. Er verstand darunter jene radiologisch oft erkennbaren Gelenkdeformitäten, welche den Endzustand einer Arthrose-unabhängigen – vorarthrotischen – angeborenen oder erworbenen Erkrankung oder traumatischen Schädigung darstellen und die unter dem Einfluss der Gelenkbeanspruchung auf dem Weg über die Dysfunktion mit hoher Wahrscheinlichkeit zur Arthrose führen. Aus der Erfahrung, dass auch formal intakte Gelenke arthrotisch erkranken können, postulierte er für diese Fälle den „Gewebsfaktor X", der biologische Minusfaktoren im Sinne einer deutlichen Minderung der Gewebsqualität umschreiben soll; dieser Faktor wirke sich auch modulierend beim Vorliegen einer präarthrotischen Deformität aus. Die gegenüber dem Faktor X besser fassbaren präarthrotischen Form- und Funktionsstörungen und den hypothetischen Gewebsfaktor fasste er später unter dem gemeinsamen Terminus Präarthrose zusammen (Hackenbroch sen. 1956).

Begriff Präarthrose. Das Präarthrosekonzept erlaubt eine umfassende klinisch-ätiologische Klas-

Tab. 4.**2** Überblick über häufige Präarthrosen

Intraartikuläre Präarthrosen als Residuen von nicht an ein bestimmtes Gelenk gebundenen Erkrankungen:
• Osteo-/Chondrodysplasien
• Osteochondrosis dissecans
• aseptische Osteochondronekrosen
• Gelenkchondromatose
• Infektarthritis
• Arthritiden des rheumatischen Formenkreises
• Arthropathien
• posttraumatische Gelenkinkongruenz
• erworbene kapsuloligamentäre Instabilität
• rezidivierende Luxationen
Intraartikuläre Präarthrosen als Residuen von Erkrankungen des Hüft- und Kniegelenks:
• Hüftdysplasie
• Coxa retrotorta/antetorta
• Coxa vara
• Coxa profunda, Protrusio acetabuli
• M. Perthes
• Epiphyseolysis capitis femoris iuvenilis
• sonstige puberale Entwicklungsstörungen des proximalen Femurendes
• femoropatellare Dysplasie ohne/mit rezidivierender Patellaluxation
Extraartikuläre Präarthrosen:
• diaphysäre Achsenabweichugng
• (→ Konkavitätsarthrose)
• einseitige Beinverkürzung
• (→ kontralaterale Subluxationscoxarthrose)

sifizierung von Arthrosen, wie sie anhand typischer Beispiele in Tab. 4.2 wiedergegeben ist. Dort ist ersichtlich, dass das Spektrum präarthrotisch wirksamer Läsionen weit über präarthrotische Deformitäten hinausgeht, indem es auch extraartikulär bestehende Form- und Funktionsstörungen mit arthroseerzeugendem Potential einschließt. Das Konzept hat sich auch günstig auf die Frühbehandlung und Prävention von Arthrosen ausgewirkt, weil nun gezielter auf die Erkennung, Behandlung und Verhütung präarthrotischer Erkrankungen geachtet wurde. Vor allem aber ist es offen für neue Erkenntnisse in der Arthroseforschung auf allen Ebenen. Werden bisher noch unbekannte präarthrotische Elementarläsionen identifiziert, wird sich der Anteil der ätiologisch ungeklärten Arthrosen zugunsten der Sekundärarthrosen verringern. Allerdings war es der Schöpfer des Präarthrosebegriffs selbst, der vor einer zu weitgehenden Interpretation gewarnt hat (Hackenbroch sen. 1978).

Gene als ätiologische Faktoren

Hereditäre Arthrosen. An die Möglichkeit einer genetisch determinierten Arthrose denkt man gewöhnlich, wenn eine oder mehrere der folgenden Voraussetzungen erfüllt sind:

* Eine präarthrotische Form- oder Funktionsstörung lässt sich weder klinisch noch anamnestisch eruieren, so dass man definitionsgemäß von primärer Arthrose spricht.
* Der Patient ist bei Krankheitsbeginn noch relativ jung, und eine Sekundärarthrose ist ausgeschlossen.
* Es sind zahlreiche Gelenke mehr oder weniger gleichzeitig befallen, oft bilateral-symmetrisch.
* Der Patient leidet an einer genetisch determinierten Grundkrankheit mit Gelenkbezug (Tab. 4.3).
* In seiner Familie sind ebenfalls Fälle von früh aufgetretener Primärarthrose, Polyarthrose oder eine Arthropathie mit genetischem Hintergrund bekannt.

Bei den so genannten hereditären Arthrosen wird davon ausgegangen, dass Mutationen in meist mehreren knorpelrelevanten Genen gleichzeitig stattgefunden haben, so dass es dort zu strukturellen und funktionellen Veränderungen kommt. Eine – noch nicht verfügbare – kausale Therapie würde somit darin zu bestehen haben, dass der

Tab. 4.3 Genetisch geprägte Arthrosen und Arthropathien (Einteilung in Anlehnung an Williams et al. 1999)

Primäre generalisierte Arthrose (PGOA)
Chondrodysplasien / Osteochondrodysplasien:
* spondyloepiphysäre Dysplasie
* Stickler-Syndrom
* andere Osteochondrodysplasien
* multiple epiphysäre Dysplasie
* metaphysäre Chondrodysplasie

Kristallarthropathien:
* Gicht
* Calciumpyrophosphat-Arthropathie (Chondrokalzinose)
* Hydroxylapatit – Arthropathie

entsprechende Gendefekt behoben würde. Insofern besteht eine gewisse Analogie zu Sekundärarthrosen, bei denen nach Möglichkeit die Grundkrankheit zu behandeln ist.

Man kann Arthrosen mit genetischem Hintergrund entsprechend dem Vorschlag in Tab. 4.3 einteilen. Diese Einteilung ist aber im Grunde inkonsequent, weil sie eine Gruppe primärer Arthrosen, ausgezeichnet durch polyartikulären Befall, mehreren nichtarthrotischen Krankheiten gleichstellt, denen lediglich eine erwiesenermaßen genetische Prägung und eine hohe Bereitschaft zur Manifestation an Gelenkgeweben gemeinsam ist. Chondrodysplasiesyndrome und Kristallarthropathien kann man durchaus ebenso gut als präarthrotische Erkrankungen interpretieren, so dass die mit ihnen assoziierten Arthrosen als Sekundärarthrosen zu klassifizieren wären (vgl. Tab. 4.2 und 6.5).

Das am längsten bekannte Beispiel einer primären generalisierten Arthrose ist die mit Heberden-Knoten assoziierte Arthrose der Fingerendgelenke, deren familiär gehäuftes Auftreten von Stecher et al. (1953) beschrieben und einem autosomal-dominanten Erbgang zugeordnet wurde (Stecher et al. 1994). Kellgren et al. (1952) wiesen auf die gehäufte Assoziation der so genannten Heberden-Arthrose mit Arthrosen anderer Gelenke hin. Es wurde eher ein polygenetischer Hintergrund als ein einziger Gendefekt angenommen (Lawrence 1977); danach schädigen mutierte Gene die Knorpelmatrix oder stören die Regulation der Chondrozytenproliferation oder Genexpression. Für die meisten Chondrodysplasie- und Osteochondrodysplasie-Syndrome wurde gezeigt, dass durch Genmutation Strukturproteine der Kollagentypen II, IX, X und XI, Wachstumsfaktoren und ihre Rezeptoren verändert sind. Spezifische Gendefekte und ihre Wirkungen ließen sich insbesondere auch bei der familiär gehäuften Chondrokalzinose zeigen. Es bleibt jedoch festzuhalten, dass die Erforschung von Genen als arthroseerzeugenden Faktoren bei weitem noch nicht abgeschlossen ist.

Formale Pathogenese

Biomechanische Faktoren. Während viele Fragen der Ätiologie von Arthrosen noch offen sind, gibt es bezüglich der formalen Pathogenese – der Weiterentwicklung nach der irreversiblen Initialschädigung der Knorpelmatrix unter dem Einfluss des Gelenkgebrauchs – recht genaue Vorstellungen. Im Gegensatz zu den sehr heterogenen ätiologisch wirksamen Potentialen (vgl. Abb. 2.**1**) ist der weitere pathogenetische Ablauf relativ uniform. Seine prinzipiellen Schritte und deren pathologisch-anatomische Korrelate sind in Abb. 4.**2** zusammenfassend dargestellt. Vereinfachend kann man sagen, dass im weiteren Krankheitsverlauf biomechanische Faktoren zunehmend prozesssteuernd werden.

Bei der Besprechung der allgemeinen Mechanismen und der molekularbiologischen Aspekte der Arthroseentstehung war bereits die im Normalfall gewährleistete Aufrechterhaltung des dynamischen Gleichgewichts des Knorpelmetabolismus als Voraussetzung zur Strukturerhaltung beschrieben worden. Prinzipielle Störmöglichkeiten der Homöostase und deren Beantwortung durch gesteigerte und modifizierte Chondrozytenaktivität waren ebenso aufgezeigt worden wie die Möglichkeit, diese als Reparaturversuch zu interpretieren. Schließlich musste offen gelassen werden, welche Umstände für das Erreichen und Überschreiten der Toleranzschwelle verantwortlich sind. Jedenfalls markiert der irgendwann erreichte „point of no return" den Beginn der Arthrose, d.h., einer regelhaften Abfolge pathogenetischer Einzelschritte, die letztlich zur Gelenkdestruktion führen (vgl. Abb. 4.**2**). Diese hat zwar grundsätzlich ein weitgehend einheitliches pathologisch-anatomisches Erscheinungsbild, ist aber recht variantenreich hinsichtlich Verlaufsdynamik und klinischer Relevanz. Prinzipielle Unterschiede der formalen Pathogenese zwischen Mensch und Tier sowie interindividuell konnten nicht festgestellt werden.

Knorpeldestruktion. Die im mechanischen Arthrosemodell von Pond et al. (1973) demonstrierte Frühphase der *Knorpeldestruktion* ist durch irreversible Netzwerkschädigung, Proteoglykanverlust und Chondrozytennekrose charakterisiert. Im weiteren Verlauf verliert die Knorpeloberfläche ihre homogene Glätte und ihren Glanz und erscheint stattdessen rau und stumpf. Der Knorpel wird ödematös, seine Elastizität lässt nach, es bilden sich oberflächliche Auffaserungen, später tiefe Fissuren und fortschreitende Defekte (Abb. 4.**13**) und eine reaktive Sklerosierung (Abb. 4.**14**). Lokalisation, Form und Ausmaß der Knorpeldefekte lassen die mit der Krankheitsdauer rasch zunehmenden pathogenen Einflüsse der Gelenkfunktion etwa in Form von Schleifspuren erkennen (Abb. 4.**15**). Aber bereits viel früher dürften die mechanischen Einflüsse der Artikulation ablaufbeschleunigend wirken, beispielsweise wenn rupturierte Faserbündel in der Tangentialfaserschicht bei Aufrauung und Beginn der Fissurenbildung frei exponiert sind und den Tatbestand einer Mikroinkongruenz erfüllen. Bezüglich der initialen Knorpelschädigung, die zur Dekompensation des Matrixstoffwechsels mit seinen strukturellen und funktionellen Folgen führt, ist noch nicht sicher entschieden, ob sie eher molekular-biologischer oder ebenfalls mechanischer Natur ist; letzteres wird von den meisten Klinikern favorisiert (Buckwalter et al. 1997, Otte 2000).

Begleitsynovitis. Erwartungsgemäß reagieren die Nachbarstrukturen im „Gelenkorgan" auf das Primärphänomen der irreversiblen Matrixdegra-

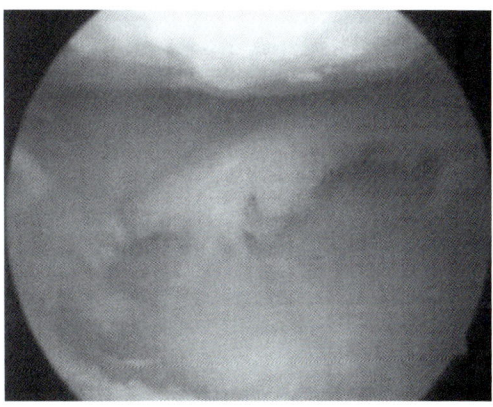

Abb. 4.**13** Arthroskopischer Befund einer viertgradigen Knorpelläsion am lateralen Femurkondyl.

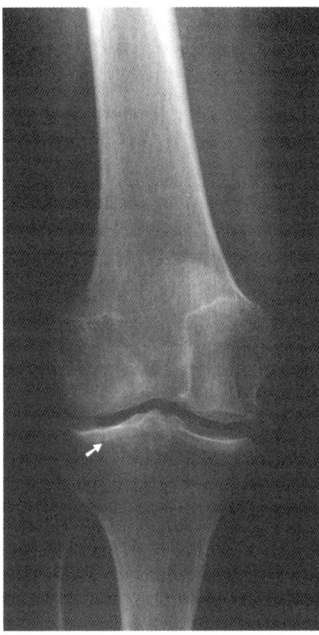
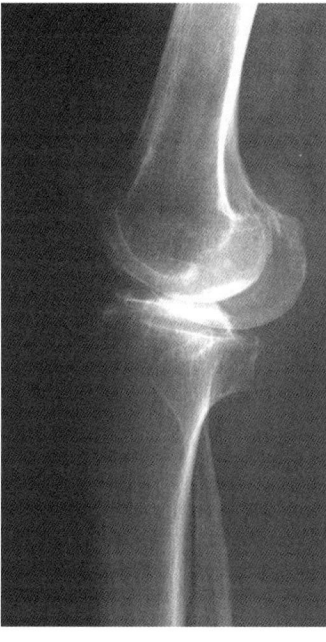

Abb. 4.**14** Röntgenaufnahmen des in Abb. 4.**13** dargestellten Kniegelenks:
Ausbildung einer pathologischen subchondralen Sklerosierung (↗) am lateralen Tibiakopf als Reaktion auf den Knorpelverlust am Artikulationspartner, dem lateralen Femurkondyl.

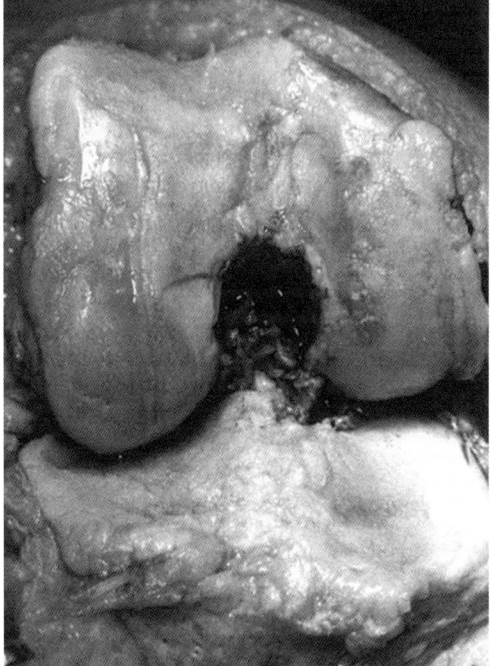

Abb. 4.**15** Operationsbefund bei lateral akzentuierter fortgeschrittener Gonarthrose mit Knorpelverlusten an Femur und Tibia unter Bildung einer breiten Schleifspur mit Randosteophyten. Die operative Versorgung dieses Knies mit Endoprothese zeigt Abb. 10.**21**.

dation. Die synoviale Auskleidung der Gelenkkapsel wird durch Vermittlung der Synovialflüssigkeit mit Matrixmolekülen, Zelltrümmern, Zytokinen und proteolytischen Enzymen konfrontiert. Unter diesem Einfluss entwickelt sie alle Zeichen der akuten abakteriellen Entzündung, die Begleitsynovitis, mit mehr oder weniger starkem Gelenkerguss. Sie stellt ein Sekundärphänomen in der Pathogenese der Arthrose dar. Die dabei gebildeten Entzündungsmediatoren werden über den Erguss an und in den geschädigten Knorpel gebracht, was die Degradation seiner Matrix weiter beschleunigt. Knorpelabbau und Begleitsynovitis stimulieren sich gegenseitig; dieser Mechanismus stellt einen wichtigen Motor der weiteren Krankheitsentwicklung dar. Spätestens mit Beginn der synovialen Reaktion macht sich die Arthrose auch klinisch durch lokale Entzündungszeichen und Schmerz bemerkbar. Begleitsynovitiden können immer wieder auftreten, oft nach vergleichsweise leichtem Trauma oder intensiver Beanspruchung, aber auch immer wieder ohne erkennbaren äußeren Anlass. In entzündlich geprägten Phasen des Krankheitsverlaufs spricht der Kliniker deshalb von aktivierter Arthrose.

Knochenreaktionen. Als weitere Folgen der Knorpeldestruktion entwickeln sich auch Veränderungen am gelenkbildenden Knochen. Sie sind ebenfalls Sekundärphänomene der in Gang gekommenen Knorpelzerstörung und haben teils produktiven, teils destruktiven Charakter. Da sie mit bildgebenden Verfahren weit einfacher und besser als Knorpel- und Kapselveränderungen dargestellt werden können, sind sie dem Kliniker besonders vertraut und dem Epidemiologen ein wichtiges, da relativ gut reproduzierbares Kriterium für seine Erhebungen. Auf die allerdings nur geringe Aussagekraft gerade dieses Diagnostikums bezüglich der zu erwartenden subjektiven Beschwerden aus Patientensicht und auch hinsichtlich objektiv erhebbarer klinischer Befunde wurde schon wiederholt hingewiesen.

Subchondrale Sklerose. Die begleitenden produktiven Veränderungen am gelenknahen Knochen sind Sklerosierung und Osteophytenbildung. Die *subchondrale Sklerosierung*, die eine Massenzunahme und damit Verstärkung der Spongiosa unter dem Gelenkknorpel darstellt und radiologisch als Knochenverdichtung imponiert, wurde und wird kontrovers diskutiert. Den Vorstellungen von Wolff (1892), Pauwels (1973), Kummer (1988) und anderen folgend handelt es sich um Reaktionen auf Mehrbeanspruchung; diese Deutung bestätigt sich eindrucksvoll an typischen Röntgenbildern mit Deviationsgonarthrose (vgl. Abb. 4.**4**) und Subluxations-Coxarthrose (vgl. Abb. 4.**5**), aber auch durch den Nachweis, dass nach operativer Achsenkorrektur das pathologische Sklerosemuster Rückbildungstendenz zeigt (Müller-Gerbl et al. 1994, Akamatsu et al. 1997).

Es wird aber auch die Meinung vertreten, die subchondrale Sklerose sei Folge einer Kallusbildung nach Mikrofrakturierung der Spongiosa durch primäre Knochenschwäche oder Überbeanspruchung (Radin et al. 1972). Die Erfahrung hat jedoch gezeigt, dass die subchondrale Sklerose in der Regel zumindest solchen Knorpelveränderungen vorangeht, die radiologisch indirekt durch Gelenkspaltverschmälerung fassbar sind. Deshalb liegt die Vermutung nahe, dass es auch einen kausalen Zusammenhang gibt. Dieser könnte so aussehen, dass die Verhärtung der subchondralen Spongiosa, sei sie nun adaptiv oder reparativ zu interpretieren, eine Verschlechterung der stoßdämpfenden Eigenschaften des subchondralen Knochenlagers bewirkt, was die Stresswirkung auf den Knorpel erhöht und damit das Risiko seiner Schädigung steigert. Immerhin soll der subchondrale Knochen unter physiologi-

schen Bedingungen für 30% der Stoßdämpfung im Gelenk verantwortlich sein (Radin et al. 1970).

Osteophytenbildung. Osteophyten finden sich immer am Rand der Artikulationsflächen, meist an der Gelenkperipherie. Sie entstehen durch knöcherne Metaplasie neugebildeten Bindegewebes in der „proliferativen Zone" (Marshall 1969) im Übergangsbereich zwischen Perichondrium, Periost und Synovialmembran. Durch wiederholte intraartikuläre Injektion von TGF-β1 in das Kniegelenk der Maus konnte zunächst eine synoviale Hyperplasie und Proliferation von Periostzellen erzeugt werden, vier Tage später fand sich eine umschriebene chondroide Metaplasie an der Knorpel-Knochengrenze und nach weiteren drei Tagen eine Osteophytenbildung auf dem Weg über eine enchondrale Ossifikation; dabei blieb bemerkenswerterweise der noch vorhandene Gelenkknorpel unter dem Osteophyten erhalten (van Beuningen et al. 1994). Grueter et al. (1962) sprachen von „begrabenen" Knorpelresten. Durch Bisphosphonatgabe läßt sich zwar die Neubildung subchondralen Knochens, nicht aber die Bildung von Osteophyten hemmen (Brandt 1999). Dass Osteophyten Kapselbandapparate und gelenknahe Sehnenabschnitte beim Gelenkspiel mechanisch behindern können, liegt auf der Hand. Dass sie unter bestimmten Voraussetzungen aber auch therapeutisch eingesetzt werden können, wird noch bei der Besprechung von Umstellungsosteotomien an der Hüfte zu würdigen sein.

Subchondrale Zysten. Subchondrale zystenartige Knochenaussparungen, so genannte *Knochenzysten* oder *Pseudozysten*, entstehen gewöhnlich erst nach Etablierung der Sklerose. Sie können mit der Gelenkhöhle in räumlicher Verbindung stehen und enthalten myxoides, fibröses oder knorpelartiges Gewebe. Ihre Entstehung ist nicht eindeutig geklärt. Eine regelhafte räumliche Beziehung zu Spannungsspitzen an der Gelenkoberfläche lässt sich nicht feststellen (Abb. 4.**16**).

Menisken und *Diszi* erleiden ebenfalls regressive Veränderungen bis zur Ruptur, was eine von der eigentlichen Arthrose manchmal schwer abgrenzbare Überlagerungssymptomatik erzeugt. Die gelenkübergreifende *Muskulatur* ist hyperton und neigt zur Verkürzung und Atrophie. Der *Gelenkkapsel* drohen langfristig Hyperplasie der synovialen Schicht, Verhärtung ihres fibrösen Anteils und Schrumpfung. Dies hat vor allem eine

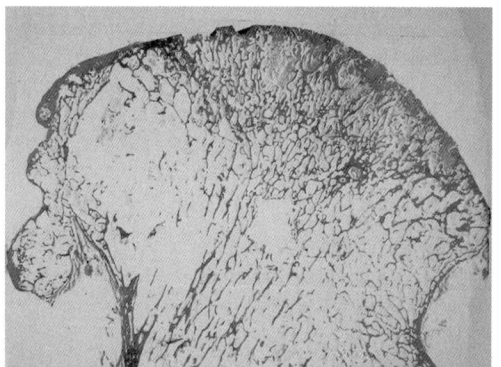

Abb. 4.16 Sägeschnittpräparat eines arthrotischen Femurkopfs: Entrundung der Kontur, oberflächlicher Knorpel-Knochenverlust, unregelmäßig verteilte subchondrale Sklerose und Zystenbildung, großer Randosteophyt.

langsam zunehmende und gewöhnlich schmerzhafte Bewegungseinschränkung zur Folge. Eine fibröse Wackelsteife oder gar vollständige knöcherne Gelenkversteifung wäre bei Arthrose jedoch ganz uncharakteristisch, selbst wenn die Destruktion einen sehr hohen Grad erreicht, wie man ihn vor der Ära der Endoprothesen nicht selten zu Gesicht bekam.

5

Pathologische Anatomie

5 Pathologische Anatomie

Das Wichtigste in Kürze

◆ Die pathologische Anatomie der Arthrosen ist durch eine fortschreitende Zerstörung sämtlicher Gelenkstrukturen geprägt.
◆ Neben den Zeichen destruktiver Veränderungen sind charakteristischerweise auch produktive Reaktionen und selbst Hinweise auf initial-reparative Vorgänge erkennbar. Letztere erweisen sich aber als schließlich frustran, womit der Arthroseprozess eingeleitet wird.

◆ Die Verlaufsdynamik lässt sich als langsam-progressiv mit intermittierend akuten Schüben beschreiben. Im Vergleich zu vielen Arthritiden sind Ablauf und Ausmaß der Destruktion weniger dramatisch.
◆ Eine feste Korrelation zwischen dem Grad pathologisch-anatomischer Veränderungen und dem Ausmaß der klinischen Symptomatik besteht in der Regel nicht.

Bei der Darstellung der Gelenkausstattung, der allgemeinen Mechanismen der Arthroseentstehung und der formalen Pathogenese wurden bereits wichtige Teilaspekte der pathologischen Anatomie erwähnt. Wesentlich ist, dass die Arthrose sämtliche Gelenkstrukturen involviert und darüber hinaus reflexgesteuert auch die transartikulär agierende Muskulatur einbezieht (Tab. 5.1). Daraus resultieren mehr oder weniger schmerzhafte Funktionseinschränkungen, die sich weit über das Gelenk hinaus auswirken und ihrerseits neue Schmerzsyndrome und Funktionsstörungen hervorrufen können. Die Analyse des Arthroseschmerzes, der sehr facettenreich ist und bisweilen das Krankheitsgeschehen dominiert, wird im klinischen Teil erfolgen. Charakteristischerweise gibt es keine regelhafte Beziehung zwischen dem Grad von Schmerz und Funktionsstörung auf der einen sowie Art und Ausmaß der pathologisch-anatomischen Veränderungen auf der anderen Seite.

◼ Gelenkknorpel

Knorpelschäden: Einteilung. Knorpelläsionen werden seit Einführung der Arthroskopie nicht nur unter diagnostischen, sondern auch unter prospektiven, die Behandlungsstrategie beeinflussenden Gesichtspunkten festgestellt und bewertet. Die registrierten Grundparameter sind Tiefe, Ausdehnung und Lokalisation des Knorpelschadens. Nach der weit verbreiteten Klassifika-

Tab. 5.1 Synopse wesentlicher pathologisch-anatomischer Veränderungen bei Arthrose

Knorpel:
• Läsionen Grad I–IV nach Outerbridge (Tab. 5.2)
• partiell Reparate aus Faserknorpel

Knochen:
• subchondrale Sklerose
• subchondrale Pseudozysten / Zysten
• Osteophyten
• Deformierung der Artikulationspartner

Gelenkkapsel:
• Begleitsynovitis
• kapselständige und freie Gelenkkörper
• kapsuläre und periartikuläre Ossikel

Menisken, Disken, Labren:
• Degeneration, Ruptur

Bänder:
• Ligamentosen

gelenknahe Sehnenansätze:
• Tendinosen

Muskulatur:
• Hypertonus
• Myogelosen, Verkürzung, Atrophie

Synovia:
• Gelenkerguss (Tab. 4.1)

tion von Outerbridge (1961) werden vier Schweregrade unterschieden (Tab. 5.2). Dabei entspricht Grad I der echten, mit dem Tasthaken feststellbaren Knorpelerweichung (Chondromalazie), bei Grad II und III bestehen Defekte mit gleicher Tiefe

Tab. 5.2 Klassifikation arthroskopisch darstellbarer Knorpelschäden nach Outerbridge (1961)

Grad	Befund	Durch-messer	Lokalisation
I	Erweichung, Oedem	–	initial meist mediale, später laterale Patellafazette; medialer/ lateraler Femurkondyl, interkondylär
II	Fragmentation, Fissurierung	< 7 mm	
III	Fragmentation, Fissurierung	> 7 mm	
IV	Verlust bis auf Knochen	–	

bei unterschiedlicher Größe. Nachteilig ist, dass bei Grad I und IV die Ausdehnung der Veränderungen nicht berücksichtigt wird und dass bei Grad II und III lediglich die Maximalbefunde festgehalten werden. Andere Klassifikationen wie z.B. diejenige nach Ficat et al. (1979) haben andere Nachteile.

Idealerweise sollten für eine aussagekräftige Beschreibung des Knorpelzustands, die auch für Therapiekontrollen verwertbar ist, folgende Gesichtspunkte berücksichtigt sein:

- Sämtliche Läsionen der gesamten Knorpelfläche müssen erfasst werden, nicht nur die am meisten ausgeprägten, und zwar mit getrennter Beurteilung hinsichtlich ihrer Tiefe und Ausdehnung;
- die Tiefendiagnostik muss zwischen Erweichung, oberflächlichen und tiefen Fissuren und ggf. freigelegtem Knochen unterscheiden;
- die Angaben über die Ausdehnung müssen möglichst exakt sein, um Veränderungen im zeitlichen Ablauf zweifelsfrei feststellen zu können;
- die Lokalisation muss genau angegeben werden, was beim Knie die Benennung des Kompartements und des dort jeweils betroffenen Bereichs bedeutet.

Arthroskopisches Bild. Typische arthroskopische Knorpelbefunde bei Arthrose zeigen Abb. 4.**8** und 4.**13**. Ihre Entwicklung und grob-histologische Charakterisierung enthält Abb. 4.**9**; die Bildung von Zellnestern („cluster") in den basalen Knorpelbereichen und die Gefäßeinsprossung aus dem subchondralen Markraum mit Verbreiterung der verkalkten Knorpelschicht lassen sich als Reparaturversuch interpretieren, der im günstigen Fall zu metaplastisch aus Markelementen gebilde-

tem Faserknorpel führt, letztlich aber mit großen Defekten endet (vgl. Abb. 4.**13**–4.**15**). Alternativ kann es aber auch zur Ausbildung einer Knorpelglatze, oberflächennahen Hyperostose und von Pseudozysten kommen (vgl. Abb. 4.**16**, 5.**1**, 5.**2**).

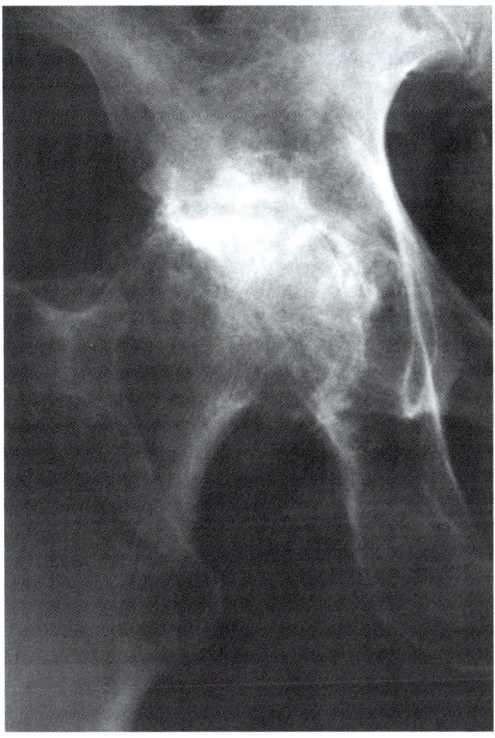

a

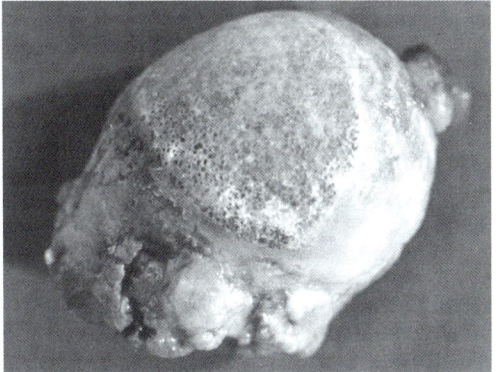

b

Abb. 5.**1** Fortgeschrittene primäre Coxarthrose:
a radiologisch – weitgehender Verlust des Gelenkspalts mit unregelmäßiger Sklerosierung und Zystenbildung
b so genannte Kopfglatze mit hemisphärisch begrenztem vollständigem Knorpelverlust, blankpolierter subchondraler Knochenplatte und Randosteophytose am zugehörigen Operationspräparat.

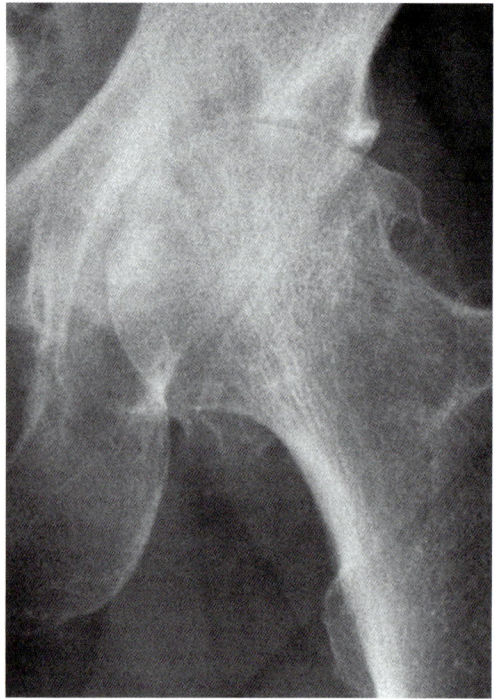

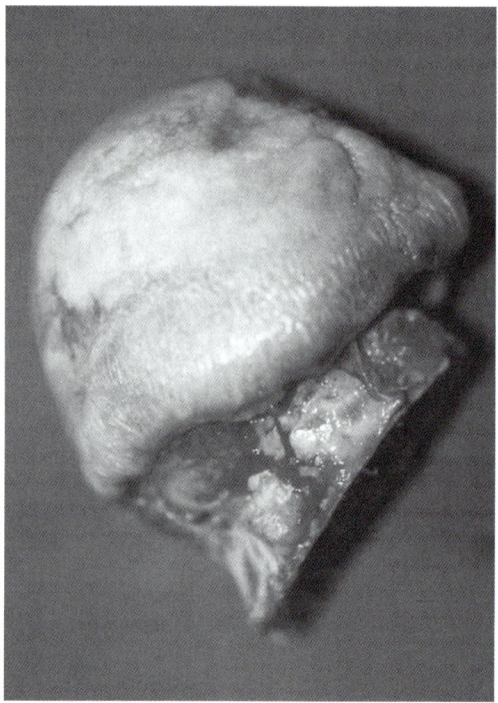

a   b

Abb. 5.2 Mittelgradig fortgeschrittene primäre Coxarthrose:
a radiologisch – zentral akzentuierte Gelenkspaltverschmälerung mit multiplen subchondralen Zysten, mäßiger Sklerose und ausgeprägter Osteophytose
b zugehöriges Operationspräparat.

■ Subchondraler Knochen

Sklerosierung. Während die Knorpelveränderungen letztlich immer destruktiven Charakter haben, findet man am subchondralen Knochen auch ausgedehnte produktive Entwicklungen. Dies gilt jedenfalls für die Sklerosierung und die Osteophytose. Hinsichtlich der *subchondralen Sklerosierung* spielt es keine Rolle, ob man sie als Folge des Verlusts der den Knochen schützenden Knorpellage bzw. als Reaktion auf pathogen erhöhten Gelenkdruck bei Kongruenzstörung auffasst oder aber als Folge subchondraler Mikrofrakturierung, wie bereits bei der Besprechung der formalen Pathogenese ausgeführt wurde (vgl. Abb. 3.**1**, 4.**6**, 4.**8**, 4.**14**, 5.**1**).

Osteophyten. Osteophyten bilden sich mehr oder weniger kranzförmig in den Randbereichen der Artikulationsflächen. Es handelt sich meist um marginale, die Gelenkperipherie einnehmende Knochenneubildungen, aber es gibt auch intraar-

tikuläre Osteophyten, z.B. perifoveal am Hüftkopf und am Rand der knorpelfreien interkondylären Zone des distalen Femur im Kniegelenk (vgl. Abb. 3.**1**, 4.**5**, 4.**14**–4.**16**, 5.**1**–5.**4**). Osteophyten stellen umschriebene reaktive knöcherne Apposi-

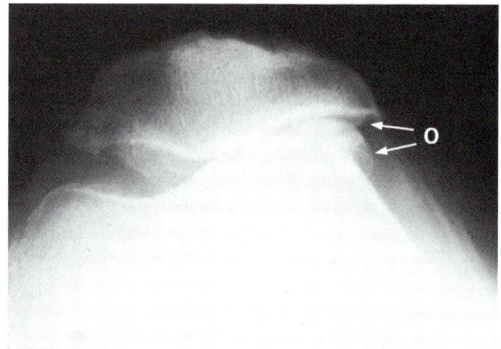

Abb. 5.3 Femoropatellararthrose mit nach lateral subluxierter Kniescheibe: Lateral stark verschmälerter Gelenkspalt mit Osteophyten (0) am Gleitflächenrand.

tionen dar, die sich der Oberfläche des Knorpelrands auflagern und nach operativer Abtragung diesen oft noch deutlich erkennen lassen. Sie tragen einen faserknorpeligen Überzug und haben unterschiedliche Formen. Das Spektrum reicht von spitzen Zacken und Spornen bis zu rundlichen Gebilden, die eine beträchtliche Größe erreichen können (vgl. Abb. 5.**2**, 5.**4**). Ihre Größe hängt nicht nur von der Menge des zur Ossifikation angefallenen Materials ab, sondern auch von der Straffheit des umgebenden Kapselbandapparats mit den hierdurch begrenzten Freiräumen. Das von Osteophyten ausgehende oft überschätzte Störpotential beruht auf der Größe und Lokalisation des Osteophyten innerhalb des Gelenks und auf der vorgegebenen Straffheit der Gelenkführung. Besonders bei bewegungsabhängigen Verschiebungen unter den Seitenbändern des Kniegelenks kann sich eine schmerzhafte Bewegungshemmung entwickeln; diese ist deshalb so unan-

genehm, weil sie, einmal in Gang gekommen, sich hartnäckig wiederholt und vom Patienten nicht vermieden werden kann.

Die Osteophytose kann derartige Ausmaße annehmen, dass eine *Deformierung eines oder mehrerer Gelenkkörper* resultiert, so dass es zum **Malalignment** kommt (Abb. 5.**4**). Diese Deformierungen können aber auch die Folge von umschriebenem Knochenabbau sein. Die biomechanischen Konsequenzen sind in beiden Fällen prinzipiell gleich: Die pathologisch veränderte Gelenkarchitektur bewirkt ab einem gewissen Ausmaß eine signifikante Dezentrierung und Destabilisierung des Gelenks ohne oder mit Achsenabweichung. Dies bedeutet eine weitere Beschleunigung des Arthroseverlaufs.

Zysten. So genannte *subchondrale Knochenzysten* haben den Verlust corticalisbedeckender Knorpelabschnitte zur Voraussetzung (vgl. Abb. 3.**1**, 4.**16**, 5.**2**). Auf dieser Basis kann eine zunächst oberflächliche Knochennekrose entstehen, aus der sich später ein Einbruch der Knochenschlusslamelle und eine Mikrofrakturierung subchondraler Trabekel entwickelt (Meachim 1980). Nekrotische Knochenanteile und Granulationsgewebe akkumulieren herdförmig und bilden Detritus- oder Geröllzysten, die anfänglich eine offene Verbindung zwischen Gelenkhöhle und Markraum darstellen und deshalb besser Pseudozysten genannt werden. Sie kommen unvermeidbar mit durch Zytokine und Proteasen angereicherter Synovialflüssigkeit in Verbindung. Es kann zum Verschluss durch Kallus kommen (Sokoloff 1969), so dass geschlossene „echte" subchondrale Zysten entstehen, die in der Regel scharf begrenzt sind und oft sklerotische Wände besitzen. Obwohl die klinische Bedeutung der subchondralen Knochenzysten nicht ganz klar ist, treten sie erfahrungsgemäß in weiter fortgeschrittenen Krankheitsstadien auf und sind oft mit anhaltenden und medikamentös schwer beeinflussbaren Schmerzen vom Typ des dumpfen Knochenschmerzes verbunden.

■ Gelenkkapsel

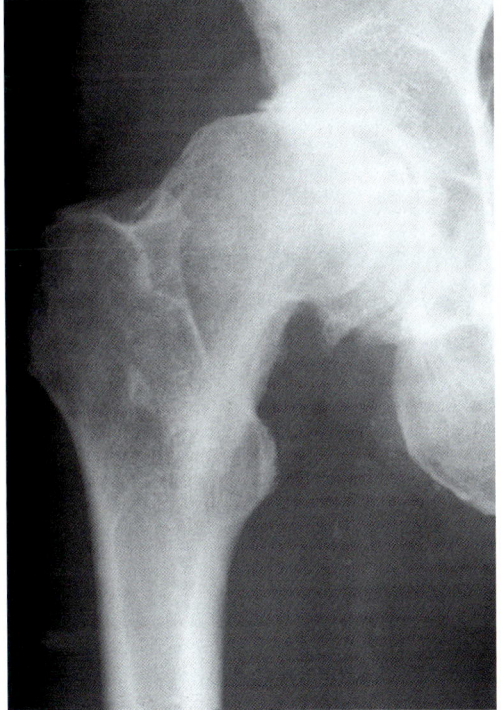

Abb. 5.**4** Fortgeschrittene primäre Coxarthrose: Durch die ungewöhnlich starke, den Femurkopf nach lateral subluxierende Osteophytose, die teils vom Pfannenboden (double fond), teils vom Femurkopf (capital drop) ausgeht, entsteht eine Gelenkfehlstellung (Malalignment).

Synovitis. Die obligate Begleitsynovitis wird auch Detritussynovitis genannt, da man kleinste Knorpel- und Knochensequester in der Synovialis findet, die von Rundzellen und mehrkernigen Riesenzellen abgebaut werden (Mohr 1984). Dabei kommt es zu vermehrter Fibrinexsudation. Im Gegensatz zu anderen Synovitisformen stehen Leukozyten-, Lymphozyten- und Plasmazellinfiltrate hier nicht im Vordergrund. Nach Abklingen der akuten Phase entwickeln sich umschriebene Vernarbungen mit Verklumpung und Verdickung der Kapseloberfläche (villöse Hyperplasie). In den Kapseltaschen kann sich ein Pannusgewebe entwickeln und den Knorpel vom Rand aus überziehen. Im Gegensatz zur rheumatoiden Arthritis ist die Kapselentzündung insgesamt weniger inten-

siv, und die Synovialis verhält sich bei weitem nicht so aggressiv gegenüber Knorpel und den übrigen Binnenstrukturen. Nach wiederholten Entzündungsschüben, die mit Gelenkergüssen und akutem Schmerz einhergehen, nimmt der Anteil straffen Bindegewebes zu, die Kapsel wird derber und verliert ihre Elastizität. Die Synovialis bleibt in Spätphasen verdickt, verliert ihren Glanz und nimmt eine bräunliche Farbe an (Abb. 5.5). Diese Kapselveränderungen bewirken in Verbindung mit der meist schon vorhandenen Muskelverkürzung eine kaum mehr überwindbare Bewegungseinschränkung.

Gelenkkörper. Wenn in die Gelenkhöhle geratene Knorpel- und Knochenpartikel nicht in die Synovialis integriert und abgebaut werden, können sie sich durch oberflächliche Proliferation vergrößern und als *freie Gelenkkörper* persistieren (Abb. 5.5). Man findet sie oft in großer Zahl, stecknadelkopf- bis erbsengroß, mit glatter Oberfläche, frei oder mit der Kapseloberfläche verbunden. Wegen ihrer Kleinheit fallen sie meistens kli-

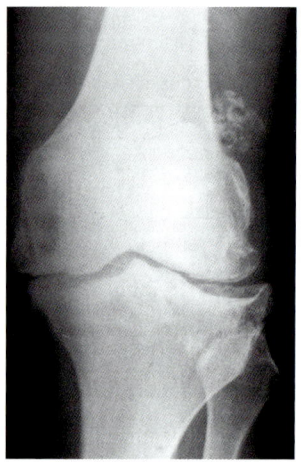

a

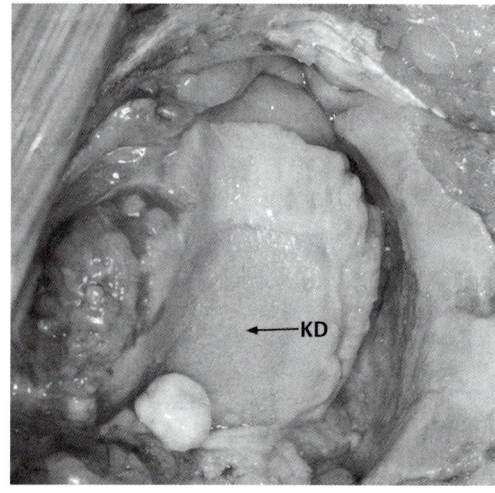

b

Abb. 5.5 Fortgeschrittene Varus-Gonarthrose mit freien Gelenkkörpern:
a Röntgenbefund.
b intraoperativ – unregelmäßig zerklüftete Knorpeldecke mit großem zentralem Defekt (KD), haselnussgroßer freier Gelenkkörper, chronische Entzündung der Gelenkkapsel.

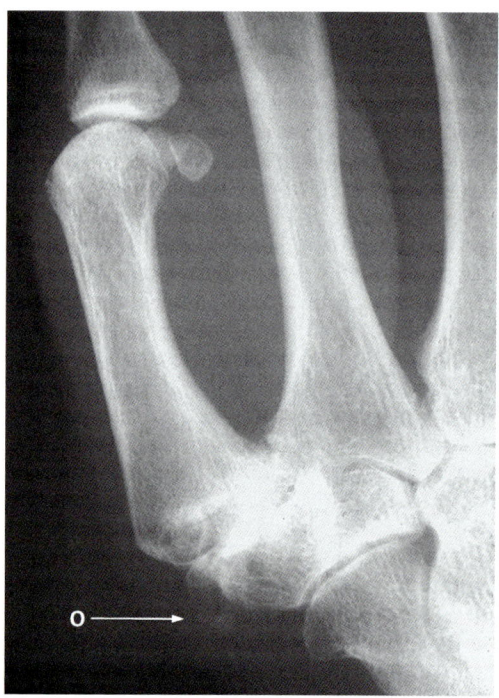

Abb. 5.6 Rhizarthrose mit weitgehender Gelenkspaltaufhebung, subchondraler Sklerosierung, Osteophytose und Ossikelbildung (0) im Trapeziometacarpale I-Gelenk.

nisch nicht auf. Da sie in der Mehrzahl nicht ossifiziert sind, entziehen sie sich oft dem radiologischen Nachweis. Die Gelenkkörper können im synovialen Milieu wachsen, durchaus Pflaumenkerngröße erreichen und jederzeit Einklemmungserscheinungen verursachen. Kommt es zur sekundären Verkalkung, können sie nach Erreichen einer Mindestgröße auf der einfachen Röntgenaufnahme erkannt werden, sofern sie nicht durch Knochen optisch überlagert sind. Es können sich auch Gelenkkörper innerhalb der Kapsel und perikapsulär bilden und ossifizieren; diese so genannten Ossikel kommen besonders oft an den interphalangealen Fingergelenken und dem Daumensattelgelenk vor (Abb. 5.**6**). Wenn auch gelenknahe Sehnenansätze ossifiziert sind, ist dies definitionsgemäß nicht mehr Teil der Arthrose, sondern kann eventuell Beschwerden im Sinn einer so genannten Periarthrose verursachen, die immer sorgfältig differentialdiagnostisch aufgearbeitet werden muss. Periarthrosen spielen besonders an Schulter, Hüfte und Knie eine Rolle und werden in den entsprechenden Kapiteln berücksichtigt.

■ Übrige Gelenkstrukturen

Regressive Veränderungen. *Menisken, Labren und Disken* erfahren als wichtige artikuläre Hilfsstrukturen ebenfalls regressive Veränderungen. Sie präsentieren sich im ungünstigsten Fall als Rupturen, denen mehr oder weniger starke degenerative Veränderungen vorausgehen. Letztere machen nur selten Beschwerden und sind inzwischen relativ gut kernspintomographisch fassbar.

Rupturen können erhebliche, oft einklemmungsartige Beschwerden verursachen; da nicht immer klar ist, ob z.B. ein Meniskusriss solitär oder gemeinsam mit einer Arthrose des Kniegelenks vorliegt, kommt es zu einer Überlagerung der klinischen Symptomatik, was zu differentialdiagnostischen Schwierigkeiten führen kann. Meniskusdefekte jeglicher Herkunft, auch als Zustände nach partieller oder totaler Resektion, sind als Präarthrosen anzusehen.

Bänder und *gelenknahe Sehnenansätze* entwickeln oft so genannte Ligamentosen und Tendinosen, die zeitweise das klinische Bild beherrschen. Pathologisch-anatomisch weisen sie jedoch abgesehen von minimalen entzündlichen und degenerativen Veränderungen keine Besonderheiten auf. Da sie vielfach unabhängig von Arthrosen vorkommen und die pathologisch-anatomische und bildgebende Diagnostik nahezu unergiebig ist, sind hier sorgfältige Anamnese und klinische Untersuchung von besonderer Wichtigkeit.

Muskelschäden. Die auf das arthrotisch erkrankte Gelenk einwirkende *Muskulatur* wird reflektorisch hypertonisiert, kann im weiteren Verlauf Myogelosen entwickeln und verfällt langfristig der Verkürzung und Atrophie. Diese Veränderungen haben unter pathologisch-anatomischen Gesichtspunkten keine große Bedeutung, sind aber unter klinischem Aspekt umso wichtiger.

Gelenkerguss. Die arthrosetypischen Veränderungen der Synovialflüssigkeit – besser: die Befunde beim arthrosebegleitenden *Gelenkerguss* – wurden in Tab. 4.**1** aufgeführt.

6 Diagnostik

6 Diagnostik

Das Wichtigste in Kürze

◆ Grundpfeiler der Arthrosediagnostik sind Anamnese, klinischer Befund und Röntgenbild. Andere bildgebende Verfahren sind nur für die immer schwierige Frühdiagnose und, ebenso wie Laboruntersuchungen, für differerenzialdiagnostische Zweifelsfälle reserviert.

◆ Die Anamnese ist von einem typischen Schmerzprofil und von wachsenden Funktionsstörungen geprägt. Meist veranlasst Schmerz den ersten Arztkontakt, weil er den Patienten mehr beeindruckt als die beginnenden funktionellen Einschränkungen im Alltag.

◆ Der klinische Befund kann initial unauffällig sein. Später zeigt er eine schmerzhafte Einschränkung der Beweglichkeit, vermehrte Krepitation und variable, „sterile" Entzündungszeichen an der Gelenkkapsel. Begleitend finden sich immer schmerzhafte Muskelverspannungen, Muskelverhärtungen und schließlich eine Muskelatrophie. Oft kommen periartikuläre Tendinosen, Ligamentosen und Meniskopathien hinzu. Langfristig entwickeln sich Kontrakturen, die Nachbargelenke und Wirbelsäule schädigen können.

◆ Der Röntgenbefund ist durch kontinuierliche Gelenkspaltverschmälerung als Zeichen des Knorpelverlusts charakterisiert. Weitere typische Merkmale sind Osteophytose, subchondrale Sklerosierung und Zysten/Pseudozyten. Langfristig können grobe Deformierungen der Gelenkkontur mit nachfolgendem Verlust des Alignments auftreten. Oft sieht man umschriebene intra- und paraartikuläre Ossifikate, die als freie oder kapselständige Gelenkkörper Einklemmungen verursachen können. Bei Sekundärarthrosen lässt sich die zugrunde liegende präarthrotische Deformität oft erkennen. Eine rein radiologische Einteilung der Arthrosen nach Schweregraden ist möglich und wird nach den Vorschlägen von Kellgren und Lawrence vor allem für epidemiologische Zwecke eingesetzt.

◆ Der Gesamtverlauf der manifesten Arthrose ist phasenhaft mit langsam progredienter Verschlechterung. Typisch sind initial Steifigkeitsgefühl, vorzeitige Ermüdung und „Einlaufschmerz", oft ohne objektiven klinischen oder positiven Röntgenbefund. Später folgen episodisch auftretende akute Verschlechterungen mit entzündungsartigen Lokalsymptomen (aktivierte Arthrose), wieder unterbrochen von stummen Phasen (latente Arthrose). Schließlich dominieren Dauerschmerz und erhebliche Funktionseinbuße (dekompensierte Arthrose).

◆ Die Korrelation zwischen radiologischem Befund einerseits sowie Schmerzgrad und objektiv-klinischem Befund andererseits ist ausgesprochen schlecht. Eine auf gemeinsamer Basis aufgebaute Primär- und Verlaufsdiagnostik ist deshalb schwierig. Nimmt man den typischen phasenhaften klinischen Verlauf hinzu, ist eine Stadieneinteilung der Arthrose in Schweregrade unter gleichzeitiger Berücksichtigung klinischer und radiologischer Kriterien unmöglich. Es gibt lediglich für einzelne Gelenke ausgearbeitete Scores, die in erster Linie für Verlaufsbeurteilungen nach therapeutischen Maßnahmen gedacht sind.

■ Ziele und Methoden

Ziele. Die Diagnostik hat hautpsächlich das Ziel, das Vorliegen einer Arthrose eindeutig nachzuweisen oder auszuschließen. Je erfolgreicher diagnostiziert wird, umso präziser kann behandelt werden, und je früher angemessen behandelt wird, umso größer ist die Aussicht auf Besserung. Heilung im Sinne von Restitutio ad integrum ist allerdings auch unter günstigsten Voraussetzungen leider nicht möglich. Weitere Ziele einer Diagnostik können sein: Verlaufskontrolle, prognostische Aussagen, gutachterliche Beurteilungen und epidemiologische Fragestellungen.

Methoden. Grundpfeiler der *diagnostischen Praxis* bei Arthosen sind Anamnese, klinische Untersuchung, die Untersuchung mit bildgebenden Verfahren und, in beschränktem Umfang, Laboruntersuchungen. Keine dieser Methoden ist für sich allein in der Lage, ein differentialdiagnostisch abgesichertes Ergebnis oder einen individuell optimalen Therapievorschlag zu liefern. Anamnese und klinische Diagnostik allein wären zu unspezifisch, bei einem radiologischen Screening würden bisweilen differentialdiagnostische Schwierigkeiten entstehen und mit Sicherheit zahlreiche nicht behandlungsbedürftige Arthrosen erfasst; und Laborwerte sind fast nur für differentialdiagnostische Ausschlüsse verwertbar, nicht aber für die Grunddiagnose.

Aber auch die Überprüfung von spontanen Krankheitsverläufen und von Therapieerfolgen erfordert diagnostischen Aufwand. Gleiches gilt für die Einschätzung der verbliebenen Leistungsfähigkeit eines Arthrosekranken und die Beurteilung kausaler Zusammenhänge zwischen einem geltend gemachten schädigenden Einfluss und einer gegebenen Arthrose. Speziell für Verlaufsbeurteilungen und Erfolgskontrollen wurden Messinstrumente in Form von Scores, Bewertungsschemata und Klassifikationen entwickelt, die von Krämer et al. (1993) zusammengestellt und in jüngster Zeit ergänzt und erweitert wurden.

■ Anamnese

Schmerz. Eine gut erhobene Anamnese liefert wichtige, oft sogar die entscheidenden Hinweise auf das Vorliegen einer Arthrose. Sie wird sich zunächst auf jenes Symptom konzentrieren, das den Patienten in der Regel am meisten stört und zum Arzt führt, nämlich den Schmerz. Dieser wird fast immer als bewegungsabhängig auftretend geschildert, seine Stärke hänge von Intensität und Dauer der Bewegung oder Belastung ab, danach verschwinde er mit einer gewissen Verzögerung und trete bei erneuter Exposition wiederum in gleicher Weise auf. Im frühen Erkrankungsstadium werden Schmerzen nur nach außerordentlicher und ungewohnter Belastung angegeben, unter Umständen in der darauf folgenden Nacht oder am nächsten Morgen beginnend und kombiniert mit einem ungewohnten Steifigkeits- und Überwärmungsgefühl in den betroffenen Gelenken. Wird zur gewohnten Alltagsbelastung zurückgekehrt, tritt wieder Beschwerdefreiheit ein, die so lange andauern kann, dass die erste schmerzhafte Episode wieder in Vergessenheit gerät. Erst nach Wochen oder Monaten kann sich bei entsprechendem Anlass das Beschwerdebild wiederholen. Allmählich entwickelt sich ein sehr arthrosetypischer Anlauf- oder Einlaufschmerz, gefolgt von einer schmerzfreien Phase, die aber nach Erreichen der Belastbarkeitsgrenze wieder beendet wird. In Spätstadien kann sich ein Dauerschmerz entwickeln, der schließlich die Nachtruhe stören und regelmäßig unterbrechen oder sogar aufheben kann.

Es ist zu beachten, dass der Schmerz nicht unbedingt im erkrankten Gelenk selbst empfunden wird. So kommt es beispielsweise oft zum Oberschenkel- oder Knieschmerz bei Coxarthrose. Erfragt werden sollte auch, welche äußeren Umstände schmerzverstärkend bzw. -lindernd wirken, weil so beurteilt werden kann, ob es sich um einen kapsulären, myogenen oder Knochenschmerz handelt. Der Kapselschmerz geht gewöhnlich mit einer lokalen Entzündungssymptomatik einher und reagiert günstig auf Kühlung und Antiphlogistika, der Muskelschmerz wird diffuser lokalisiert und durch Wärme gemindert, osteogener Schmerz ist unangenehm bohrend und lässt sich nur durch analgetische Maßnahmen beeinflussen, was nicht immer zufriedenstellend gelingt. Zur Schmerzquantifizierung kann eine visuelle Analogskala (VAS) benutzt werden.

Störungen und Einschränkungen. Funktionsstörungen, die ebenfalls genau erfragt werden müssen, treten gewöhnlich erst etwas später auf. Sie werden je nach Art und Ausprägung zwar als mehr oder weniger lästig empfunden, aber im Gegensatz zum Schmerz doch oft erstaunlich lange vom Patienten toleriert. Nicht das initiale Steifigkeitsgefühl und die leichte Einschränkung der Beweglichkeit, sondern der auf einfache Hausmittel nicht reagierende Schmerz veranlasst meist den ersten Arztbesuch. Dennoch sollte genau eruiert werden, ob und ggf. welche Störungen und Behinderungen in Alltag, Sport und Beruf vorliegen und ggf. welche Einschränkungen deshalb bereits erzwungen oder bewusst in Kauf genommen werden. Es interessiert auch, ob bereits orthopädische Hilfsmittel eingesetzt worden sind und ggf., mit welchem Erfolg. Die Erfragung der maximal möglichen Gehstrecke bzw. Gehzeit und des Medikamentenkonsums stellt die Beurteilung des Krankheitsstadiums auf eine solide Basis und erleichtert die für eine optimal angepasste Therapie notwendigen Entscheidungen.

Symptomatik. Unter den sonstigen Symptomen rangiert in den früheren Krankheitsstadien aus Patientensicht oft eine abnorme und ihn erschreckende Geräuschbildung im betroffenen Gelenk an erster Stelle Es wird auch oft berichtet, dass es in gewissen Abständen zu Schwellung und Überwärmung des Gelenks komme, oft verbunden mit einem unangenehmen Spannungsgefühl. Insgesamt reagiere das Gelenk empfindlicher gegenüber Bagatelltraumen, Nässe und Kälte. Es fühle sich oft steif an und neige dazu, plötzlich zu versagen, wie bei akuter Lähmung oder Blockierung. Die gesamte Symptomatik wird als schubweise verlaufend mit genereller Tendenz zur Verschlechterung, aber auch längeren Phasen des relativen Wohlbefindens geschildert. Allgemeine Krankheitssymptome werden nie angegeben.

Spezielle Anamnese. Bei der Erhebung der Allgemein- und Familienanamnese kommt es darauf an, Erkrankungen und Traumen zu erfragen, die möglicherweise Residuen hinterlassen haben, die als präarthrotische Deformitäten oder Funktionsstörungen zu werten sind und Sekundärarthrosen nach sich ziehen können. Nicht selten eruierbare familiäre Belastungen mit gehäuften Früharthrosen, Polyarthrose und auf Gendefekten beruhenden Arthropathien helfen besonders bei der ätiologischen Aufklärung primärer Arthrosen.

Eine Zusammenfassung der anamnestisch relevanten Kriterien enthält Tab. 6.1. Sie soll zu einer zielgerichteten, vollständigen und rationellen Erhebung der Vorgeschichte beitragen.

Tab. 6.1 Arthrosespezifische anamnestische Kriterien

Schmerz:
- Anlaufschmerz, Schmerzpause, neuer Schmerz
- regelmäßiger Bewegungs-/Belastungsschmerz
- Dauer-/Nachtschmerz
- Analgetikabedarf
- Ansprechen auf schmerzlindernde Maßnahmen

Funktionseinbußen:
- Steifigkeitsgefühl
- Abnahme der Beweglichkeit
- Einschränkungen im Alltag (z.B. maximale Gehstrecke/-zeit)
- Einschränkungen/Aufgabe von Beruf, Sport
- orthopädischer Hilfsmittelbedarf

sonstige Symptome:
- Krepitation
- intermittierende lokale Entzündungszeichen
- erhöhte Empfindlichkeit gegen Bagatelltraumen, Kälte, Nässe
- schubweise progredienter Verlauf
- keine allgemeinen Krankheitssymptome

Anamnese:
- präarthrotisch wirksame Erkrankungen/Traumen
- vererbbare Gelenkerkrankungen (z.B. Hüftdysplasie, genetisch determinierte Arthropathien), Polyarthrose, gehäuft Früharthrosen in der Familie)

Tab. 6.2 Klinischer Untersuchungsgang

Allgemeinbefund:
- Geschlecht
- Alter
- Körperbautyp
- Größe, Gewicht, BMI
- Familienstand, Beruf
- Alltags- und Freizeitaktivitäten
- Allgemein- und Trainingszustand
- aktuelle mentale Verfassung

Inspektion:
- Deformitäten, Achsenabweichungen
- äußere Entzündungszeichen
- Muskelatrophie (Umfangsmessungen)
- Narben
- Kontrakturen
- Beinlängendifferenz (Längenmessungen)
- orientierend: Wirbelsäule

Palpation:
- Gelenkkapsel (Dicke, Konsistenz, Überwärmung, Druckempfindlichkeit, Ergußzeichen)
- Bänder (Ligamentosen)
- Muskulatur (Tonus, Myogelosen)
- Sehnenansätze (Tendinosen)
- gelenknahe Schleimbeutel (Entzündungszeichen)

Bewegungsuntersuchung:
- Bewegungsumfang (Neutralnullmethode)
- Kontrakturen mit Folgezuständen
- Bewegungsschmerz
- Krepitation

Spezielle Funktionstests:
- ligamentäre Stabilität
- Luxationssicherheit
- Meniskusdiagnostik
- Ganganalyse
- gelenkspezifische Tests

Bilddokumentation

■ Klinische Untersuchung

Der klinische Untersuchungsgang, der in Tab. 6.**2** in Kurzform aufgelistet ist, umfasst die Erhebung allgemeiner diagnoserelevanter Daten, den Sicht- und Tastbefund, die Bewegungsuntersuchung und spezielle Funktionsprüfungen.

Allgemeinbefund. In den *Allgemeinbefund* gehören Basisdaten wie Geschlecht, Alter und Körperbautyp, ferner Größe und Gewicht mit Angabe des BMI. Die schwer substanziierbare Beschreibung des Allgemeinzustands sollte unbedingt eine kurze Charakterisierung des körperlichen Trainingszustands enthalten. Daten zum psychosozialen Status mit Angaben zu Familienstand, Beruf, Freizeitaktivitäten und aktueller mentaler Verfassung erleichtern Verständnis und Würdigung der erhobenen Befunde, besonders unter dem Aspekt therapeutischer Entscheidungen. Ebenso zu erfassen sind diagnose- und therapierelevante Zweitkrankheiten, was grundsätzlich eine orientierende Ganzkörperuntersuchung und eine Schwerpunktuntersuchung der gesamten betroffenen Gliedmaßen mit angrenzender Wirbelsäule erfordert.

Inspektion. Es folgt die Untersuchung durch *Inspektion*. Dabei wird auf Deformitäten einschließlich Achsenabweichungen, äußere Entzündungszeichen, Muskelminderung und Narben geachtet (Abb. 6.**1**). Ebenfalls registriert werden Kontrakturen und einseitige Beinverkürzungen mitsamt ihren Auswirkungen auf Nachbargelenke, Rücken, Standfestigkeit und Gangbild. Die bei der Inspektion gewonnenen Eindrücke werden durch die Messung von Umfängen und Beinlängen objektiviert.

Palpation. Die Untersuchung durch Palpation konzentriert sich zunächst auf das Gelenk. Ertastet werden Konsistenz und eventuelle Druckempfindlichkeit der Gelenkkapsel. Gleichzeitig wird ein möglicher Temperatursprung zur Umgebung infolge lokaler Überwärmung registriert. Durch gelenkabhängig spezielle Palpationstechniken werden Ergüsse festgestellt; das Ballottement oberflächlich gelegener Gelenke lässt sich bei etwas Geduld und Übung im allgemeinen leicht erfassen wie beispielsweise beim Phänomen der „tanzenden Patella" beim Kniegelenkerguss (Abb. 6.**2**). Es wird auch festgestellt, ob eine Erhöhung des periartikulären Muskeltonus und

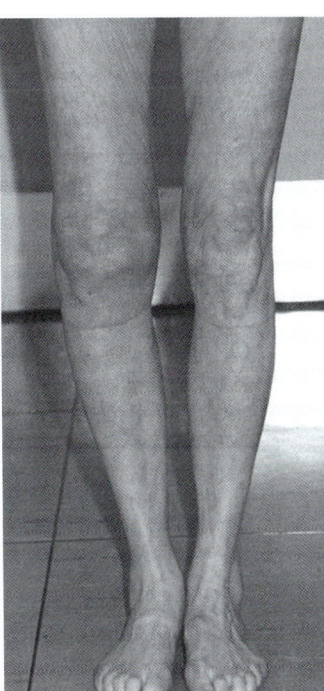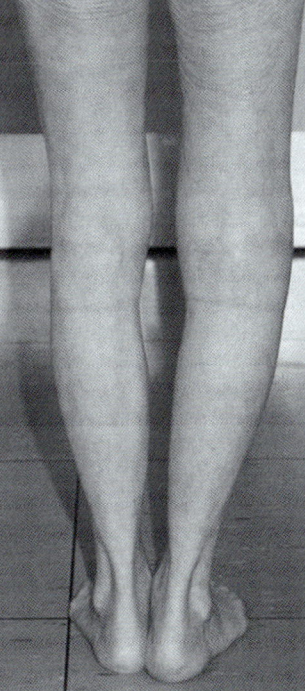

Abb. 6.**1** Befunddokumentation bei rechtsseitiger Gonarthrose: Gelenkverdickung, O-förmige Abweichung der Beinachse, endgradiges Streckdefizit, leichte Muskelminderung am Oberschenkel.

umschriebene Muskelverhärtungen (Myogelosen) vorliegen und ob es Hinweise auf Ligamentosen und gelenknahe Tendinosen gibt; letztere fallen durch reproduzierbaren Druck- und Dehnschmerz in ihrem jeweiligen Ansatzgebiet und eine begleitende Reizsymptomatik der vorgeschalteten Muskulatur auf.

Bewegungsuntersuchung. Die Bewegungsuntersuchung der Gelenke stellt einen zentralen Teil der klinischen Befunderhebung dar. Zunächst wird der Bewegungsumfang in allen definierten Richtungen festgestellt. Der Erfahrene kann dies mit reproduzierbar hoher Genauigkeit ohne Verwendung eines Winkelmessers tun, dessen Einsatz nicht nur zeitaufwendig ist, sondern auch eine Pseudogenauigkeit vortäuscht. Die Schätz- oder Messwerte werden nach der Neutral-Null-Methode angegeben; dies bedeutet, dass sämtliche Gelenke in der Neutralposition (so genannte Paradestellung) den Winkelwert 0 einnehmen. Bei einem Streckdefizit wird von Beugekontraktur gesprochen, Streckkontraktur bedeutet störendes Beugedefizit; Adduktionskontraktur im Hüftgelenk ist die Unfähigkeit, über die Neutrale in die Abspreizstellung zu gelangen. Funktionell sehr ungünstig sind beispielsweise Beugekontrakturen an Knie und Hüfte, weil sie eine virtuelle Beinverkürzung bewirken, die wiederum eine Seitausbiegung der Lendenwirbelsäule im Stand nach sich zieht, die zur verkürzten Seite konvex verläuft. Die umgekehrte Wirkung auf die Wirbelsäule hat eine Adduktionskontraktur der Hüfte, weil sie zur Aufrechterhaltung eines stabilen Stands und Gangs einen Längenausgleich unter Inkaufnahme einer skoliotischen Fehlhaltung der Lendenwirbelsäule erfordert (Abb. 6.3). Aus funktioneller Sicht sind weiterhin besonders ungünstig die kombinierte Adduktions-Außenrotationskontraktur der Schulter, die Streckkontraktur des Ellenbogengelenks und der mit Adduktions-Supinationsfehlstellung kombinierte Spitzfuß (Klumpfußdeformität).

Bei der üblicherweise passiven, d.h. von der Hand des Untersuchers geführten Bewegungsuntersuchung kommt es auch auf die Beurteilung von Gelenkgeräuschen an, die harmlos oder arthrosespezifisch sein können. Besonders das Kniegelenk neigt zu Krepitationen, deren Wertigkeit nur in Verbindung mit weiteren Befunden zutreffend eingeschätzt werden kann. Es wird auch geprüft, ob und ggf. in welchen Positionen ein Bewegungsschmerz ausgelöst werden kann und welcher Gelenkstruktur er ggf. zuzuordnen ist.

Funktionstests. Ergänzend werden spezielle Funktionstests vorgenommen. Diese dienen der Prüfung der ligamentären Stabilität besonders an Knie, oberem Sprunggelenk und Schulter. Am Knie ist eine manuelle Meniskusdiagnostik und eine Beurteilung des Femoropatellargelenks hinsichtlich Reizsymptomatik und Sicherheit der Patellaführung erforderlich; bei der Prüfung des

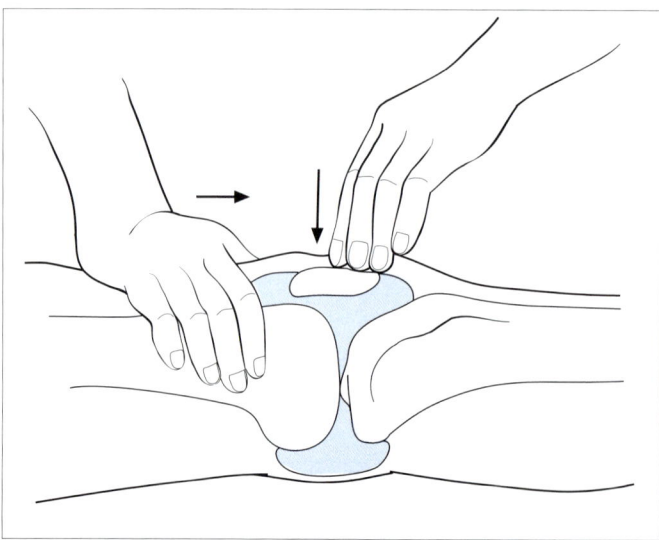

Abb. 6.2 Prinzip der „tanzenden Patella": Durch Kompression des oberen Gelenkrezessus hebt die Patella zur Streckseite hin ab, so dass mit den Fingern der li. Hand mittels Gegendruck ein Ballottement mit Anschlag der Kniescheibe gegen die Oberschenkelkondylen ausgelöst werden kann.

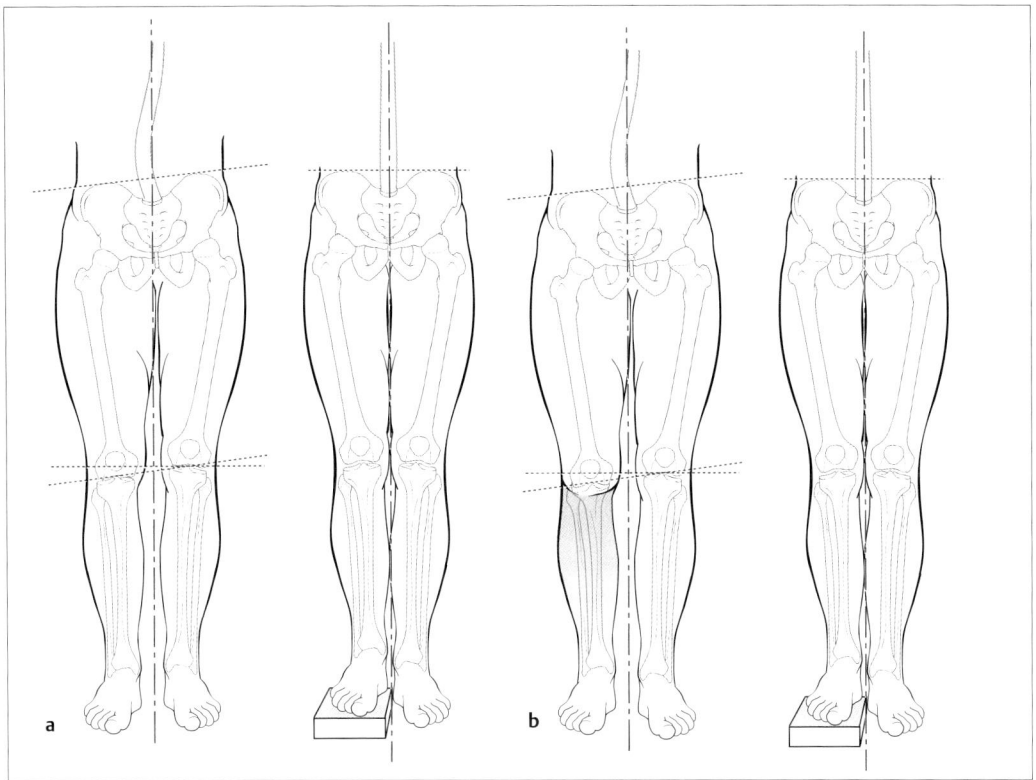

Abb. 6.3 Einseitige Beinverkürzung mit zwangsweiser kompensatorischer Seitausbiegung der Lendenwirbelsäule

a anatomische Verkürzung des re. Beins im Unterschenkel und Korrektur durch mechanischen Längenausgleich

b scheinbare Verkürzung des re. Beins infolge Beugefehlstellung im Knie oder/und Hüftgelenk, verursacht durch eine Streckhemmung (= Beugekontraktur) dieser Gelenke; sie kann symptomatisch ebenfalls durch mechanischen Längenausgleich kompensiert werden, wird aber besser durch Beseitigung der Kontrakturen behandelt

Zohlen-Zeichens wird durch Anspannung der Oberschenkelstreckmuskeln ein Anpressdruck zwischen fixierter Kniescheibe und Femurrolle bei gestrecktem Knie erzeugt, bei Schmerzangabe ist das Zeichen positiv. Am Glenohumeralgelenk wird die Luxationssicherheit der Schulter durch manuelle Provokation getestet. Weitere Funktionsprüfungen vor allem an Schulter und Hand sowie die Beurteilung von Gangstörungen werden in den folgenden Spezialkapiteln dargestellt.

Zusatzuntersuchungen. Wichtige ergänzende Informationen können sich aus der unbedingt erforderlichen Mituntersuchung der Wirbelsäule und nicht unmittelbar betroffenen Gelenke ergeben. Auch die Zeichen unerwünschter Medika-mentenwirkung – etwa bei einer Langzeittherapie mit Glukokortikoiden – sollten festgehalten werden. Es empfiehlt sich, maßgebliche, optisch auffallende Befunde und Funktionsstörungen nach Möglichkeit fotografisch zu dokumentieren (vgl. Abb. 6.**1**).

Nach Beendigung der körperlichen Untersuchung muss entschieden werden, ob und ggf. welche Zusatzuntersuchungen erforderlich sind. Bei der Erstuntersuchung und vor einer anstehenden eingreifenden Behandlungsmaßnahme sowie bei Begutachtung ist in der Regel eine ergänzende bildgebende Diagnostik erforderlich – meist zwei Röntgenaufnahmen in zwei senkrecht aufeinanderstehenden Ebenen. Laboruntersuchungen bleiben Zweifelsfällen vorbehalten.

■ Bildgebende Diagnostik

Techniken. Wenn beim ersten Patientenkontakt bereits längere Zeit Beschwerden bestehen, reichen Schmerzanamnese und klinische Funktionsdiagnostik in Verbindung mit biographischen Daten gewöhnlich aus, das Vorliegen einer Arthrose wahrscheinlich zu machen. Die Sicherung der Diagnose erfolgt dann durch ergänzende Röntgenaufnahmen, die im positiven Falle die Zeichen des Knorpelverlusts und der knöchernen Reaktionen ergeben. Wesentlich schwieriger ist jedoch die Frühdiagnostik, wenn zwar eine verdächtige Schmerzanamnese erhoben werden kann, der klinische Befund jedoch mäßig und unspezifisch ist und das Röntgenbild keine krankhaften Veränderungen zeigt. Die Frühdiagnose von Arthrosen ist, selbst bei Einsatz weiterer bildgebender Verfahren und sonstiger diagnostischer Mittel ausgesprochen schwierig. Dennoch zeigt die praktische Erfahrung, dass für die Routinediagnostik, Therapieplanung und Verlaufskontrolle in den meisten Fällen die Verbindung klinischer Daten mit dem einfachen Röntgenbefund ausreichend ist. CT, MRT, Sonographie und Knochenszintigraphie sind nur unter besonderen Voraussetzungen indiziert. Es gibt so gut wie keine Indikation für eine invasive Diagnostik. Die Röntgenuntersuchung stellt bei Arthrosen nach wie vor den Goldstandard der bildgebenden Diagnostik dar.

Röntgenuntersuchung

Sie dient nicht nur der Primärdiagnostik und Verlaufsbeurteilung, sondern vermittelt dem Erfahrenen auch wesentliche Aussagen zur biomechanischen Gesamtsituation des erkrankten Gelenks (vgl. Tab. 6.**3**).

Rahmenbedingungen. Um zu verwertbaren Aussagen zu kommen, müssen die Aufnahmen unter standardisierten Bedingungen jeweils orthograd in wenigstens zwei Ebenen angefertigt werden. Fehlprojektionen können zu schweren diagnostischen Irrtümern führen. Seitenvergleichende Aufnahmen und spezielle „gehaltene" Funktionsaufnahmen können je nach Fragestellung notwendig werden. Am Becken kann es zur Vermeidung von Abbildungslücken in diagnostisch wichtigen Bereichen ausnahmsweise notwendig sein, die Bleiauflage zum Strahlenschutz zu modifizieren oder auf sie zu verzichten, was im Einzelfall schriftlich

Tab. 6.3 Aufgaben der Röntgendiagnostik bei Arthrosen

Primärdiagnostik:
- Diagnosesicherung durch typische Röntgenzeichen (Abb. 3.1)
- Stadieneinteilung (Tab. 3.1)
- Aufdeckung präarthrotischer Deformitäten

Verlaufsbeurteilung:
- Entwicklung etablierter Arthrosezeichen
- Beurteilung nach endoprothetischer Versorgung

Beurteilung unter biomechanischen Aspekten:
- Gelenkgeometrie
- Koaptation der Gelenkkörper
- sog. Gelenkkongruenz

zu vermerken ist. Es ist aus sachlichen und juristischen Gründen zwingend, dass die Beurteilung der Röntgenaufnahmen durch den behandelnden Arzt selbst erfolgt.

Die auch in Abb. 3.**1** dargestellten typischen Röntgenzeichen sind:
- Verschmälerung des so genannten Gelenkspalts, der in Wirklichkeit nur ein Röntgenphänomen ist und einen Anhalt für die vorhandene Knorpelmasse gibt;
- subchondrale Sklerosierung als Zeichen einer Spongiosaverdichtung, die meist als Reaktion auf pathologisch erhöhten Druck interpretiert wird;
- subchondrale Knochencysten und Pseudozysten als Ausdruck umschriebener Nekrosen;
- Osteophyten, die an den Rändern artikulierender Flächen peripher oder zentral entstehen und als verknöcherte Appositionen von Gelenkdetritus und neugebildeten mesenchymalen Zellelementen interpretiert werden;
- sekundäres Malalignment infolge arthrosebedingter Deformierung der knöchernen Artikulationspartner (Abb. 5.**4**);
- intra- und periartikuläre umschriebene Ossifikate (vgl. Abb. 5.**5**–**6**).

Befund. Unsichtbar bleiben außer dem Knorpel die entzündlichen Begleiterscheinungen an der Gelenkkapsel, die Mehrzahl der Gelenkergüsse, nicht ossifizierte freie und kapselständige Gelenkkörper sowie Äquivalente von Ligamentosen, Tendinosen und Veränderungen der gelenknahen Muskulatur. Nach langer Schmerzdauer und Schonung kann man jedoch zusätzlich eine meist dezente gelenknahe Demineralisation sehen. Ist dieser Befund allerdings ausgeprägt, muss eher an eine entzündliche Gelenkerkrankung oder an eine Sekundärarthrose nach vorausgegangener Arthritis gedacht werden; letzteres gilt vor allem bei gleichzeitig bestehender ausgeprägter und konzentrischer Gelenkspaltverschmälerung und nur geringer produktiver knöcherner Reaktion.

Die bereits mehrfach erwähnte Stadieneinteilung der Arthrose aufgrund radiologischer Veränderungen, die auf Kellgren et al. (1957) zurückgeht (vgl. auch Tab. 3.**1**) und 1963 vom Empire Rheumatism Council adaptiert wurde, baut auf den klassischen Röntgenzeichen auf (vgl. Abb. 3.**1**). Das Kellgren-Schema ist auch heute noch in Gebrauch, hat aber wegen der bekannten schlechten Korrelation zwischen klinischer und radiologischer Symptomatik nur geringe klinische Relevanz. Es dient hauptsächlich epidemiologischen Zwecken und liefert dort einigermaßen objektive, wenn auch klinikferne Daten. Je nach zu beurteilendem Gelenk sind kleinere Modifikationen erforderlich (Günther et al. 1997 a, 1997 b); so hat sich am Kniegelenk vor allem die femorotibiale und patellare Osteophytose und am Hüftgelenk die Gelenkspaltverschmälerung zur Beurteilung der Prognose unter Bildung eines Summen-Scores zur Gesamteinschätzung bewährt. Soweit aus Spontanverläufen bekannt ist, muss trotz des prinzipiell progredienten Krankheitsverlaufs nicht immer das Endstadium erreicht werden, auch die bei Kellgren et al. aufgelistete Reihenfolge muss nicht eingehalten werden; so kann vor der Gelenkspaltverschmälerung eine subchondrale Sklerosierung oder bereits eine Osteophytose sichtbar werden. Da die heute verfügbaren vielfältigen Therapiemöglichkeiten in der Regel frühzeitig in Anspruch genommen werden, sind aussagekräftige längere Spontanverläufe kaum noch zu beobachten, was aus ärztlicher Sicht erfreulich, unter wissenschaftlichem Aspekt jedoch bedauerlich ist.

Unterscheidungsmerkmale. Manchmal ist es auch schwierig, Überlagerungen durch eine präarthrotische Deformität vom eigentlichen Arthrosegeschehen zu trennen und umgekehrt. Die wichtigen radiologischen Unterscheidungsmerkmale gegenüber Arthritiden können Tab. 6.**4** entnommen werden. Bei starken Destruktionszeichen sollte man auch an Gicht und an andere metabolische Arthropathien, die Hämophiliearthropathie und vor allem an neurogene Arthropathien denken. Wegen seltenerer radiologischer Differenzialdiagnosen (Tab. 6.**5**) und deren kenntnisreicher Assoziation mit klinischen Aspekten wird auf die Monographie von Dihlmann et al. (1995) verwiesen.

Implantate. Bei der Beurteilung von endoprothetisch versorgten Gelenken kommt es zunächst darauf an, nach Möglichkeit die Implantate genau zu benennen und den Verankerungsmechanismus – beispielsweise ohne oder mit Knochenzement – zu beschreiben (Abb. 6.**4**, vgl. auch Abb. 8.**10**). Wichtig ist, ob die Implantate korrekt positioniert sind und ggf., ob Ausdehnung und Dichte des Zementmantels regelrecht sind. Im Rahmen der Lockerungsdiagnostik ist es wichtig, Migration, periprothetische knöcherne Lysezo-

Tab. 6.**4** Radiologische Unterscheidungsmerkmale zwischen Arthrose und Arthritis

	Arthrose	Arthritis
Gelenkspalt:		
• unregelmäßig verschmälert	+++	++
• konzentrisch verschmälert	++	+++
subchondraler Knochen:		
• Sklerose, Osteophyt	+++	+
• Zyste / Pseudozyste	++	+++
• Erosion, Mutilation	(+)	++
• Demineralisation	+	+++
Malalignment:		
• Subluxation	++	+++
• Deviation	+	+++

+++ häufig, ++ gelegentlich, + selten, (+) ansatzweise

Tab. 6.**5** Differenzialdiagnostisch wichtige Arthropathien

Metabolische Arthropathien bei:
• Gicht
• Chondrokalzinose
• Ochronose
• Hämochromatose

Endokrine Arthropathien bei:
• Diabetes mellitus
• Akromegalie
• Hypothyreose
• Hyperparathyreoidismus
• Dialysearthropathie

Arthropathie bei Hämophilie
Arthropathie bei Neuropathie (= Charcot-Gelenk)
Posttraumatische Arthropathie

nen, eventuell Zement- oder Implantatbrüche und Defekte im Knochenlager festzustellen (vgl. Abb. 10.**15**). Für einen tiefen Infekt könnte die rasch verlaufende Lockerung beider Implantate mit ausgedehnter knöcherner Destruktion und Implantatwanderung sprechen; hier besteht manchmal auch ein bis nach außen offenes Fistelsystem, das durch Instillation eines Kontrastmittels darstellbar ist. Periartikuläre Weichteilverknöcherungen werden nach Lage und Umfang be-

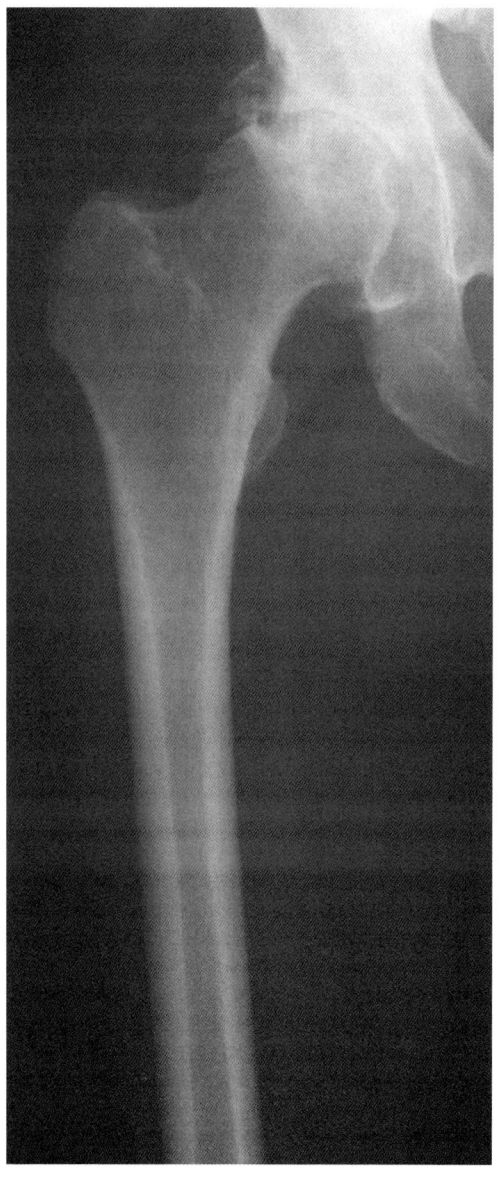

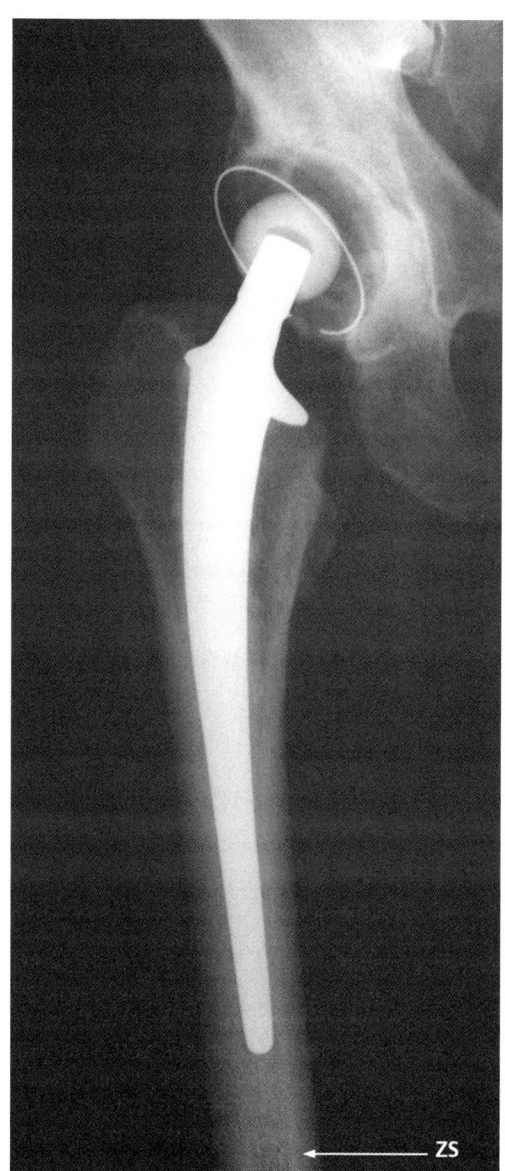

Abb. 6.**4** Behandlung der primären Coxarthrose durch zementfixierte Totalprothese:
a Ausgangsbefund.
b Zustand nach Implantation einer Femurprothese aus CoCrMo-Legierung mit auf Konus aufgestecktem Keramikkopf und einer Polyäthylenpfanne, deren Rand durch eine Drahtschlinge markiert ist; Knochenzement umgibt Pfanne und Prothesenschaft bis hinunter zum Zementstopper (ZS).

schrieben, entsprechende Klassifikationssysteme stehen zur Verfügung. Bei leichtem bis mäßigem Umfang sind diese Ossifikate klinisch fast nie relevant, höhergradige Ossifikationen können Schmerz und Bewegungseinschränkungen verursachen.

Ergänzende bildgebende Verfahren

Ein Mangel der konventionellen Röntgendarstellung ist, dass der Gelenkknorpel allenfalls indirekt abgebildet wird und dass eine Darstellung der Gelenkkapsel, eines eventuellen Ergusses, der Binnenstrukturen und nicht verkalkter Gelenkkörper überhaupt nicht möglich ist. Deshalb muss auf ergänzende bildgebende Verfahren zurückgegriffen werden, wenn die Klärung dieser Fragen wichtig ist. Hierzu sind in erster Linie die Kernspintomographie (MRI, MRT) und die Knochenszintigraphie geeignet.

Kernspintomographie. Dank des hohen Wasser- und Proteoglykangehalts der Knorpelmatrix ist mittels *Kernspintomographie* bei Verwendung geeigneter Untersuchungsfrequenzen eine gute Darstellung des hyalinen Knorpels möglich. Inzwischen können auch kleinere Oberflächendefekte und intrachondrale Läsionen sichtbar gemacht werden (Graichen et al. 2000). Die Ergebnisse dieser technisch anspruchsvollen und kostenintensiven Untersuchungen entsprechen jedoch noch nicht allen Wünschen von Klinikern und Forschern; mit Verbesserungen des Verfahrens ist allerdings in absehbarer Zeit zu rechnen. Analoges gilt für die Beurteilung des subchondralen Knochens. Osteophyten können sehr unterschiedliche Signalintensitäten aufweisen, und es ist möglich, dass Korrelationen zur Stoffwechselintensität und zur Verlaufsdynamik der Arthrose bestehen. Im übrigen lässt sich durch MRI recht zuverlässig der Zustand von Menisken und Bändern beurteilen, was für die Differentialdiagnostik in frühen Arthrosestadien wichtig ist. Grundsätzlich hat die Kernspintomographie auch den Vorteil der frei wählbaren Abbildungsebenen und der fehlenden jonisierenden Strahlenbelastung. Da die Computertomographie diese Vorzüge nicht hat und bezüglich der Weichteildarstellung wesentlich schlechter differenziert, spielt sie in der Arthrosediagnostik praktisch keine wesentliche Rolle.

Knochenszintigraphie. Die Knochenszintigraphie mit ^{99m}Tc ist eine weitere Methode zur Beurteilung der Intensität des subchondralen Knochenstoffwechsels, deren Relevanz für Verlauf und Prognose der Arthrose allerdings gering zu sein scheint und im Detail noch nicht endgültig geklärt ist. Insofern kommt dieser Methode derzeit hauptsächlich eine wissenschaftliche und nur ausnahmsweise eine differentialdiagnostische Bedeutung zu.

Sonographie. Die Sonographie erlaubt eine gute Beurteilung von Weichgeweben und flüssigkeitsgefüllten Räumen. Sie kommt deshalb hauptsächlich im Schulter- und Hüftbereich zur Anwendung, wenn es um den Nachweis von Gelenk- oder Schleimbeutelergüssen geht und wenn gelenknahe Sehnen- und Labrumschädigungen mit partieller oder totaler Kontinuitätsunterbrechung zu verifizieren sind.

■ Labordiagnostik

Versuche, so genannte *Arthrosemarker* aufzufinden, sind bisher insoweit fehlgeschlagen, als die bisher bekannten weder eine spezifische Diagnostik noch prognostische Aussagen erlauben.

Die klassische *Entzündungsserologie* weist keine Abweichungen auf. Insbesondere liegen die Blutkörperchensenkungsgeschwindigkeit, C-reaktives Protein, Leukozytenzahl und Eiweißfraktionen in der Elektrophorese im Normbereich. Dennoch kann die Überprüfung dieser Parameter zum Ausschluss entzündlicher Krankheiten und Arthropathien bedeutungsvoll sein.

Normbefunde und arthrosetypische Abweichungen bei der *Synoviaanalyse* wurden bereits mitgeteilt und in Tab. 4.**1** zusammenfassend dargestellt. Auch hier geht es im Wesentlichen um eine Ausschlussdiagnostik. Bereits mit bloßem Auge sind kleine und mittlere Blutbeimengungen erkennbar, die entweder durch die Punktion selbst oder durch vorangegangenes Trauma hervorgerufen wurden. Eine für Arthrosen nicht typische Trübung wird durch Beimengung von Zellen und Eiweiß erzeugt; sie spricht immer für eine Gelenkentzündung, auch für eine abakterielle Arthritis. Die Viskosität, im sog. Fadenziehtest einfach nachweisbar, ist trotz leichter Verringerung immer noch höher als beim entzündlichen Gelenk, bei dem nur eine Fadenlänge von weniger als 3 cm erreicht wird.

◼ Stadieneinteilung und Krankheitsphasen

Schweregrad. Es ist immer wieder versucht worden, eine möglichst genau reproduzierbare *Stadieneinteilung* nach dem jeweils erreichten Schweregrad der Arthrose vorzunehmen. Das von Kellgren und Lawrence (1957) inaugurierte auf dem Röntgenbild basierende System (vgl. Tab. 3.**1**) erleichtert zwar eine röntgenanatomische Verständigung, steht aber in keiner verlässlichen Korrelation mit dem objektiven klinischen Befund und noch weniger mit dem subjektiven vom Patienten empfundenen Beschwerdebild. Eine Einteilung nach rein klinischen Gesichtspunkten hätte den Nachteil der schwierigen Reproduzierbarkeit, auch wenn Anamnese und Befund sorgfältig und mit geeigneten Mitteln – beispielsweise unter Verwendung einer visuellen analogen Schmerzskala – erhoben wurden. Ein noch wichtigerer Grund ist, dass die Krankheit typische *Phasen* durchläuft, deren Akuität bei konstantem Röntgenbefund außerordentlich schwankt (Tab. 6.**6**).

Somit können als numerische Bewertungssysteme angelegte Scores sowie nach bestimmten Merkmalausprägungen aufgebaute Bewertungsschemata und Klassifikationen nur eine jeweils aktuelle Situation erfassen, nicht jedoch eine phasenunabhängige Definition des Schweregrads liefern.

Gelenkspezifische Scores. Ungeachtet dessen gibt es zahlreiche, meist für Verlaufsstudien und Erfolgsmessung konzipierte Scores, die sich bemühen, für einzelne Gelenke subjektive und objektive klinische Befunde systematisch zu erfassen und meist auch zu bewerten (Tab. 6.**7**).

Bei näherer Betrachtung fällt jedoch auf, dass es sich mit wenigen Ausnahmen um rein klinische Scores ohne Berücksichtigung von Röntgenbefunden handelt und dass mit einer einzigen Ausnahme nur überwiegend subjektive Kriterien in die Wertung eingehen. Aus alledem folgt, dass eine gleichzeitig radiologische und klinische Bedürfnisse befriedigende Stadieneinteilung von Arthrosen nicht existiert.

Tab. 6.7 Häufig verwendete Scores zur Beurteilung erkrankter Gelenke mit Angabe der prozentualen Kriteriengewichtung. Zusammenstellung nach Krämer et al. (1993)

Region	Kriteriengewichtung (%)	
	subjektiv	objektiv
Schulter		
Constant und Murley	35	65
UCLA – Rating System	71	29
Altchek et al.	63	37
Neer*	65	35
Handgelenk		
Broberg u. Morrey	40	60
Gartland u. Werley*	39	70
Fingergelenke		
Buck-Gramcko et al.	0	100
Hüftgelenk		
Larson (IOWA)	80	20
Merle d'Aubigné u. Postel	66	34
Lequesne et al.	100	0
Harris	91	9
Kniegelenk		
Lequesne et al.	100	0
Aichroth et al.	60	40
Larson*	80	20
Lysholm u. Gillquist	95	5
Hungerford et al.	40	60
Ranawat u. Shine	62	38
Insall et al.	75	25
Sprunggelenke		
Olerud u. Molander	100	0
Mazur et al.	90	10
Weber*	70	30

Quellenangaben bei Krämer et al. (1993)
* außer klinischer auch radiologische Evaluation

Tab. 6.6 Phaseneinteilung des Arthroseverlaufs mit zugehöriger klinischer und radiologischer Symptomatik

Phase	Klinik	Radiologie
stumme (= latente) Arthrose	aktuell negativ, früher evtl. aktive Phasen	oft positiv
manifeste Arthrose	typischer Schmerz + Funktionsstörungen	meist positiv
aktivierte Arthrose	typischer Schmerz + Funktionsstörungen + akute Synovitis mit Erguss	meist positiv
dekompensierte Arthrose	Symptomatik konservativ nicht mehr beherrschbar	positiv

7

Differenzial-
diagnostik

7 Differenzialdiagnostik

Das Wichtigste in Kürze

◆ Differenzialdiagnostische Probleme treten am ehesten bei Arthrosebeginn und bei aktivierter Arthrose auf. Frühe Arthrosestadien zeigen ebenso wie viele konkurrierende Erkrankungen unbestimmte und wenig eindrucksvolle Symptome, während die aktivierte Arthrose sich nur wenig von primär-entzündlichen Gelenkerkrankungen und solchen mit sekundärer Synovitis unterscheidet. Es kommt somit darauf an, Arthritiden, Arthropathien und einige weitere Gelenkerkrankungen als solche zu erkennen und auszuschließen.

◆ Reaktive Arthritiden sind selbstlimitierend. Sie entstehen auf immunologischer Basis nach extraartikulären Primärinfekten, die anamnestisch und ggf. serologisch eruiert werden sollten.

◆ Rheumatoide Arthritis, Arthritis psoriatica und Spondylitis ankylosans mit Iliosakralarthritis und proximalen Arthritiden neigen wie Arthrosen zu schubweise-progredientem Verlauf. Sie unterscheiden sich von Arthrosen durch früheren Erkrankungsbeginn, polyartikuläres Auftreten mit charakteristischen Verteilungsmustern und häufigen extraartikulären Manifestationen. Entzündungszeichen im Blutserum sind so gut wie immer vorhanden.

◆ Infektarthritiden verlaufen mit ausgeprägten lokalen und allgemeinen Entzündungszeichen. Sie entwickeln trübe leukozytenreiche Gelenkergüsse und sind durch rasche Progredienz mit hoher Bereitschaft zur Gelenkzerstörung und -versteifung ausgezeichnet. Der Keimnachweis gelingt nicht immer. Im Röntgenbild dominieren destruktive Zeichen, während produktive knöcherne Reaktionen fehlen.

◆ Kollagenosen, Arthritis villonodularis und andere Arthritiden sind zwar selten in die Differenzialdiagnose einzubeziehen, können aber dann aufwendige Spezialuntersuchungen erfordern.

◆ Gichtarthropathie setzt Harnsäurekonzentrationen über 9 mg/dl voraus, ist bei dramatischem Verlauf unverkennbar, kommt aber auch als wenig charakteristische chronische Arthropathie vor. Chondrokalzinose, oft mit Gicht oder anderen metabolischen Arthropathien gemeinsam auftretend, neigt mehr zu chronischen, an Polyarthrosen erinnernde Verlaufsformen. Ochronose und Hämochromatose gehen mit charakteristischen anatomischen Veränderungen fließend in Arthrosen über und sind deshalb diagnostisch oft kaum abtrennbar.

◆ Die diabetische Arthropathie und Osteopathie ist stark neuropathisch geprägt und zeigt wegen der begleitenden Neuropathie eine erstaunlich geringe Schmerzhaftigkeit trotz hochgradiger auch die Weichteile erfassender Destruktionen. Die Hypothyreose hat ebenfalls neuropathische Züge, ihre Begleitarthropathie verläuft jedoch sehr mild.

◆ Weitere endokrine Arthropathien treten regelmäßig bei Akromegalie, Hyperparathyreoidismus und Dialysepatienten auf. Sie zeigen gleichzeitig Veränderungen am extraartikulären Knochen, an Sehnenscheiden und fibrösen Kapselanteilen, wodurch sie differenzialdiagnostisch eindeutig charakterisiert sind.

◆ Die hämophile Arthropathie tritt bei ausgeprägter angeborener Blutungsbereitschaft im Kindes- und Jugendalter auf und entwickelt Synovitis, Knorpelabbau und epiphysäre Deformitäten. Differenzialdiagnostische Schwierigkeiten treten nur bei leichten Verlaufsformen auf.

◆ Neuropathische Arthropathien ahmen in ihrer hypertrophischen Verlaufsform eine ins Extreme gesteigerte Arthrose nach. Sie lassen sich durch Feststellung der meist sensorisch-neurologischen Defizite bei Tabes dorsalis und Syringomyelie identifizieren.

◆ Die posttraumatische Arthropathie wird im wesentlichen anamnestisch abgegrenzt. Dies kann im Rahmen von Zusammenhangsgutachten bei gleichzeitig bestehender Arthrose sehr schwierig sein.

◆ Avaskuläre Osteonekrosen, Osteochondrosis dissecans und Gelenkchondromatose müssen bei Verdacht auf beginnende Arthrose bei jüngeren Menschen immer in Betracht gezogen und ggf. mit Hilfe von MRI verifiziert werden.

◆ Hinter einer vermuteten beginnenden Hüftkopfnekrose, Osteochondrose und Arthrose des Hüft- und Kniegelenks kann eine so genannte transitorische Osteoporose stecken. Der diagnostische Ausschluss ergibt sich letztlich immer durch die Selbstlimitierung dieser Krankheit, die ohne bleibende Gelenkschädigung ausheilt.

◆ Periarthrosen lassen sich oft als arthrosebegleitend feststellen. Sie können aber auch als eigene spezifizierbare Krankheitsbilder auftreten.

◆ Alle hier genannten Gelenkerkrankungen mit Ausnahme der flüchtigen Arthralgien, der transitorischen Osteoporose und der genuinen Periarthrosen entwickeln dauerhafte Gelenkschäden. Dies bedeutet, dass sie als Präarthrosen wirken und Sekundärarthrosen erzeugen.

■ Allgemeine Aspekte

Frühes Arthrosestadium. Differenzialdiagnostische Abgrenzungsprobleme können sich vor allem in frühen Arthrosestadien ergeben. Hier ist typischerweise die Symptomatik gering und unspezifisch, die Anamnese bietet zumindest auf den ersten Blick keine Besonderheiten, und das Röntgenbild zeigt ebenfalls meist keine Auffälligkeiten. Gegen die Annahme einer Arthrose sprechen zunächst geringes Alter, fehlende gelenkrelevante Vorerkrankungen, polyartikuläre Symptomatik, Fieber und allgemeines Krankheitsgefühl. Für eine Arthrose sprechen dem Schmerz vorausgegangene akute Überbeanspruchung oder Traumatisierung und ein bereitwilliges Ansprechen auf Schonung und Analgetika. Reichen anamnestische Angaben, klinischer Befund und adäquate Röntgenaufnahmen nicht aus, sollte wenigstens die allgemeine Entzündungsserologie überprüft werden. Sind weitere Gelenke betroffen, muss das Befallsmuster beachtet, der Harnsäurestatus festgestellt und ggf. eine rheumaserologische Untersuchung veranlasst werden.

Aktivierte Arthrose. Bei den Zeichen von Synovitis und Gelenkerguss im Rahmen einer Erstuntersuchung kommt es auf Nachweis oder Ausschluss einer aktivierten Arthrose an. Bringt die Entzündungsserologie keine ausreichende Klärung der Diagnose, kann das Gelenk punktiert und der Erguss analysiert werden (vgl. Tab. 4.1). Durch MRI lässt sich notfalls eine gelenkinterne Weichteilpathologie erkennen und der Knorpel genauer beurteilen. Als letztes Mittel der differenzialdiagnostischen Aufarbeitung steht die Arthroskopie mit Entnahme von Gewebsproben aus der Gelenkkapsel zur histologischen und bakteriologischen Untersuchung zur Verfügung. Es ist selbstverständlich, dass jede apparative, labormäßige und invasive Zusatzdiagnostik nur berechtigt ist, nachdem eine gezielte Anamnese und körperliche Untersuchung in Anlehnung an die Vorschläge in Tab. 6.1 und 6.2 ergebnislos vorausgegangen ist.

■ Differenzialdiagnostisch wichtige Erkrankungen

Nachfolgend sollen differenzialdiagnostisch wichtige Erkrankungen genannt und kurz charakterisiert werden. Sie verdienen auch deshalb eine genauere Betrachtung, weil ihre Residuen so gut wie immer Präarthrosen darstellen und somit Sekundärarthrosen erzeugen können.

Arthritiden und Polyarthritiden

Zu unterscheiden sind reaktive Arthritiden, Arthritiden und Polyarthritiden des rheumatischen Formenkreises, Infektarthritiden und die Arthritis villonodularis (Tab. 7.1). Ihr präarthrotisches Po-

Tab. 7.1 Differenzialdiagnostisch und oft als Präarthrosen wichtige Arthritiden/Polyarthritiden (ohne Spondarthritiden)

Reaktive Arthritiden nach mikrobiellen Infektionen
Arthritiden/Polyarthritiden des rheumatischen Formenkreises: • rheumatoide Arthritis • Psoriasisarthritis • Spondylitis ankylosans mit Iliosakralarthritis • und Arthritis rumpfnaher Extremitätengelenke • Kollagenosen mit Arthritiden • (z.B. SLE, Sjögren-Syndrom)
Infektarthritiden
Arthritis villonodularis

tential ist umso größer, je aggressiver der Entzündungsprozess abläuft und je länger er andauert. Flüchtige, auch wiederholte, oft heftige Gelenkschmerzen ohne Entzündungszeichen (Arthralgien), wie sie besonders bei viralen Infekten vorkommen, hinterlassen grundsätzlich keine präarthrotischen Deformitäten.

Reaktiv. Reaktive Arthritiden nach extraartikulären Primärinfekten, die sich meist im Bereich des Pharynx, des Urogenital- und Intestinaltrakts abspielen, sind einfach abzugrenzen, wenn sie sich lediglich als flüchtige Arthralgien präsentieren. Der Primärinfekt ist nach Möglichkeit zu eruieren. Typisch ist das an den Primärinfekt anschließende stumme Intervall bis zum Auftreten der Gelenksymptome. Diese präsentieren sich oft als selbstlimitierende asymmetrische Oligoarthritis. Die Entzündungsserologie ist unauffällig bis leicht positiv, ein spezifischer Antikörpernachweis im Serum ist oft möglich, Gelenkpunktate sind immer steril, das HLA-B27-Antigen ist in 80% der Fälle nachweisbar (Gesunde und rheumatoide Arthritis: 7%). Aufgrund dieser Merkmale ist die Abgrenzung gegen frühe Arthrosestadien und aktivierte Arthrose im allgemeinen problemlos möglich.

Rheumatoidarthritis. Entzündlich-rheumatische Arthritiden und Polyarthritiden – auf die Wirbelsäule beschränkte Spondarthritiden bleiben hier außer Betracht – sind differenzialdiagnostisch besonders relevant, weil ihre Frühstadien einer aktivierten Arthrose stark ähneln können. Zu denken ist in diesem Zusammenhang an den Beginn einer rheumatoiden Arthritis, Psoriasisarthritis, Spondylitis ankylosans mit Arthritis der Iliosakralgelenke und rumpfnaher Extremitätengelenke sowie an kollagenosenassoziierte Arthritiden. Die wichtigsten diagnostischen Kriterien für die *rheumatoide Arthritis* sind in unterschiedlicher Ausprägung Morgensteifigkeit und Kapselentzündung an wenigstens drei Gelenken in weitgehend symmetrischer Verteilung. Fakultativ kommen Rheumaknoten, positiver Rheumafaktor und eine frühzeitig sichtbare gelenknahe Osteoporose im Röntgenbild der Hand hinzu. Typische Lokalisationen sind die Grund- und Mittelgelenke der Finger, Handgelenk, Ellenbogen-, Knie- und oberes Sprunggelenk sowie die Zehengrundgelenke; arthritisfrei bleiben die Fingerendgelenke, was die Unterscheidung von einer Heberden-Arthrose sehr erleichtert (Abb. 7.**1**). Die Entzündungsserologie ist im allgemeinen positiv – jeweils abhängig von der Akuität der meist progredient verlaufenden Erkrankung. Im Spätstadium entwickeln sich oft so typische Hand- und Fingerdeformitäten, dass von der „Visitenkarte des Rheumatikers" gesprochen wird (Abb. 7.**2**). Radiologisch sieht man in Spätstadien zunehmend Zeichen der Sekundärarthrose mit allerdings nur dezenten produktiven knöchernen Reaktionen.

Psoriasis-Arthritis. Die *Arthritis psoriatica,* die nicht immer für die Schuppenflechte typische Hautveränderungen voraussetzt, neigt zu mono- bis oligoartikulären asymmetrisch verteilten Gelenkschwellungen an Fingern und Zehen, die oft außerordentlich schmerzhaft und therapierefraktär sind. Im Gegensatz zur rheumatoiden Arthri-

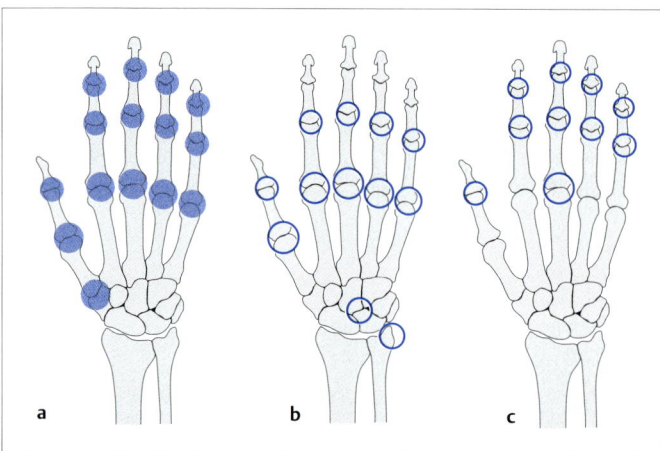

Abb. 7.1 Manuelle Befallmuster bei degenerativen und entzündlichen Gelenkerkrankungen
a sog. Heberden-Arthrose ohne oder mit Knoten an den Endgelenken, oft kombiniert mit Bouchard-Arthrose an den Mittelgelenken und Rhizarthrose am Daumensattelgelenk; selten: Arthrose der Grundgelenke
b rheumatoide Arthritis
c Psoriasis-Arthritis mit Transversalbefall z.B. aller Endgelenke oder Strahlbefall z.B. des Mittelfingers

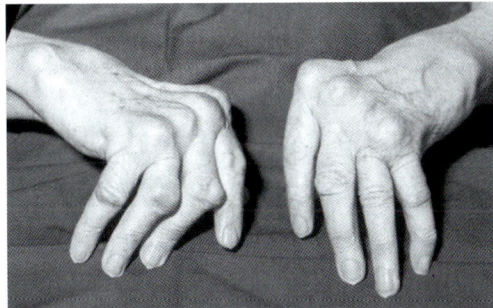

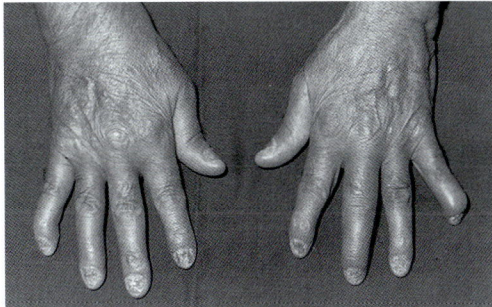

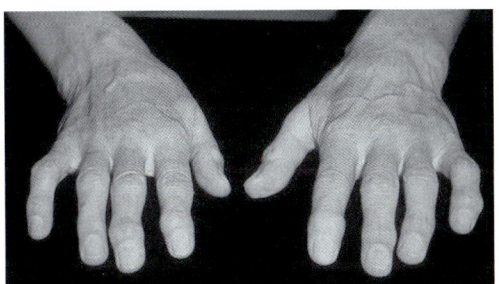

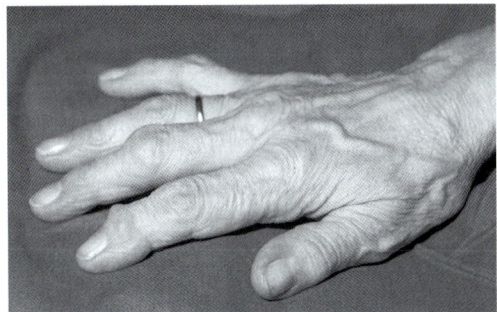

Abb. 7.**3** Psoriasis-Arthritis mit Transversalbefall der End- und mehrerer Mittelgelenke und Axialbefall am linken Mittelfinger („Wurstfinger"), ferner typische Nagelveränderungen.

Abb. 7.**2** Differenzialdiagnose entzündlicher und degenerativer Fingergelenkerkrankungen:
a rheumatoide Arthritis mit ulnarer Deviation der Langfinger, volarer Subluxation in den Hand- und Fingergrundgelenken, ausgeprägter Weichteilatrophie am Handrücken, Beugekontrakturen der Fingermittelgelenke und Knopflochdeformität des Mittel- und Ringfingers rechts.
b Polyarthrose mit Verdickung und teilweise Beugekontraktur der Mittelgelenke (so gen. Bouchard-Arthrose) sowie Verdickung, Knotenbildung und Kontrakturen der Endgelenke (so gen. Heberden-Arthrose).
c Fingerpolyarthrose mit zwei typischen Heberden-Knoten.

teristischen Befallmuster von Arthritiden und Polyarthrosen an den Fingergelenken sind in Abb. 7.**2** zusammengestellt. Wie bei allen bezogen auf den Rheumafaktor seronegativen Spondarthritiden besteht oft auch ein begleitender Fersenschmerz als Ausdruck einer lokalen Fibroostitis. Das Antigen HLA-B27 ist bei 30% der Erkrankten nachweisbar.

M. Bechterew. Die *Spondylitis ankylosans* (M. Bechterew) entwickelt zu Beginn fast obligat eine Sacroiliitis, die einen tiefsitzenden Kreuzschmerz wie bei Blockierung und Instabilität des Kreuzdarmbeingelenks mit manualdiagnostisch auslösbarem Verschiebeschmerz (= positives Mennell-Zeichen) hervorruft. Eine Unterscheidung ist jedoch oft bereits klinisch möglich; die Sacroiliitis zeigt eine auffallend hartnäckige Schmerzpersistenz mit Verschlimmerung in den Morgenstunden und wird begleitet von einem Steifigkeitsgefühl im Rücken und einem gürtelförmigen Thoraxschmerz. Betroffen sind jüngere Erwachsene, die oft außerdem über Fersenschmerz und wiederholte Iridozyklitis klagen. Das Antigen HLA-B27 ist bei 95% der Erkrankten nachweisbar, die Entzündungsserologie ist überwiegend positiv. In wechselnder Häufigkeit können flüchtige, aber auch destruierende Arthritiden der rumpfnahen Gelenke auftreten. Mildere Verlaufsformen kommen vor allem bei Frauen vor. Die Sacroiliitis ist im Frühstadium nur durch CT oder MRT darstellbar.

Kollagenosen. Der systemische Lupus erythematodes (SLE) und das Sjögren-Syndrom können ebenfalls mit Arthritiden von wechselnder Intensität und Dauer einhergehen. Sie werden haupt-

tis, jedoch in Übereinstimmung mit der Fingerpolyarthrose, sind auch die Endgelenke einbezogen; liegt ein strahlartiger Befall vor, so wird vom „Wurstfinger" gesprochen (Abb. 7.**3**). Die charak-

sächlich immun-diagnostisch verifiziert und kommen nur selten differenzialdiagnostisch in Betracht.

Gelenkinfekte. *Infektarthritiden* werden definitionsgemäß durch im Gelenk befindliche Bakterien oder Viren, selten durch Pilze und Protozoen verursacht. Mehr als 2//3 aller Gelenkinfekte bei Erwachsenen spielen sich an Hüfte und Knie ab, und in wenigstens jedem zweiten Fall sind Staphylokokken oder Streptokokken verantwortlich. Prädisponierend sind vorbestehende Gelenkschäden wie z.B. bei rheumatoider Arthritis, aber auch Diabetes mellitus, Malignome, Drogenabhängigkeit und Immunschwäche. Der Gelenkinfekt entsteht entweder hämatogen, durch direkte Kontamination oder lymphogene Fortleitung aus der Gelenkumgebung. Stadium I kann bei nur leichter Synovitis und noch fehlenden Allgemeinsymptomen an eine aktivierte Arthrose erinnern. Der weitere Verlauf mit Ausbildung eines eitrigen Gelenkergusses und einer Kapsel-Band-Phlegmone im Stadium II sowie Einbeziehung der subchondralen Knochen (Stadium III) wird in Verbindung mit Fieber und reduziertem Allgemeinzustand rasch Klarheit schaffen. Radiologisch sieht man anfänglich eine durch Erguss hervorgerufene Gelenkspaltverbreiterung, der bald eine Verschmälerung des Gelenkspalts wegen Knorpeleinschmelzung folgt. Es kommt regelmäßig zur gelenkumgebenden Demineralisation und oft auch zur subchondralen knöchernen Defekt- und Sequesterbildung (vgl. Tab. 6.**4**). Gleichzeitig besteht eine Tendenz zur Versteifung in funktionell ungünstiger Stellung, wenn nicht rasch und erfolgreich interveniert wird.

Zur diagnostischen Sicherung einer Infektarthritis genügt gewöhnlich eine eindeutig positive Entzündungsserologie in Verbindung mit dem Lokalbefund, der Beeinträchtigung des Allgemeinzustands und der Verlaufsdramatik, die allerdings beim bereits antibiotisch anbehandelten Patienten irreführenderweise gedämpft sein kann. Bereits in der Frühphase zeigt das Knochenszintigramm eine deutliche Nuklidanreicherung. Das Gelenkpunktat ist undurchsichtig und trüb-flockig bei einem Leukozytengehalt von > 50.000/μl, enthält aber nicht immer bakteriologisch nachweisbare Entzündungserreger; da es sich meist um hämatogene Infekte handelt, sollte der Erregernachweis auch in Blutkulturen versucht werden. Histologische Untersuchungen zum Ausschluss so genannter spezifischer Infektionen durch Nachweis von charakteristischen epitheloidzelligen Granulomen sind derzeit nur ausnahmsweise erforderlich. Für die bildgebende Differenzialdiagnostik ist entscheidend, dass radiologisch bereits im Frühstadium der Infektarthritis im Gegensatz zur Arthrose eine konzentrische Gelenkspaltverschmälerung und Demineralisation erkennbar ist, während produktive knöcherne Reaktionen vollständig fehlen. Letztere treten jedoch auf, wenn eine postarthritische Versteifung ausbleibt und nach Abklingen des Infekts eine Sekundärarthrose entsteht (Abb. 7.**4**).

Tumorähnliche Kapselentzündung. Die *Arthritis villonodularis* oder *pigmentierte villonoduläre Synovitis* tritt in der Regel ebenfalls monartikulär auf, vorzugsweise am Knie jüngerer Erwachsener. Ihre Ätiologie ist unbekannt; vielfach wird sie als tumorähnliche Erkrankung klassifiziert. Schmerz und klinische Befunde sind so unspezifisch, dass differenzialdiagnostisch u.a. auch an eine beginnende Arthrose gedacht werden muss. Wenn es zum Erguss kommt, ist dieser immer blutig, so dass nach Punktion eines Hämarthros ohne vorausgegangenes Trauma und ohne erwiesene Blutgerinnungsstörung die Verdachtsdiagnose bereits gestellt werden kann. Der Röntgenbefund ist in der Regel unauffällig. Bei der Arthroskopie fällt immer die braunverfärbte zottig bis knotig verdickte Synovialis auf, die histologisch ausgeprägte Eisen- und Fettablagerungen enthält. Im MRT sieht man deutlich die Ausdehnung des synovitischen Prozesses. Im Spätstadium sind periartikuläre zystische Knochendefekte und die Ausbildung einer Gelenkruine wie bei neuropathischer Arthropathie möglich.

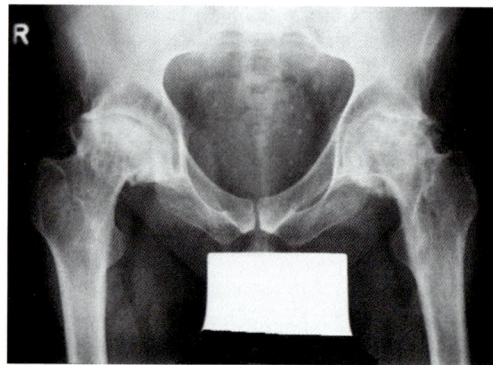

Abb. 7.4 Fortgeschrittene Sekundärarthrose beider Hüftgelenke nach Infektarthritis.

Arthropathien

Arthropathiebegriff. Unter Arthropathien wurden zeitweise alle nichtentzündlichen Gelenkerkrankungen verstanden. Entsprechend dieser den Arthropathiebegriff sehr weit fassenden Terminologie wurden darunter subsumiert: Gelenkerkrankungen bei Störungen der Gelenkmechanik, bei Stoffwechselstörungen, bei endokrinen und Krankheiten verschiedener Ursachen wie z.B. Osteochondrosis dissecans, epiphysäre Osteonekrosen und Neuropathien mit Beeinträchtigung der Tiefensensibilität (Mohr 1984). Nach diesem Konzept fallen Arthrosen ebenfalls unter die Arthropathien, und zwar jene mit Störung der Gelenkmechanik. Aus heutiger klinischer Sicht wird der Arthropathiebegriff jedoch wesentlich enger gefasst; insbesondere wurde die Arthrose in ihren unterschiedlichen Erscheinungsformen als eigene Krankheitsgruppe herausgenommen. Beschränkt man sich auf jene Arthropathien, die für die Differenzialdiagnose gegenüber Arthrosen praktisch bedeutungsvoll sind, so verbleiben die metabolischen und endokrinen Arthropathien, die Arthropathien bei Hämophilie und Neuropathie und die posttraumatische Arthropathie (vgl. Tab. 6.**5**). Ihre Bedeutung liegt nicht nur darin, dass sie von Arthrosen abgegrenzt werden müssen, sondern sie stellen auch oft Präarthrosen mit unterschiedlichem arthroserzeugendem Potential dar.

Gicht. Die *Gicht-Arthropathie* (Arthropathia oder Arthritis urica) in ihrer akuten Form, dem Gichtanfall, bereitet keine differenzialdiagnostischen Probleme; sie ist durch eine innerhalb weniger Stunden entstehende, außerordentlich schmerzhafte, kristallinduzierte Arthritis, Bursitis und Tenosynovitis ausgezeichnet. In über 90% der Fälle besteht eine deutliche Hyperurricämie mit einer Harnsäurekonzentration im Serum von $> 9{,}0$ mg/dl ($\cong > 535$ mol/l). Der Nachweis von Harnsäurekristallen gelingt allerdings in nur 70% der Gelenkpunktate beim akuten Gichtanfall (Schattenkirchner et al. 2000). Bei der chronischen Gichtarthropathie handelt es sich um eine tophöse destruierende Entzündung als Folge wiederholter Gichtanfälle, bei der Harnsäure-Ablagerungen zur Zerstörung von Knorpel und subchondralem Knochen führen. Sie betrifft vorzugsweise das Großzehengrundgelenk, Mittelfußgelenke, Ellenbogen-, Finger- und Kniegelenke und ruft Schmerzen hervor, die im Gegensatz zur Arthrose

intensiv und anhaltend sind. Aus der chronischen Arthropathie entwickelt sich gewöhnlich rasch eine Sekundärarthrose (Abb. 7.**5**).

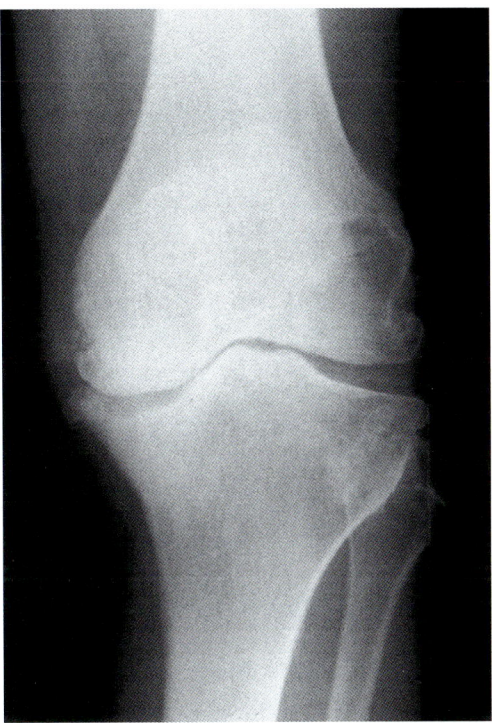

a

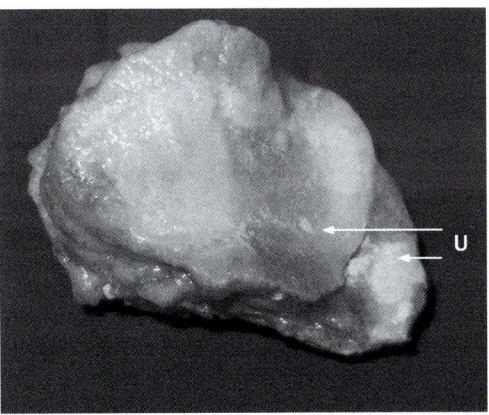

b

Abb. 7.**5** Medial betonte Gonarthrose bei Uratarthritis:
a Radiologisch – osteolytisch-osteosklerotische Schädigung des medialen Gelenkkompartments und begleitende Chondrokalzinose des lateralen Kompartiments.
b Operationspräparat – Uratablagerungen (U) an Gelenkkapsel und Kniescheibenknorpel.

Pseudogicht. Bei der *Chondrokalzinose* (Pseudogicht, CPPD-Arthropathie) kommt es zur Ablagerung von kristallinem Kalziumpyrophosphatdihydrat in hyalinem Knorpel, Menisken und Synovialis. Sie bleibt zunächst klinisch stumm, während sie bereits auf Nativ-Röntgenaufnahmen vor allem am Knie-, Hand- und Fingergrundgelenk sichtbar ist (Abb. 7.**6**). Akute Manifestationen an einem oder mehreren Gelenken sind möglich und ähneln der Gicht- und auch der Infektarthritis. Daneben gibt es hauptsächlich subakut-rezidivierende Arthropathien und in ca. 50% chronische Verlaufsformen, die an eine Polyarthrose erinnern. Die Diagnose wird durch genaue Betrachtung der Röntgenbilder gestellt, die eine feinste Tüpfelung der einlagernden Strukturen zeigen. Das Gelenkpunktat ist trüb, der Kristallnachweis ist phasenkontrast-mikroskopisch möglich. Die hauptsächlich ältere Menschen, bevorzugt Frauen, befallende Chondrokalzinose tritt gehäuft in Verbindung mit Gicht, Hämochromatose und Hyperparathyreoidismus auf und gilt wie auch andere Kristallarthropathien als Präarthrose.

Ochronose. Die Ochronose hat ihren Namen von der ockerfarbenen Pigmentierung von Gelenk- und Faserknorpel, in denen Homogentisinsäure abgelagert ist. Sie beruht auf einer Störung des Tyrosin- und Phenylalaninstoffwechsels infolge eines autosomal-rezessiv vererbten Enzymdefekts. Der Knorpel wird brüchig, und es können ab dem 40. Lebensjahr schwere Gelenkzerstörungen wie bei foudroyant verlaufender Arthrose eintreten, vorzugsweise an der Hüfte. Im Gegensatz zur Arthrose werden Finger-, Ellenbogen-, Fuß- und Zehengelenke ausgespart. Der Übergang in Sekundärarthrosen ist fließend. Diagnostische Hinweise sind die charakteristische ochronotische Sklerenverfärbung und die dunkelbraune Urinverfärbung nach Alkalisierung.

Hämochromatose. Die hereditäre Hämochromatose führt etwa bei jedem zweiten Patienten zu einer spezifischen Arthropathie. Diese betrifft überwiegend die Grundgelenke des Zeige- und Mittelfingers und äußert sich in schubweise auftretenden Gelenkschmerzen mit leichter Entzün-

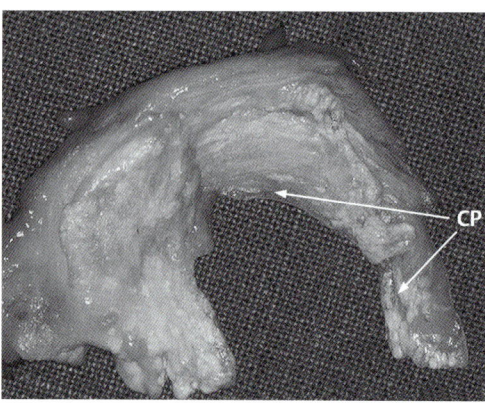

a

Abb. 7.**6** Chondrokalzinose:
a Präparat des mehrfach eingerissenen Innenmeniskus mit stippchenförmigen Einlagerungen von Kalziumpyrophosphat (CP).
b präoperativer Röntgenbefund mit gut sichtbaren Kalziumpyrophosphat-Einlagerungen in beiden Menisken.
c Kalziumpyrophosphateinlagerung im Discus articularis distal und radial des Ellenköpfchens.

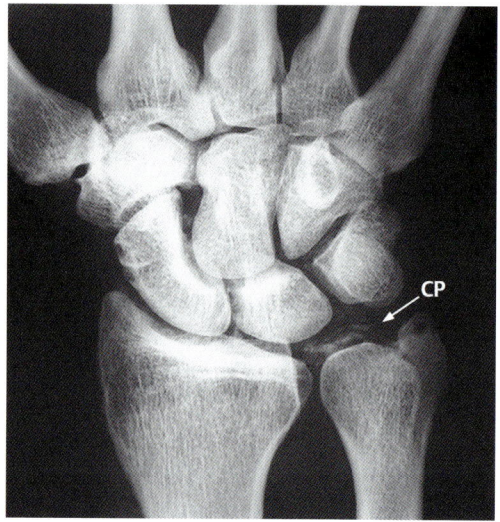

b

c

dungssymptomatik. Ungefähr jeder dritte Betroffene hat gleichzeitig eine Chondrokalzinose. Radiologisch zeigen die Metakarpalköpfchen feine subchondrale Zysten, asymmetrische Gelenkspaltverschmälerung, oft seitliche epiphysäre Knochenauswüchse und Ossikel. Szintigraphisch finden sich hier deutliche Mehrbelegungen, die eher mit Beschwerden als mit dem Röntgenbefund korrelieren. In den großen Gelenken gleicht das Röntgenbild einer leichten bis mittelgradigen Arthrose (Abb. 7.**7**). Auch bei Hämochromatose ist der Übergang von der Arthropathie in die Arthrose fließend.

Diabetes. Die bei *Diabetes mellitus* mögliche Arthropathie und Osteopathie betrifft in erster Linie Fußwurzel und Zehengrundgelenke. Dort kann sie größere knöcherne Defekte und darauf beruhende Deformitäten, Subluxationen und Plantarprotrusionen, Schwielen und Ulzerationen erzeugen. Sie erinnert in Klinik und Röntgenbild an eine neuropathische Arthropathie; es besteht eine auffällige Diskrepanz zwischen erheblicher Destruktion und Schmerzarmut, besonders auffällig ist eine Störung der Kälteempfindlichkeit. Letztlich verantwortlich sind die diabetische Neuropathie und Vaskulopathie. Die Abgrenzung gegen Arthrosen macht allenfalls im Frühstadium der Arthropathie Schwierigkeiten und wenn die Grundkrankheit noch nicht bekannt ist.

Akromegalie. Akromegalie, die ebenfalls mit einer Arthropathie assoziiert sein kann, beruht auf einer Überproduktion von Wachstumshormonen, meist durch ein Adenom des Hypophysenvorderlappens bedingt. Äußerlich fällt eine nach Wachstumsabschluss auftretende selektive Größenzunahme vor allem von Nase, Ohren, Kinn,

Händen und Füßen auf. Der Hormonüberschuss bewirkt eine übermäßige Stimulation von Osteoblasten, Fibroblasten und Chondrozyten; dies führt zu einem zusätzlichen peri- und endostalen Knochenwachstum, zur Bindegewebsproliferation in Gelenkkapsel und Sehnenscheiden und zu vermehrtem Knorpelwachstum. Entsprechend finden sich Knochenneubildungen an Gelenkrändern und Sehnenansätzen, Kapselvergrößerung und -verdickung sowie eine Hypertrophie des Gelenkknorpels mit Gelenkspaltverbreiterung. Die auf vermehrter Chondrozytenstimulation beruhende Dickenzunahme des Knorpels macht ihn vulnerabler, so dass es frühzeitig zu Fissuren und Ulzerationen kommt. Diese Entwicklung wird durch Hypermobilität infolge Kapselhypertrophie und Bandlaxität begünstigt. Klinisch imponieren zunächst schwer differenzierbarer Gelenkschmerz, besonders an Knie, Schulter, Hüfte und Fingergelenken. Es entwickelt sich eine auffallende Krepitation und eine besonders am Fingermittelgelenk gut tastbare Aufrauung und Verdickung des Knochens ohne Bewegungseinschränkung und Schmerz; dieser Befund darf nicht mit einer Bouchard-Arthrose verwechselt werden. Eine überlagernde Chondrokalzinose ist möglich. Schließlich kommt es regelmäßig zur ausgeprägten Sekundärarthrose.

Hypothyreose. Während Hyperthyreose zur Periarthrose der Schulter und zur periostalen Proliferation neigt und immer mit einer Myopathie auftritt, ist die *Hypothyreose* in jedem dritten Fall von Anfang an mit einer Arthropathie assoziiert. Dies imponiert als wenig schmerzhafte Synovitis mit bilateral-symmetrischen Gelenkergüssen, oft am Knie, seltener an kleinen Gelenken. Die Punktate sind hyperviskös und enthalten bei normaler Zellularität oft Kalziumpyrophosphat-Kristalle. Radiologisch sieht man eine gelenknahe Osteoporose. Begleitend treten oft eine Myopathie und vorwiegend sensorische Neuropathien auf, z.B. ein Carpaltunnelsyndrom. Die Bereitschaft zur Ausbildung von Sekundärarthrosen ist offenbar sehr gering.

Hyperparathyreoidismus. Hyperparathyreoidismus bewirkt neben einer Osteopathie im Sinn der Osteodystrophia fibrosa cystica generalisata von Recklinghausen und einer Neuromyopathie auch eine Arthropathie. Sie wird heute gewöhnlich nach dem Auftreten von Nierensteinen mit Koliken durch Nachweis erhöhter Parathormonspie-

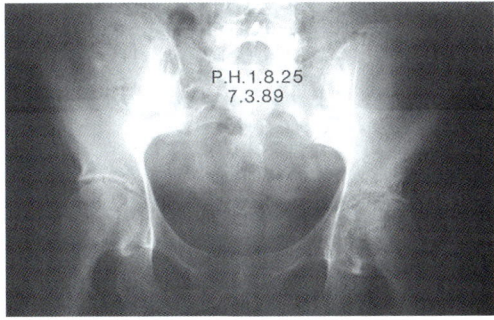

Abb. 7.7 Beidseitige Coxarthrose bei Haemochromatose.

gel diagnostiziert. Die Arthropathie kann sich als Chondrokalzinose mit typischer Kristallablagerung in allen Knorpelgeweben manifestieren, oder aber als unspezifische so genannte osteogene Synovitis; dabei zeigt das Röntgenbild eine gelenknahe verwaschene Zeichnung der Spongiosa mit Spongiosierung der Corticalis und Usuren wie bei rheumatoider Arthritis. Da es zu einer Auflockerung der kapsuloligamentären Strukturen durch vermehrte Kollagenaseaktivität kommt, werden Gelenke hypermobil. Begleitende Chondrokalzinose, osteogene Synovitis und Hypermobilität sind gemeinsam Ursache für Folgearthrosen. Beim Befall peripherer Fingergelenke muss differenzialdiagnostisch die erosive Form einer Fingerpolyarthrose abgegrenzt werden.

Dialysearthropathie. Die Dialysearthropathie ist gleichzeitig Folge von Amyloidablagerung im Gelenk und sekundärem Hyperparathyreoidismus. Sie tritt symmetrisch auf und geht mit einer konzentrischen Verschmälerung des Gelenkspalts, subchondralen Knochenzysten und -erosionen sowie Ablagerungen kristalliner Kalziumsalze im Gelenk und periartikulär einher. Carpaltunnelsyndrom, schnellender Finger und Spondylarthropathie sind häufige Begleiterscheinungen. Der Übergang zur Arthrose ist fließend. Die Differenzialdiagnose bereitet in Kenntnis der Anamnese keine Schwierigkeiten.

Hämophilie. Die *hämophile Arthropathie* tritt als Folge des angeborenen, geschlechtsgebunden rezessiv vererbten Mangels an Gerinnungsfaktor VIII (= Hämophilie A) oder IX (= Hämophilie B) auf. Bei der schweren und mittelschweren Form kommt es besonders im Kindes- und Jugendalter entweder spontan oder nach Minimaltrauma zu intraartikulären Blutungen. Am häufigsten ist das Knie betroffen, gefolgt vom oberen Sprunggelenk und Ellenbogengelenk – jeweils allein oder kombiniert. Typischerweise ereignen sich weitere Hämorrhagien bevorzugt an einem bereits zuvor von einer Blutung betroffenen Gelenk. Es entwickelt sich eine chronische villös-hypertrophische Synovitis. Die Muskulatur wird atrophisch, am Knie resultieren Beugekontraktur, femorotibiale Subluxation und Bandinstabiliät, die ihrerseits Achsenabweichungen begünstigen. Radiologisch deutet sich zunächst nur eine gelenknahe Weichteilverdichtung an; später folgen gelenknahe Knochenatrophie, Epiphysenvergrößerung und vorzeitiger Verschluss der Wachstumsfugen

(Abb. 7.8 a–d). Die Knorpelzerstörung hat somit teils biomechanische, teils enzymatische Ursachen. Im Spätstadium mit subchondralen Knochenzysten und Pseudorandwülsten ist der Übergang zur sekundären Arthrose fließend. Differenzialdiagnostische Probleme können nur bei der leichten, dann möglicherweise noch nicht diagnostizierten Hämophilie auftreten.

Neuropathie. Die *neuropathische Arthropathie* (Charcot-Gelenk) war bereits als Begleitphänomen einiger endokriner Arthropathien erwähnt worden. Sie beruht meist auf einer Erkrankung des zentralen Nervensystems, die eine reduzierte bis aufgehobene Schmerzempfindlichkeit zur Folge hat und eine muskuläre Hypotonie und Angiopathie bewirkt. Die häufigsten Grundkrankheiten sind Tabes dorsalis und Syringomyelie. Die tabische Arthropathie betrifft hauptsächlich die unteren Gliedmaßen und hier besonders Knie- und oberes Sprunggelenk, während die bei Syringomyelie auftretende Arthropathie vorzugsweise Schulter-, Ellenbogen- und Handgelenk befällt. Betroffen sind hauptsächlich Erwachsene im dritten bis fünften Lebensjahrzehnt. Im betroffenen Gelenk treten initial Ergüsse auf, die bisweilen hämorrhagisch und so gut wie immer steril sind, so dass das Bild einer aktivierten Arthrose stark ähnelt. Der weitere Verlauf ist jedoch ganz anders: Es folgen rasch Knorpel-Knochenzerstörungen mit Destabilisierung des Gelenks, das bei der atrophischen Verlaufsform gewöhnlich als „Gelenkruine" mit Hypermobilität und Luxation endet. Bei der hypertrophischen Form entwickelt sich eine ausgedehnte artikuläre und periartikuläre Knochenneubildung, so dass man an eine extrem gesteigerte Arthrose erinnert wird. Beiden Formen gemeinsam sind rasche Progredienz, ausgeprägte chronische Gelenkergüsse und vor allem die auffällige Schmerzarmut bis Schmerzfreiheit. Die Diagnosesicherung erfolgt durch Ermittlung der neurologischen Grunderkrankung.

Trauma. Man kann auch eine *posttraumatische Arthropathie* als Folge einmaliger oder wiederholter Gelenktraumen definieren und darunter die Summe möglicher Verletzungen und ihrer Folgen verstehen. Da es hier aber ausschließlich um differenzialdiagnostische Erwägungen geht, ist die Beschränkung auf die Folgen von Kontusionen und Distorsionen ohne Kontinuitätstrennung von Geweben sinnvoller. Klinisch handelt es sich um schmerzhafte, oft hartnäckig rezidivierende post-

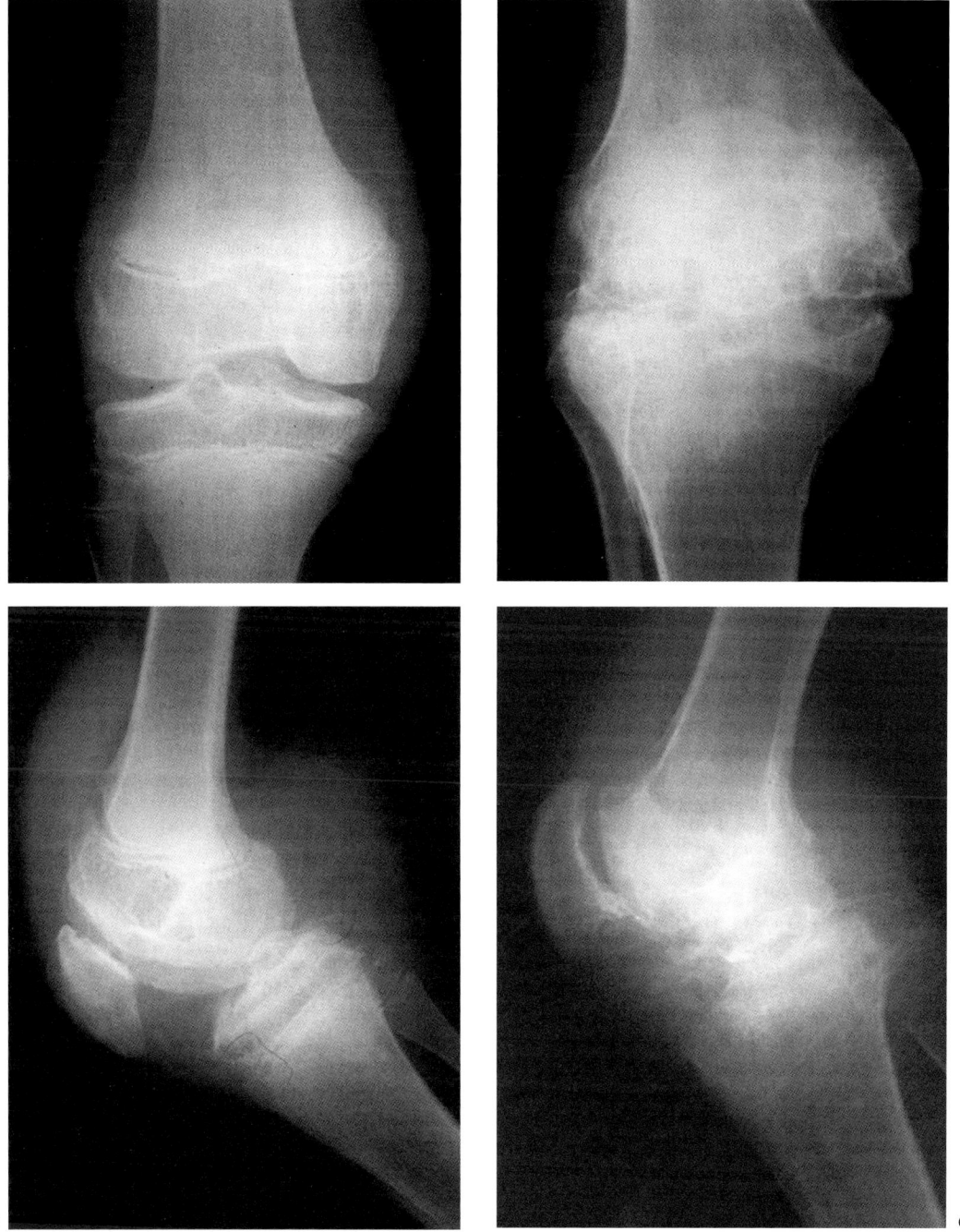

Abb. 7.**8** Entstehung einer sekundären Gonarthrose bei Haemophilie-Arthropathie:
a + b im Alter von 14 Jahren – mit noch offenen Wachstumsfugen typische Kontrastgebung der Gelenkkapsel bei noch weitgehend erhaltenem Gelenkspalt.

c + d im Alter von 22 Jahren – hochgradige Sekundärarthrose mit Gelenkspaltverlust, knöcherner Defektbildung medial und Sklerosierung lateral.

traumatische Synovitiden mit serösen Gelenkergüssen. Sie können Residuen einer Einblutung sein, in der Mehrzahl sind sie jedoch pathogenetisch nicht völlig geklärt. Die Synovialis ist hyperämisch und ödematös verdickt; histologisch sieht man eine herdförmige Vermehrung von Synoviozyten und gelegentlich perivaskuläre Infiltrate von Lymphozyten und Plasmazellen. Für das chronische Stadium wurde eine Sklerosierung der kleinen Blutgefäße des synovialen Bindegewebes und ein gelegentlich der villonodulären Arthritis nahestehendes Bild beschrieben (Klein et al. 1980). Differenzialdiagnostisch muss immer an eine beginnende oder aktivierte Arthrose und manchmal auch an eine posttraumatische oder trauma-unabhängige Osteonekrose gedacht werden.

Sonstige differenzialdiagnostisch relevante Gelenkerkrankungen

Neben Arthritiden und Arthropathien gibt es einige weitere Gelenkerkrankungen, die differenzialdiagnostisch und als Präarthrosen bedeutsam sind. Sie werden aber hier nur insoweit angesprochen, als sie über ein Einzelgelenk hinaus Bedeutung haben. Im übrigen wird auf die topographischen Einzelkapitel verwiesen.

Osteonekrosen. Die hier relevanten *aseptischen (= avaskulären) Osteonekrosen* des Erwachsenen betreffen in der Regel die konvexen gelenkbildenden Knochenenden. Sie stellen ischämisch bedingte Verluste von vitalem Knochen und Knochenmark dar. Häufige Lokalisationen sind Femurkopf, medialer Femurkondyl, Talusrolle und mit größerem Abstand der Humeruskopf. Da eine Revitalisierung der Knochennekrose beim Erwachsenen – im Gegensatz zu Kindern – nahezu unmöglich ist, verbleiben nach dem Knochenkollaps und dem immer unzureichenden Reparaturversuch gravierende präarthrotische Deformitäten (Abb. 7.9 a–c). Die Differenzialdiagnose wird erleichtert, wenn man das typische Erkrankungsalter – etwa 30–50 Jahre – berücksichtigt und gleichzeitig einer der folgenden für eine Nekrose sprechenden Begleitumstände vorliegt: Alkoholabusus, vorausgegangene Therapie mit Glukokortikoiden, schweres Trauma mit Erzeugung einer lokalen Mangeldurchblutung und Therapie mit jonisierenden Strahlen (Osteoradionekrose). Typisch sind auch die raschen und sehr schmerzhaf-

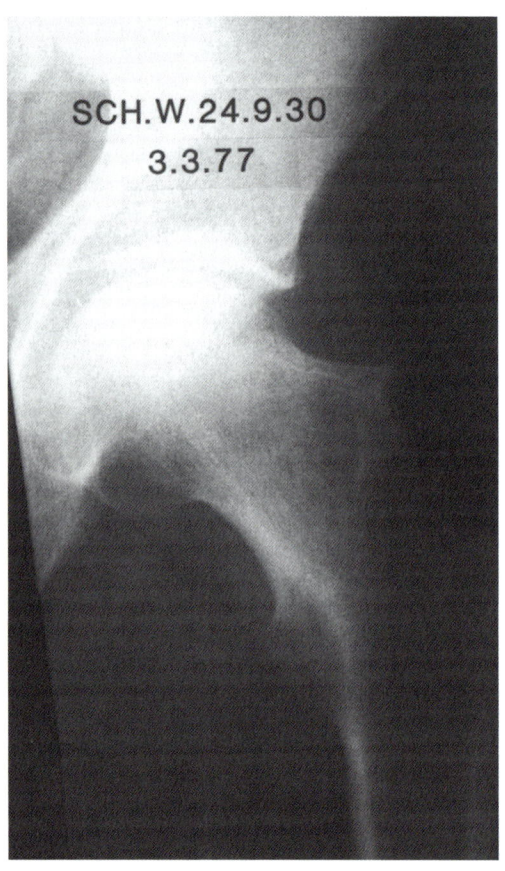

a

Abb. 7.9 Entwicklung einer sekundären Coxarthrose aus einer Hüftkopfnekrose:
a im Alter von 46 Jahren – radiologisch noch intaktes Gelenk, aber bereits Hüftschmerz.

ten Verläufe nach der ersten klinischen Manifestation sowie der schleichende Übergang in die sekundäre Arthrose mit noch lange erhaltenem Gelenkspalt.

Die differenzialdiagnostisch relevante adulte Form der *Ostechondrosis dissecans* stellt eine eng umschriebene, oberflächennahe Osteonekrose einer Epiphyse mit Knorpelbeteiligung dar. Sie tritt immer vor dem 50. Lebensjahr auf, betrifft Männer wenigstens doppelt so oft wie Frauen und spielt sich hauptsächlich am Knie, seltener an Ellenbogengelenk, Talusrolle, Femurkopf oder Oberarmkopf ab. Die Krankheit kann doppelseitig auftreten und für längere Zeit asymptomatisch sein. Sie kann aber auch durch unspezifischen Schmerz mit Schwellneigung auffallen. Kommt es zur Ablösung des Dissekats, sind auch Gelenk-

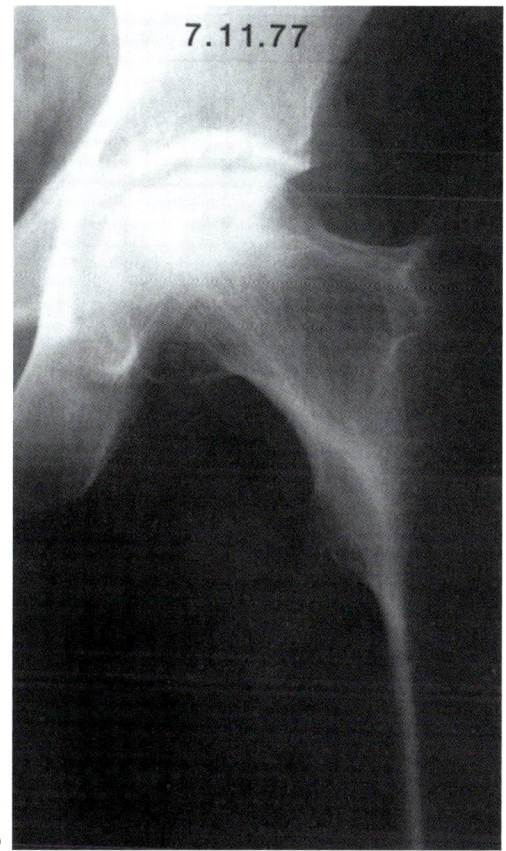

b

Abb. 7.**9b** 8 Monate später – segmentaler nekrosebedingter Einbruch des Femurkopfs bei noch gut erhaltenem Gelenkspalt.

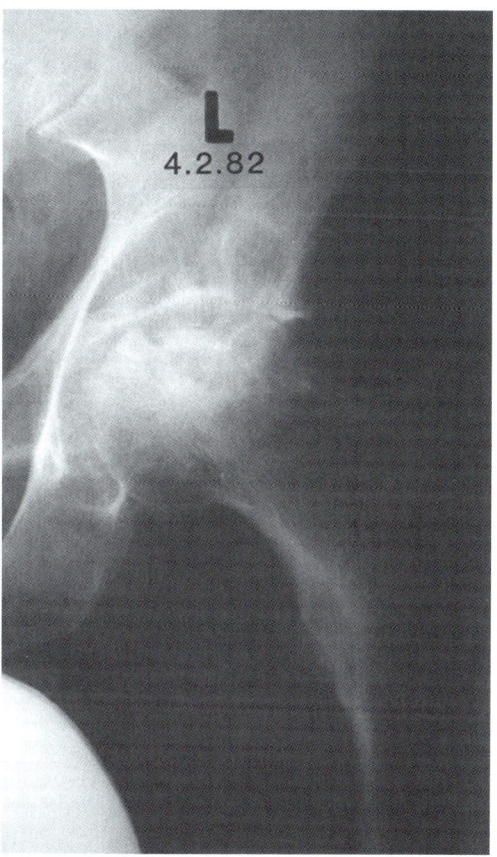

c

Abb. 7.**9c** 4 Jahre später – Sekundärarthrose mit unregelmäßig begrenztem Gelenkspalt, Zystenbildung und Sklerosierung bei inzwischen weitgehend kollabiertem Femurkopf.

blockierungen, Giving-way-Symptome und starke Gelenkergüsse möglich. Die Frühdiagnose wird am besten kernspintomographisch ohne oder mit Kontrastmittelgabe gestellt. Auch bei gutem primären Behandlungserfolg stellt die Osteochondrosis dissecans des Erwachsenen immer eine Präarthrose dar.

Gelenkchondromatose. Die Gelenkchondromatose (Osteochondromatose, synoviale Chondromatose, synovial chondrometaplasia) gilt ähnlich wie die villonoduläre Arthritis als tumorähnliche Erkrankung. Dabei wird durch Zellen der Synovialis hyaliner Knorpel gebildet. Dieser erscheint in Form von oft zahllosen kleinen und wenigen größeren kapselständigen oder freien Gelenkkörpern, die sich durch Wachstum im synovialen Mi-

lieu vergrößern können und fakultativ ossifizieren. Bevorzugt befallen sind wiederum mittleres Alter und männliches Geschlecht. Größere freie Gelenkkörper können als so genannte Gelenkmäuse Einklemmungen wie bei Osteochondrosis dissecans oder Meniskusriss verursachen. Während die primäre Chondromatose als Präarthrose zu werten ist, können chondromatöse Gelenkkörper auch als Bestandteile von Arthrosen (vgl. Abb. 5.**5**) und nach osteochondraler Fraktur auftreten. Die Differenzialdiagnose gegenüber einer Arthrose erfolgt anhand fehlender radiologischer und arthroskopischer Arthrosezeichen sowie histologisch.

Transitorische Osteoporose. Vor allem am Hüftgelenk, grundsätzlich aber auch andernorts kann sich eine so genannte *transitorische Osteoporose* entwickeln. Diese fokale Osteoporose ist ätiologisch nicht aufgeklärt. Ihre Schmerzsymptomatik ist heftig in Beginn und Verlauf und erinnert an eine ausgeprägte aktivierte Arthrose, die zunächst keine Besserungstendenz zeigt. Im Gegensatz zur Arthrose klingt sie aber innerhalb eines halben Jahres vollständig ab, und es wird eine Restitutio ad integrum erreicht. Die klinische Untersuchung kann eine schmerzhafte Einschränkung der Gelenkbeweglichkeit ergeben, die zunächst an eine gelenkbezogene Erkrankung, z.B. eine Hüftkopfnekrose. denken lässt, zumal auch ein ausgeprägtes Schonhinken besteht. Die Diagnosesicherung erfolgt radiologisch durch die im Krankheitsverlauf deutlich werdende Demineralisation bei fehlenden Arthrosezeichen (Abb. 7.**10**); im MRT findet man bereits frühzeitig nachweisbare Signalveränderungen. Die transitorische Osteoporose hat nach heutigem Wissensstand keine präarthrotische Bedeutung.

Periarthrosen. Unter Periarthrosen werden gelenknahe Krankheitsbilder zusammengefasst, die eine degenerative oder mechanische Basis haben und arthroseähnliche Symptome verursachen. Im Einzelnen handelt es sich um Tendinosen, Tenosynovitiden und Bursitiden. Sie können entweder arthrosebegleitend oder arthroseunabhängig auftreten. In erster Linie betreffen sie Schulter, Hüfte und Knie. Man ist bemüht, statt der unverbindlichen Bezeichnung „Periarthropathia humeroscapularis" oder „Periarthrosis coxae" anatomisch bzw. anatomisch-funktionell präziser beschreibende Diagnosen zu verwenden wie etwa Tendinose der Supraspinatussehne, subakromiales Impingement, Bursitis trochanterica, Ligamentose des Kniescheibenbands. Sie können leicht mit Arthrosen verwechselt werden, was dann unvermeidbar zu therapeutischen Fehlentscheidungen führt. Die Periarthrosen werden an den entsprechenden Stellen im speziellen Teil berücksichtigt werden.

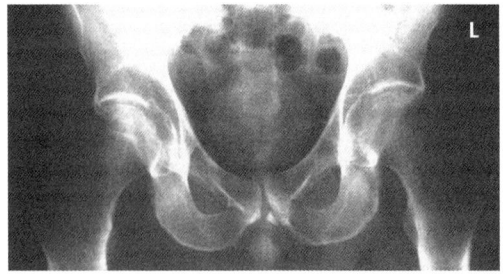

a

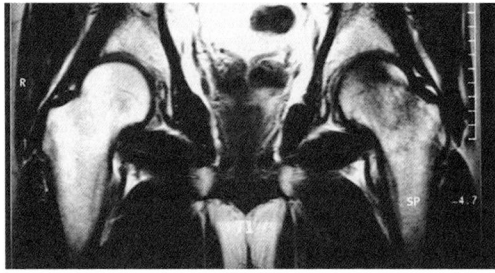

b

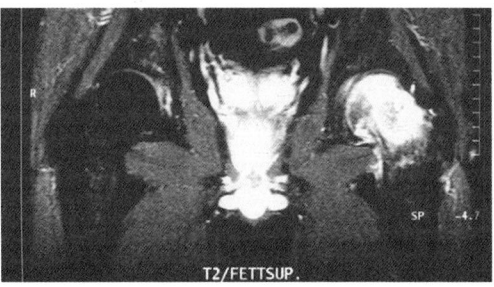

c

Abb. 7.**10** Transitorische Osteoporose der linken Hüfte:
a radiologisch – Demineralisation von Hüftkopf und Schenkelhals.
b + c im MRT – deutliche Signaländerung im erkrankten Bereich.

8 Therapie

8 Therapie

Das Wichtigste in Kürze

◆ Arthrosen sind nicht heilbar. Therapieziele sind deshalb Bekämpfung der führenden Symptome und nach Möglichkeit Hemmung der Progredienz.

◆ Symptomatische Therapien richten sich gegen Schmerz und Funktionsstörungen, d.h. Einschränkung der Beweglichkeit und Gelenkversagen mit ihren körperlichen und psychosozialen Folgen; sie sind bei allen Arthroseformen anwendbar. Verlaufshemmende Maßnahmen bestehen in der rechtzeitigen Korrektur von Präarthrosen, sofern diese als solche identifizierbar und beeinflussbar sind.

◆ Die Therapiemittel reichen von allgemeinen Maßnahmen über Physiotherapie, orthopädische Hilfsmittel, Medikamente und Operationen bis zur Rehabilitation. Grundsätzlich wird zunächst ein konservativer Zugang versucht und die aktuell im Vordergrund stehende klinische Symptomatik angegangen; dem Röntgenbild kommt dabei nur die Rolle der Diagnosesicherung zu.

◆ Die aktivierte Arthrose mit ihrer entzündlich geprägten Symptomatik erfordert vorübergehend Schonung und Entlastung, Kryotherapie, entzündungshemmende Medikamente und ggf. Analgetika. Das besonders bei älteren Menschen erweiterte Risikoprofil der nichtsteroidalen Antiphlogistika muss beachtet werden; die gastrointestinalen Nebenwirkungen konnten durch Einführung der COX-2-spezifischen NSA reduziert werden, das renale Risiko ist geblieben. Der hypertone Muskelschmerz reagiert besser auf Wärme als auf Myotonolytika in verträglichen Dosen. Frühzeitige Kontrakturprophylaxe durch Bewegungstherapie ist notwendig.

◆ Remissionsphasen mit ihrem potentiell weiten Beschwerdespektrum erfordern jeweils sorgfältig angepasste Maßnahmen. Bei Gelenksteife und Kontraktur ist mobilisierende Krankengymnastik und bei Instabilität dosiertes Krafttraining indiziert. Der Gelenkschmerz wird durch Analgetika und NSA, Elektrotherapie und Ultraschall behandelt. Ggf. kommen Gewichtskontrolle, entlastende Gehhilfen und sonstige Hilfsmittel in Betracht. Einklemmungsartige Symptomatiken werden durch arthroskopisches Débridement behandelt. Knorpelsubstituierend kann Hyaluronsäure intraartikulär und Glukosamin oral gegeben werden; der Einsatz von Anti-Zytokinen könnte eine zukunftweisende Basistherapie begründen. Spätestens in dieser Krankheitsphase ist die Anpassung an das verbliebene Leistungsvermögen ebenso unverzichtbar wie regelmäßige belastungsarme Bewegung unter Einschluss des kranken Gelenks.

◆ In der Dekompensationsphase ist in der Regel eine Operation notwendig, sobald der Leidensdruck entsprechend groß ist. Die intraartikuläre Glukokortikoidgabe sollte nur zur Überbrückung bei akut eingetretener Dekompensation erfolgen. Gelenkerhaltende Operationen sind immer zu bevorzugen; nur fortgeschrittene Arthrosen im höheren Lebensalter werden primär endoprothetisch versorgt.

◆ Operationen zur Anregung einer Knorpelneubildung und osteochondrale Transplantationen kommen praktisch nur am Knie in Betracht, wenn ausnahmsweise ein fokaler Knorpeldefekt im frühen Krankheitsstadium besteht; eine begleitende Achsenabweichung muss gleichzeitig korrigiert werden. Das arthroskopische oder offene Débridement kann vorübergehend Erleichterung bringen. Die autologe Chondrozytentransplantation ist in ihrer heutigen Form zur Arthrosetherapie nicht geeignet.

◆ Umstellungs-Osteotomien werden im jüngeren und mittleren Lebensalter durchgeführt, wenn erwartet werden darf, dass sie eine Druckentlastung des Gelenks bewirken. Dies wird durch gezielte Optimierung der Gelenkgeometrie auf biomechanischer Basis erreicht. Das Prinzip ist am präarthrotisch belasteten Hüft- und Kniegelenk am besten realisierbar, auch bei bereits mittelgradig fortgeschrittener Sekundärarthrose. Nachteilig ist die erforderliche Entlastungszeit bis zur Knochenheilung, die nicht immer gute Schmerzlinderung und die begrenzte Wirkdauer. Vorteilhaft ist die Möglichkeit, zumindest Zeit bis zur Endoprothesenversorgung zu überbrücken.

◆ Die Endoprothetik am Hüft- und Kniegelenk hat einen so hohen technischen Stand erreicht, dass sie dort bei dekompensierter und anderweitig nicht mehr behandlungsfähiger Arthrose das Mittel der Wahl ist. Erwartet werden dürfen fast ausnahmslos eine rasch einsetzende, ausgeprägte und anhaltende Schmerzbefreiung sowie eine durch Übungsbehandlung erwerbbare deutliche Funktionsverbesserung. Nachteilig ist vor allem das Risiko der Auslockerung; es hängt einerseits von Material und Design sowie vom Operateur ab, andererseits vom Umgang des Patienten mit seinem Implantat. Trotz relativ guter Widerstandsfähigkeit und Verträglichkeit aktueller Biomaterialien und Designs fallen Abriebpartikel an, die durch periprothetischen Knochenabbau die Verankerung gefährden und oft eine therapieresistente chronische Synovitis erzeugen. Implantatbrüche sind heute sehr selten. Weitere Lockerungsmechanismen sind minimale intraoperative Keimbesiedelung und Fehlplatzierung von Implantaten. Obwohl die Standzeit von Endoprothesen nachweislich von der Intensität ihrer Beanspruchung abhängt, ist ihr regelmäßiger Gebrauch allein schon aus Gründen der Muskelpflege notwendig; überzogene sportliche Aktivitäten mit hohen dynamischen und Rotationskräften müssen jedoch abgelehnt werden. Da Prothesenwechsel zwar möglich, aber mit besonderen Schwierigkeiten und geringerer Erfolgsaussicht verbunden sind, sollte die Erstimplantation möglichst spät erfolgen.

◆ Resektionsarthroplastiken mit ihren Modifikationen spielen heute nur noch an wenigen Gelenken eine maßgebliche Rolle, weil sie den Wunsch nach Schmerzfreiheit und guter Funktion bei sicherer Gelenkstabilisierung oft nicht erfüllen. Arthrodesen sind ebenfalls auf nur noch wenige Gelenke und Indikationen beschränkt. Zur Behandlung der Arthrose an Hüfte und Knie sind beide Methoden so gut wie vollständig von der Endoprothetik verdrängt worden.

◆ Die institutionalisierte Rehabilitation bündelt physiotherapeutische, orthopädietechnische, schmerztherapeutische und sozialmedizinische Maßnahmen zur individuellen Besserung von Funktionsstörungen und chronischem Schmerz sowie zur Reintegration in den persönlichen Alltag und das soziale Umfeld. Aus klinischer Sicht hat sie sich besonders in Form der poststationären Anschlussheilbehandlung zur Sicherung und zum Ausbau von Operationsergebnissen bewährt.

◆ Gute Behandlungserfolge lassen sich nur durch professionell gesteuerte und individuell angepasste Kombination der verfügbaren und – weitgehend – evaluierten therapeutischen Optionen erreichen.

■ Therapieziele

Voraussetzungen. Alle therapeutischen Bemühungen müssen derzeit von folgenden Voraussetzungen ausgehen:

- Arthrosen sind leider nicht heilbar im Sinne der Rückführung auf ein anatomisch und funktionell intaktes Gelenk wie vor Beginn der Erkrankung.
- Es gibt keine für alle Arthrosen zutreffende letzte Krankheitsursache, so dass es auch keine allgemein gültige kausale Therapie geben kann.
- Nur bei ätiologisch klassifizierbaren Sekundärarthrosen gibt es im Prinzip kausale Behandlungsmöglichkeiten; diese kommen aber nur dann zum Tragen, wenn die Grundkrankheit oder ihre Folgen am Gelenk eliminiert oder wenigstens spürbar reduziert werden können und die Arthrose nicht allzu weit fortgeschritten ist.

Symptombezogen. Die Mehrzahl der theurapeutischen Maßnahmen wird somit lediglich symptomatisch sein. Man kann nur dann einen Erfolg erwarten, wenn Auswahl und Dosierung der Therapiemittel die aktuelle klinische Symptomatik und die Persönlichkeit des Patienten hinsichtlich seiner Erwartungen und Fähigkeiten berücksichtigen. Ist der ätiologische Hintergrund bekannt und beeinflussbar, muss diese Möglichkeit natürlich zusätzlich genutzt werden.

Die patientenorientierte Therapie sollte sich zunächst auf jene Symptome konzentrieren, die den Arthrosekranken besonders stören und bedrücken. Dies ist in erster Linie der *Schmerz*. Meist kommt *Angst* vor dem drohenden Verlust der Mobilität im weitesten Sinn hinzu; dabei wird zunächst an Einschränkungen bis Aufgabe von Aktivitäten im beruflichen und privaten Alltag einschließlich Sport gedacht, bei fortgeschrittener Krankheit auch an Begrenzung und Verlust der Geh- und Reisefähigkeit und der Teilhabe am außerhäuslichen kulturellen und gesellschaftlichen Leben, letztlich aber auch an ein mögliches Abhängigsein von der ständigen Hilfe anderer.

Patientenorientiert. Angesichts solcher – heute nicht mehr ganz berechtigter – pessimistischer Visionen möchte der Patient auch wissen, ob und wie er selbst zu einem günstigeren Krankheitsverlauf beitragen kann. Dabei ist ihm durchaus bewusst, dass er vielleicht längst eine für ihn ungeeignete Sportart hätte aufgeben oder sein Gewicht hätte reduzieren sollen. Er wird aber auch Argumente zu seiner Entschuldigung nennen wie etwa starke berufliche Inanspruchnahme oder in seiner Familie bekannte erbliche Belastung bezüglich Gelenkverschleiß und Übergewichtigkeit. In jedem Fall erwartet und benötigt er eine gründliche Aufklärung über das Wesen seiner Krankheit und über mögliche Eigenbeiträge zur Linderung seiner Beschwerden, Besserung seiner Leistungsfähigkeit und günstigen Beeinflussung des weiteren Krankheitsverlaufs. Es gilt also, Schmerz- und Funktionsverlust, deren Auswirkungen weit über das oder die erkrankten Gelenke hinausgehen, zu behandeln, dabei den übrigen Gesundheitsstatus und die Persönlichkeit des Patienten in seinem Umfeld zu berücksichtigen und Perspektiven zur Prävention zu eröffnen.

■ Allgemeine und präventive Maßnahmen

Lebensweise. Dass vor Einleitung jeglicher Therapie ein gründliches Aufklärungsgespräch mit dem Arzt des Vertrauens stattfinden und eine den verbliebenen Möglichkeiten sinnvoll angepasste Lebensweise initiiert werden muss, wurde bereits dargelegt und begründet. Dies beginnt mit der Beseitigung von Risikofaktoren und kann beispielsweise eine Umstellung zu mehr sitzender Tätigkeit, den Wechsel vom alpinen Skilauf zu Langlauf oder die Optimierung von Spieltechniken etwa bei Tennis oder Golf bedeuten. Von Kampfsportarten und Leistungssport ist generell abzuraten. Joggen sollte nur mit gutem Schuhwerk, richtiger Lauftechnik und in verträglicher Dosierung erfolgen, die individuell herausgefunden werden muss; Walking, das weniger Stoß- und Staucheinwirkungen hat, kann günstiger sein. Die Sattelhö-

he beim Fahrrad oder Ergometer ist korrekt einzustellen, das heißt, dass die Ferse mit Schuh bei gestrecktem Knie das tief stehende Pedal erreicht. Weiterhin wirken sich positiv aus: Vermeidung von Kälte und Feuchtigkeit, regelmäßiges Tragen von gelenkwärmender Wäsche, die Benutzung von Schuhen mit weichen Absätzen und Sohlen, regelmäßige Gymnastik und regelmäßiges Schwimmen bei Wassertemperaturen von 26–28 °C. Nahrungs- und Genussmittel sollten maßvoll konsumiert werden. Die Reduzierung eines eventuell überhöhten Körpergewichts hat bei allen Arthrosen und Präarthrosen tragender Gelenke günstige Wirkung im Sinne der Beschwerdeminderung und Prävention.

Bewegung. Es darf keinen Zweifel daran geben, dass kritiklose Schonung gerade falsch wäre. Insbesondere der Gelenkknorpel benötigt beim arthrosekranken ebenso wie beim gesunden Gelenk unbedingt den regelmäßigen Gebrauch mit intermittierender Kompression und Dekompression. Auf diese Weise wird seine durch Diffusion erfolgende Ernährung gefördert. Gleichzeitig wird die Schmierung der Gelenkflächen optimiert. Demnach sind regelmäßige, stauchungsfreie aktive Bewegungen innerhalb des verbliebenen Spielraums neben Reduzierung rein statischer Belastung und Vermeidung von Traumen für das Gelenkschicksal entscheidend.

Therapeutische Optionen. Angesichts der multifaktoriellen Ätiologie von Arthrosen und des Mangels an effizienten kausalen Behandlungsmöglichkeiten verwundert es nicht, dass es eine Vielzahl therapeutischer Optionen gibt: physiotherapeutische Maßnahmen, orthopädische Hilfsmittel, Medikamente und Operationen (Tab. 8.1). Operationen kommen in der Regel erst nach Ausschöpfung vertretbarer und zumutbarer konservativer Möglichkeiten in Betracht. Eine Ausnahme ist nur gerechtfertigt, wenn bei einem jüngeren und kooperationsfähigen und -bereiten Patienten eine gut korrigierbare präarthrotische Deformität besteht und die Sekundärarthrose erst mäßig fortgeschritten ist. Hier würde Zeitverlust durch konservative Behandlung mit Analgetika und Physiotherapie die Erfolgsaussichten verschlechtern. Innerhalb der konservativen Optionen sollte wo immer möglich Physiotherapie vor Pharmakotherapie rangieren, obwohl es für beide Seiten viel bequemer – aber auch riskanter – ist, frühzeitig auf Medikamente zu setzen. Die Ver-

Tab. 8.1 Überblick über therapeutische Optionen bei Arthrosen

Allgemeine Maßnahmen:
- Aufklärung
- Anpassung
- Prävention

Physiotherapie:
- Krankengymnastik
- Physikalische Therapie

Orthopädische Hilfsmittel

Pharmakotherapie:
- Analgetika
- Antiphlogistika
- „Medikamente mit verzögertem Wirkungseintritt" (SADOA)
- Sonstige Mittel und alternativmedizinische Mittel

Operative Therapie:
- Gelenkerhaltende Operationen
- Endoprothetik
- Sonstige Operationen

Rehabilitation

sorgung mit orthopädischen Hilfsmitteln erfolgt ebenfalls frühzeitig; zur Verbesserung der oft schlechten Akzeptanz empfiehlt sich immer eine plausible Begründung für diese Maßnahme und eine genaue Überprüfung und Einweisung nach Fertigstellung des Hilfsmittels.

Die in Tab. 8.1 zusammengefassten therapeutischen Möglichkeiten dürfen allerdings nicht dahingehend missverstanden werden, dass man sich grundsätzlich auf eine bestimmte Behandlungsform festlegen müsse oder dass in schweren Erkrankungsfällen außer etwa einer Endoprothese andere Optionen nicht mehr in Frage kämen. Ein gutes Behandlungskonzept richtet sich vielmehr nach einer genauen Analyse von Schmerztyp und Funktionsdefizit und beginnt mit den einfachsten Mitteln, die gewöhnlich auch die geringsten Nebenwirkungen haben und oft auch die preiswertesten sind. Aus der Anamnese ergibt sich, ob Belastungs-, Ermüdungs-, Anlauf- oder Dauerschmerz vorliegt. Die Untersuchung zeigt, ob ein Endphasen- oder durchgängiger Bewegungsschmerz angegeben wird, ob eine Kapselentzündung besteht und ob man von einer muskulären Schmerzkomponente ausgehen muss. Die Funktionsprüfung klärt außerdem, ob Kontraktur, Instabilität oder periarthrotische Zeichen bestehen. Jeder Schmerztyp und jedes funktionelle Defizit reagiert spezifisch auf die verfügbaren Therapiemittel, die ihre beste Wirkung oft erst beim kombinierten Einsatz etwa von Kälte und Antiphlogistika bei Kapselentzündung oder von Wärme, detonisierenden Massagen und mobilisierender Bewegungstherapie bei vorwiegend muskulären Problemen entfalten. Der gut abgestimmte gleichzeitige Einsatz mehrerer Methoden darf nicht mit Polypragmatismus verwechselt werden; dieser würde nur vermeidbaren Aufwand und Kosten verursachen, er wäre unnütz und oft genug schädlich, weil er leicht unerwünschte Nebenwirkungen erzeugt und immer die Eigeninitiative des Patienten hemmt.

■ Physiotherapie

Für Arthrosen in Betracht kommende physiotherapeutische Anwendungen sind einerseits Bewegungstherapie, vor allem in Form der Krankengymnastik, andererseits verschiedene physikalische Therapieformen. Sie alle dienen der Behandlung von akutem und chronischem Schmerz, einer etwa vorhandenen Begleitsynovitis sowie von Funktionsstörungen. Darüber hinaus kann mit gezielt eingesetzten physikalischen Mitteln die Effizienz der Bewegungstherapie verstärkt werden. Nicht zuletzt erhält der physiotherapeutisch behandelte Patient wichtige Informationen und Anleitungen zu zweckmäßigen Verhaltensweisen und zur Selbstbehandlung etwa durch Eigengymnastik, zur richtigen Anwendung von Kälte und Wärme sowie zum sinnvollen Verhalten im Alltag.

Krankengymnastik

Kraft. Krankengymnastische Behandlungen bei Arthrosen werden mit unterschiedlicher Zielsetzung durchgeführt. Sie bieten die besten Möglichkeiten zum *Krafttraining* gelenkführender Muskeln durch isometrische, isodynamische oder isokinetische Übungstechniken. Als Beispiel sei die Übungsbehandlung der Hüftabduktoren zur Behebung der seitlichen Beckeninstabilität mit Insuffizienzhinken genannt. Ein anderes Beispiel ist das Training des M. quadriceps femoris, dessen Schwäche nicht nur eine Folge der Gonarthrose ist, sondern auch arthroseverschlimmernd wirkt durch Herabsetzung der funktionellen Kniestabilisierung, durch Minderung der Stoßdämpfung und Beeinträchtigung der Sensomotorik.

Mobilisierung. Krankengymnastik wird ebenso zur *Mobilisation* versteifter Gelenke, zur Beseitigung und zur Prophylaxe von Kontrakturen eingesetzt. Dabei kommen neben aktiven auch passive Bewegungs- und Dehntechniken zur Anwendung. Bei entsprechenden Voraussetzungen sind auch Übungen auf neurophysiologischer Grundlage indiziert, z.B. PNF-Techniken. Besonders bewährt hat sich die Mobilisation auf der motorisierten Bewegungsschiene nach dem von Salter (1994) angegebenen Prinzip der „continuous passive motion" (CPM). Hier lassen sich Bewegungsausmaß, Frequenz und Dauer individuell regulieren. CPM wird besonders zur Frühmobilisation nach Operationen am Gelenk eingesetzt. Wichtig ist, dass die ausgewählten Methoden möglichst keine Schmerzen hervorrufen. Schmerzfreiheit muss notfalls durch ergänzende Maßnahmen wie Kälteapplikation am Gelenk, Wärmeanwendung über der Muskulatur, lockernde Massagen oder Analgetika erreicht werden. Myotonolytika haben sich zumindest in ambulant verträglicher Dosierung nicht bewährt.

Weitere krankengymnastische Behandlungstechniken sind *dosiertes Belastungstraining, Verhaltensschulung,* Einweisung in *Hilfsmittelgebrauch* sowie spezifische *Übungen* zum *Koordinations- und Gleichgewichtstraining* – jeweils mit dem Ziel der Verbesserung von Sicherheit und Ausdauer. Es ist immer zu prüfen, ob krankengymnastische Behandlung „trocken" oder im Bewegungsbad stattfinden soll; hier erleichtert temperiertes Wasser besonders die noch nicht ganz schmerzfreie Mobilisation und Belastung. Es muss auch geprüft werden, ob manuelle oder apparative Traktionsmethoden zur Anwendung kommen; Traktion und intermittierende Extension wirken schmerzreduzierend bei aktivierter Arthrose. Die Mobilisierung von Gelenken kann auch durch den Einsatz des Schlingentischs und ableitende Lymphdrainage erheblich erleichtert und verbessert werden.

Walking. Isometrisches Krafttraining ohne und mit Gewichtsbelastung im Rahmen der *Sportphysiotherapie* ist weniger gelenkschonend als früher angenommen; so wurde in der Hüfte mehr Druckbelastung als beim Gehen mit frei gewählter Geschwindigkeit registriert (Krebs et al. 1990). Im Kniegelenk wächst die Belastung proportional zur Gehgeschwindigkeit, was vom gesunden Gelenk toleriert wird, bei Gonarthrose aber unzuträglich ist. Es wurde jedoch gezeigt, dass forciertes Gehen in Form von *Walking* die Funktion des Kniegelenks und das Gangbild verbessern, ohne eine bestehende Arthrose zu aktivieren (Allegrante et al. 1993). Natürlich müssen Ausmaß der Arthrose an Hüfte, Knie oder oberem Sprunggelenk und die allgemeine Belastbarkeit des Organismus angemessen berücksichtigt werden. Im einzelnen empfiehlt sich für das Walking-Programm folgendes Vorgehen: Aufwärmen, gewichtsfreie isometrische Übungen zur Steigerung der Muskelkraft, Hinzunehmen von dynamischen Übungen zum Ausdauertraining und dann erst langsamer Beginn mit dem eigentlichen Walking (Bös et al. 2001). Entscheidend ist, dass jede Trainingsphase schmerzfrei absolviert werden kann und dass man in jedem Fall auf ebenem und weichem Untergrund beginnt. Walking ist auch sehr gut geeignet, Gelenke wieder an die grundsätzlich höhere Belastung beim Laufen heranzuführen; dies kann in der Weise geschehen, dass Trainingsläufe durch gelenkschonende Walking-Einheiten unterbrochen werden.

Ergotherapie. Wertvolle ergänzende Hilfe zur Bewältigung von Aktivitäten des täglichen Lebens beispielsweise beim An- und Ausziehen, Treppengehen, Benutzen der Toilette und Fahren mit Kraftfahrzeug bietet die *Ergotherapie.* Sie leistet auch Unterstützung bei der ggf. erforderlichen Anpassung und Erprobung von Hilfsmitteln einschließlich Gebrauchsschulung für den Patienten.

Physikalische Therapie

Erfahrungsmedizin. Die für die Behandlung von Arthrosen zur Verfügung stehenden physikalischen Therapiemittel sind sehr vielfältig. Sie sind stark erfahrungsmedizinisch geprägt und nur teilweise kritisch evaluiert. Dies bedeutet aber nicht, dass ihr Einsatz nicht Hervorragendes leisten könnte, wenn die Indikation richtig gestellt ist. Die Indikation hängt in erster Linie von der Krankheitsphase, dem oder den betroffenen Gelenken und den vom Patienten als besonders störend empfundenen Begleiterscheinungen ab. Zur bestmöglichen Erfolgssicherung gehört auch die Überlegung, ob und ggf. welche Kombination mit anderen physiotherapeutischen Mitteln, Medikamenten oder gar operativen Maßnahmen sinnvoll ist.

Kälte. Die hier wichtigsten Methoden der physikalischen Therapie sind in Tab. 8.2 zusammenge-

Tab. 8.2 Bei Arthrosen bewährte Mittel der physikalischen Therapie

- Wärme-/Kälteanwendungen
- Ultraschall
- Elektrotherapie
- Akupunktur
- Massagen
- Hydro-/Balneotherapie
- intermittierende Extensionen
- Stretching

fasst. Die therapeutische Wirkung der umschriebenen Anwendung von Kälte und Wärme ist zwar evident, bisher aber nicht in kontrollierten klinischen Studien überprüft (Brandt 1998). Nach kurzzeitiger Reizung mit *Kälte* erhöht sich die Temperatur im Gelenk via reaktiver Mehrdurchblutung; länger dauernde Kälteapplikation in Form von Eis-Chips oder Kältegas von > 10 Minuten senkt die intraartikuläre Temperatur und erhöht die Schmerzschwelle spürbar. Diese Effekte werden mit Erfolg bei der Behandlung der aktivierten Arthrose an von außen gut zugänglichen Gelenken genutzt. Dies geschieht an Schulter und Knie z.B. in Form von so genannten Eismassagen. An Akupunkturpunkten durchgeführte Eismassagen lieferten der Elektroakupunktur und der transkutanen elektrischen Nervenstimulation (TENS) vergleichbar gute Ergebnisse bezüglich Schmerzminderung und Funktionsbesserung, die einer Plazebotherapie eindeutig überlegen waren (Yurtkuran et al. 1999). Wahrscheinlich ist der Wirkungsmechanismus so zu erklären, dass die Aktivität der auf den Knorpelstoffwechsel katabol wirkenden Enzyme durch die Temperaturabsenkung gehemmt wird. Absolute Kontraindikationen der Kryotherapie sind vor allem arterielle Durchblutungsstörungen und ausgeprägte Sensibilitäts- und trophische Störungen. Eine relative Kontraindikation stellen entzündliche Erkrankungen der Harnwege dar. Man sollte auch daran denken, dass es immer wieder Patienten gibt, die örtliche Kälteanwendungen schlecht vertragen und diese nach negativen Erfahrungen verständlicherweise ablehnen.

Wärme. Auch Wärme kann bei kurzer Anwendungsdauer die intraartikuläre Temperatur senken, was mit einer Änderung des Shuntvolumens nach Mehrdurchblutung der oberflächlichen Gewebsschichten erklärt wird. Lang dauernde Wärmebehandlung erhöht die Temperatur des Ge-

lenks und der umgebenden Weichteile, was diese dehnbarer und damit einer mobilisierenden Bewegungstherapie zugänglicher macht. Möglicherweise verbessert Wärme auch das Lubrikationsverhalten der Synovia. Vor allem aber ist die muskelrelaxierende Wirkung der Wärme hervorzuheben; sie ermöglicht eine wirksame Bekämpfung des oft begleitenden hartnäckigen Muskelschmerzes. Thermotherapie ist kontraindiziert bei lokalem und Allgemeininfekt, Phlebothrombose und schwerer kardiopulmonaler Erkrankung.

Ultraschall. Die Behandlung mit Ultraschall über ein geeignetes Kopplungsmedium führt ebenfalls zur Gewebserwärmung. Daneben wird eine auf den Pulsationseffekt zurückzuführende „Mikromassage" postuliert. Aus klinischer Sicht lässt sich eine schmerzlindernde Wirkung bei Tendinosen bestätigen, die allerdings nicht immer erwartet werden darf; bei dieser Indikation hat sich die Kombination mit Eismassagen bewährt. Ultraschall kann auch mit einem medikamentenhaltigen Gel kombiniert werden (Phonophorese), um die Penetrationstiefe des Antiphlogistikums oder Analagetikums zu vermehren. Lokale Infekte sind Kontraindikationen.

Elektrotherapie. Elektrotherapie zur Behandlung von Arthrosen ist in vielfältiger Form verfügbar. Galvanischer Strom wirkt hyperämisierend und hypalgesierend und kann ebenfalls mit einem medikamentenhaltigen Gel appliziert werden (= Iontophorese). Niederfrequente Reizströme werden als diadynamische Ströme oder in Form der transkutanen elektrischen Nervenstimulation (TENS) hauptsächlich zur Bekämpfung des akuten und chronischen Schmerzes angewandt. Mittelfrquenter Interferenzstrom und modulierte Mittelfrequenzströme bewirken ebenfalls eine gute Schmerzlinderung. Für nieder- und mittelfrequente Elektrotherapie fehlen allerdings kontrollierte Erfolgsstudien. Hochfrequenzstöme haben besonders in Form der Kurzwellendurchflutung eine in die Tiefe gehende Wärmeentwicklung zur Folge. Bei allen Elektrotherapieformen sind als Kontraindikationen Herzschrittmacher, metallische Implantate im Stromflussbereich, lokale Hautläsionen jeder Art und fieberhafte Erkrankungen zu beachten.

PEMFT und PST. Eine Variante der Elektrotherapie stellt die *pulsierende Magnetfeldtherapie*

(PEMFT) bzw. die *pulsierende Signaltherapie* (PST) dar. Die Befürworter dieser Methoden wollen die unter Belastung abgegebenen körpereigenen Signale zur Stimulation des Chondrozyten-Stoffwechsels durch pulsierende elektromagnetische Felder positiv beeinflussen. Sie empfehlen die Anwendung bei Gonarthrose, Coxarthrose und degenerativen Schulterkrankungen. PEMFT erwies sich in einer prospektiven doppelblindrandomisierten Pilotstudie als schmerzlindernd und funktionsverbessernd für wenigstens einen Monat bei Arthrosen an Knie, Hand und oberem Sprunggelenk (Trock et al. 1993). In einer weiteren prospektiven multizentrischen klinischen Studie an 220 Patienten mit Gonarthrose der Stadien II und III nach Kellgren beeinflusste PST Schmerz und Aktivitätsminderung im Alltag bei drei von vier Patienten günstig (Faensen et al. 2001). Die Wirkungsmechanismen bleiben allerdings im Einzelnen vorerst ungeklärt. Da noch nicht genügend aussagekräftige Studien vorliegen, sind die Verfahren noch nicht allgemein akzeptiert.

Röntgenreizbestrahlung. Die Röntgenreizbestrahlung, die bei aktivierter Arthrose Schmerz und Schwellung reduzieren kann, wurde weitgehend aufgegeben. Der Erfolg ist unsicher, und viele Patienten haben psychologisch motivierte Reservationen. Wird sie dennoch durchgeführt, hat sich eine Behandlung mit 0,5 Gy in sechs Fraktionen alle 2–3 Tage bewährt. Die Röntgenreizbestrahlung stellt immer noch eine akzeptable Option bei inoperablen Patienten dar, bei denen andere Therapieformen versagt haben.

Akupunktur. Akupunktur und Elektroakupunktur werden oft und mit gutem Erfolg additiv zur Behandlung des Arthroseschmerzes eingesetzt (Berman et al. 1999). Bei vergleichenden Studien haben sich Verum- und Plazeboakupunktur außerhalb der bekannten Akupunkturpunkte allerdings als gleichwertig erwiesen (Fink et al. 2000). Somit bleibt auch hier der Wirkungsmechanismus unsicher. Vorteilhaft ist der rasche Wirkungseintritt und das Fehlen unerwünschter Nebenwirkungen, nachteilig die zeitlich sehr begrenzte Wirkungsdauer.

Massagen. Klassische Massagen und ihre Varianten entspannen die hypertone Muskulatur und lockern bindegewebige Strukturen mechanisch auf. Die so genannte *Lymphdrainage* erreicht den gleichen Effekt durch Entstauung. Beide Methoden können als eine sehr wirkungsvolle Ergänzung zur Detonisierung der verspannten Muskulatur und Mobilisation steifer Gelenke in Kombination mit anderen physiotherapeutischen Mitteln eingesetzt werden.

Hydrotherapie. Hydro- und Balneotherapie wirken sich bei mäßiger und mittelgradig fortgeschrittener Arthrose günstig in Bezug auf Schmerzerleichterung, Besserung der Beweglichkeit und Hebung des Allgemeinbefindens aus. Die Erfolge sind aber zeitlich begrenzt und werden in Spätstadien der Arthrose immer geringer und kürzer anhaltend.

Extension. Weitere Mittel der physikalischen Therapie sind kurze *intermittierende Extensionen* zur Erleichterung bei aktivierter Arthrose und *Stretchbehandlung* zur Dehnung kontrakter Muskeln. Letztlich können auch die vorübergehende Schonung und Entlastung als sinnvolle physikalische Maßnahmen bei aktivierter Arthrose angesehen werden. Ruhigstellung eines arthrosekranken Gelenks ist hingegen obsolet, es sei denn, man strebt bei einem dazu geeigneten schmerzhaft-wackelsteifen Gelenk die völlige Versteifung mit dann automatisch eintretender Schmerzfreiheit an.

■ Physiotherapeutisches Gesamtkonzept

Wichtiger als die Auflistung dessen, was einzelne physiotherapeutische Methoden leisten können, ist die Aufstellung eines Gesamtkonzepts unter Einbeziehung aller krankengymnastischen und physikalischen Möglichkeiten. Nur so lässt sich eine dem Einzelfall angepasste sinnvolle Therapie unter den Aspekten der Nützlichkeit und Wirtschaftlichkeit planen.

Akute Phase. Die *aktivierte Arthrose*, charakterisiert durch schmerzhaft-entzündliche Symptome, wird initial am besten durch Schonung und Entlastung kombiniert mit Kryotherapie behandelt. Intermittierende kurzdauernde Extensionen sind vor allem an tragenden Gelenken wirksam. Eine manuell geführte Bewegungstherapie oder die kontinuierliche passive Bewegung (CPM) zur Kontrakturprophylaxe sollte möglichst bald angeschlossen werden. Diese Maßnahmen werden zweckmäßigerweise durch orale Antiphlogistika und Analgetika ergänzt. Der begleitende musku-

läre Hypertonus reagiert gut auf gelenkfern applizierte Wärme und Massagen. Elektrotherapie, Ultraschall und Akupunktur sind sinnvolle Ergänzungen zur Schmerzlinderung.

Remissionsphase. In der Remissionsphase mit insgesamt geringeren Schmerzen, jedoch vermehrt ausgeprägter Gelenksteife, Kontraktur und Instabilität ist in erster Linie eine mobilisierende und muskelkräftigende Bewegungstherapie indiziert. Wertvolle Ergänzungen sind Wärmeanwendungen und CPM. Bei stärkeren Schmerzproblemen kommen zusätzlich Elektrotherapie, Ultraschall und Analgetika zum Einsatz. Unverzichtbar für den Erfolg sind die Anerkennung und Berücksichtigung der reduzierten Toleranzschwelle und Leistungsfähigkeit des Gelenks im Alltag und die Beachtung der bereits besprochenen allgemeinen Maßnahmen. In dieser Phase können auch orthopädische Hilfsmittel von großem Nutzen sein.

Dekompensation. Ist das Stadium der Dekompensation trotz angemessenen Einsatzes aller physiotherapeutischen und auch der medikamentösen und orthopädietechnischen Mittel erreicht, muss in der Regel die Indikation zur Operation gestellt werden.

■ Orthopädische Hilfsmittel

Akzeptanz. Trotz Physiotherapie, eines breiten medikamentösen Therapieangebots und weit entwickelter operativer Behandlungsmethoden kann auf den Einsatz orthopädischer Hilfsmittel nicht immer verzichtet werden. Ihr Nachteil ist die oft schwer zu gewinnende Akzeptanz durch den Patienten. Der zumindest äußerlich erkennbare Gebrauch eines solchen Hilfsmittels stellt in den Augen vieler einen Makel dar, den man vermeiden möchte. Leider werden bisweilen auch Fehler gemacht bei der richtigen Auswahl, individuellen Anpassung und notwendigen Einweisung in den Gebrauch des Hilfsmittels. Andererseits sind Anschaffung, Wartung, ggf. notwendige Korrekturen und Erneuerung aufwändig und im Allgemeinen kostspielig. Die aus ungerechtfertigtem Verzicht auf orthopädische Hilfsmittel unter Umständen resultierenden Nachteile werden unterschätzt oder ignoriert. In Kenntnis der Vorbehalte gilt es, die Indikation besonders kritisch und mit Augenmaß zu stellen und im weiteren Krankheitsverlauf immer wieder zu überprüfen. Die

Wirkungsweise des Hilfsmittels und der Umgang mit ihm muss im Interesse einer guten *Compliance* sehr genau erklärt werden. Nicht zuletzt bedarf es seiner regelmäßigen fortlaufenden Überprüfung dahingehend, ob es noch intakt und passend ist oder ob Erneuerung, Reparatur, Modifikation oder Beendigung seines Einsatzes angebracht sind. Arzt, Orthopädietechniker und Orthopädieschuhmacher sollten sich nicht darüber täuschen, wie viele verordnete und angefertigte orthopädische Hilfsmittel kaum oder gar nicht benutzt werden, selbst wenn die angesprochenen Gesichtspunkte beachtet worden sind. Analoges gilt bekanntlich auch für verschriebene Medikamente, weit weniger jedoch für verordnete physiotherapeutische Maßnahmen.

Gehhilfen. Einen Überblick über orthopädische Hilfsmittel und Schuhzurichtungen zum Einsatz bei Arthrosen gibt Tab. 8.3. Sehr verbreitet sind Gehhilfen zur Entlastung gewichttragender Gelenke (Abb. 8.1). Bei korrekter Benutzung von Handstock oder Unterarmgehstütze wird bei einseitigem Einsatz die Gegenseite wirksam entlastet. Pauwels (1935) hat errechnet, dass beim Stockeinsatz mit einer Kraft von 15 kp die stati-

Tab. 8.3 Orthopädische Hilfsmittel bei Arthrosen

Entlastende Gehhilfen:
- Handstock, Unterarmgehstütze, Achselkrücke
- Rollgestell, Gehrahmen

Orthopädische Schuhzurichtungen und Maßeinlagen:
- Mittelfuß-, Ballen-, Zehenrolle
- langsohlige Einlage und Mittelfußrolle
- Erhöhung des Schuhaußen-/-innenrands
- Verkürzungsausgleich als Fersenkeil oder unter Schuh
- Pufferabsatz, Weichgummisohle
- Einlage aus elastischem Material
- orthopädischer Maßschuh

Orthesen:
- entlastende Orthesen
- gelenkführende und -stabilisierende Orthesen
- immobilisierende Orthesen

Spezielle Hilfsmittel:
- Arthrodesenkissen, -stuhl
- Toilettensitzerhöhung, Duschrollstuhl, Badewannenlifter
- so genannte verlängerte oder helfende Hand
- Strumpfanzieher
- Stütz- und Kompressionsstrümpfe

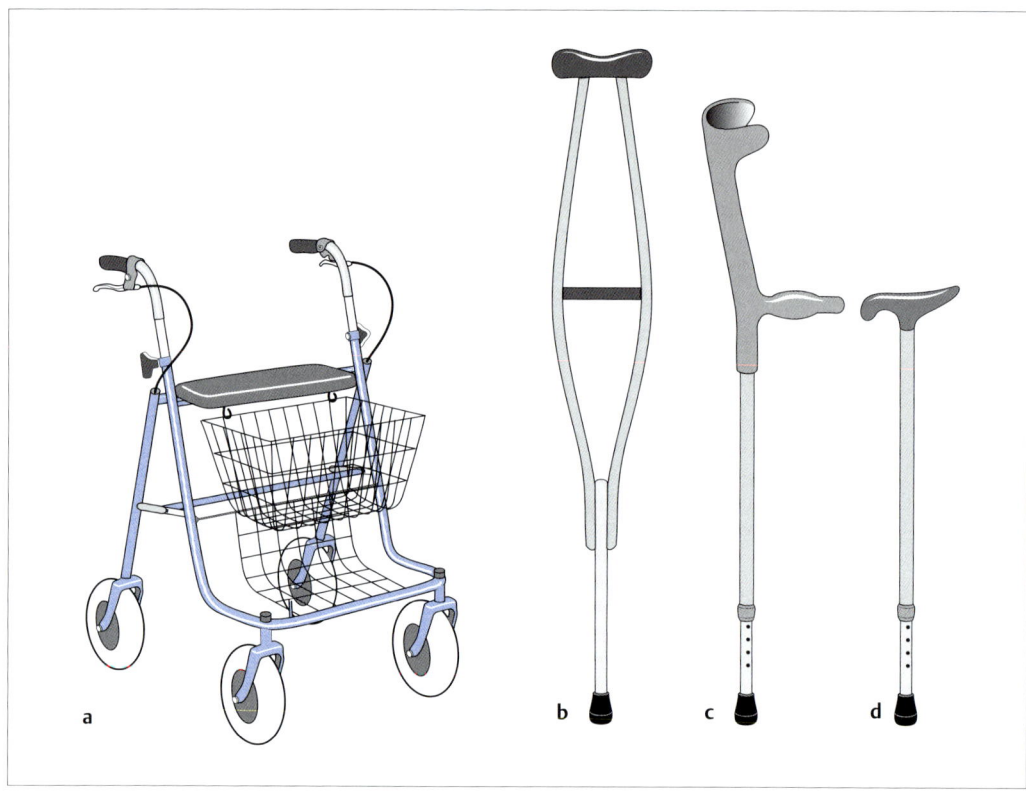

Abb. 8.1 Gehhilfen
a Rollgestell mit Ablage- und Sitzmöglichkeit   **b** Achselstätze   **c** Unterarmgehstütze   **d** Handstock

sche Druckbeanspruchung des kontralateralen Hüftkopfs um etwa 30% herabgesetzt wird. In-vivo-Messungen mit instrumentierten Hüftendoprothesen haben einen Entlastungseffekt von 25% der Gelenkkraft ergeben (Bergmann et al. 1989). Die Entlastung wirkt nicht nur schmerzreduzierend, sondern hebt auch ein muskuläres Insuffizienzhinken der Hüfte auf, was man sich auch bei postoperativem Duchenne-Hinken zunutze machen sollte (Blount 1956). Die so eingesetzte Entlastungshilfe wirkt sich keinesfalls verstärkend auf die bestehende Abduktoreninsuffizienz aus, sondern erleichtert vielmehr deren Beseitigung durch krankengymnastische Übungsbehandlung. Bei Benutzung von zwei Gehhilfen im Vier-Punktegang tritt der gleiche Entlastungseffekt ein, zusätzlich kommt aber noch ein stabilisierendes Moment hinzu, was bei gehunsicheren und ängstlichen Patienten von großem Vorteil ist. Im Drei-Punktegang kann der Entlastungseffekt weiter gesteigert werden; wegen der persistierenden dy-

namischen Einflüsse von Seiten der hüftübergreifenden Muskulatur wird es aber auch bei „voller Entlastung" trotz des mit etwa 10 kp zu veranschlagenden Eigengewichts des entlasteten Beins, das als Zugkraft wirkt, bei weitem nicht zu einer vollständigen Aufhebung des Kontaktdrucks im Gelenk kommen.

Für den praktischen Umgang mit Gehhilfen ist die Einstellung der richtigen Stocklänge bzw. Stützhöhe wichtig. Sie soll etwa auf Höhe des Trochanter major erfolgen, wobei das Ellenbogengelenk um ca. 15° gebeugt ist. Bestehen gleichzeitig Handprobleme, können die Handgriffe mit Schaumstoff gepolstert und umwickelt werden. Alternativ können Radhandschuhe getragen oder anatomische Handgriffe benutzt werden. Zum Parken der Unterarmgehstützen werden sie auf den Kopf gestellt und angelehnt. An der Treppe mit Geländer wird die Stütze horizontal gestellt und an der geländerfernen Seite zusätzlich mit den Fingerspitzen umgriffen. Anstelle von Tragetaschen bietet ein Rucksack Vorteile. Die Versorgung mit Gehrahmen und Rollgestellen, die auch mit Sitz- und Ablagemöglichkeiten für Gegenstände erhältlich sind, bleibt schweren irreparablen Geh- und Koordinationsstörungen vorbehalten.

Schuhe. *Orthopädische Schuhzurichtungen* und die Versorgung mit *Maßeinlagen* können bei Arthrosen der Fuß- und Zehengelenke indiziert sein. Orthopädisches Maßschuhwerk kommt in der Regel nur bei dauerhaften, auch einer operativen Behandlung nicht zugänglichen Arthrosen in Betracht. Nach dem Prinzip des wandernden Drehpunkts können Abrollhilfen unter dem Konfektionsschuh angebracht werden (Abb. 8.**2**). Die Mittelfußrolle ist bei Arthrosen des Mittel- und Rückfußes einschließlich oberem Sprunggelenk indiziert; in Verbindung mit einer langsohligen Einlage kann sie auch beim Hallux rigidus eingesetzt werden. Mit der Ballenrolle, deren Scheitelpunkt retrokapital liegt, lassen sich schmerzhafte Abwicklungsbewegungen in den Zehengrundgelenken vermindern. Die Zehenrolle entspricht in ihrem Effekt dem Negativabsatz und hat eine rückhebelnde Wirkung vor allem auf das Knie mit Entlastung des femoropatellaren Gelenkanteils. Das mediale Kompartment des Femorotibialgelenks lässt sich durch eine Erhöhung des Schuhaußenrands um 4 mm wirkungsvoll entlasten. In analoger Weise wird bei Valgusgonarthrose der Schuhinnenrand erhöht. Beide Maßnahmen werden vom intakten oberen Sprunggelenk erstaunlich gut toleriert. Die einseitige Schuhranderhöhung lässt sich – neben der Arthroskopie – auch als Entscheidungshilfe zu der Frage nutzen, ob eine achsenkorrigierende Umstellungsosteotomie bei mäßiger unikompartmentaler Gonarthrose noch erfolg-versprechend ist.

Eine Beinlängendifferenz, die sich unter anderem auch auf das Hüftgelenk schädlich auswirkt, wird bei einem Betrag von < 1 cm durch Fersenkeil im Schuh, bis zu etwa 2,5 cm unter dem Konfektionshalbschuh und darüber hinaus durch Orthese oder Maßschuh ausgeglichen. Durch Anbringen eines Pufferabsatzes und einer Weichgummisohle kann ein schmerzmindernder und gelenkschonender Stoßdämpfungseffekt erreicht werden. Eine ähnliche Wirkung haben Einlagen aus elastischem Material wie beispielsweise Silikon und Polyäthylenschaum. Patienten mit Arthrosen der tragenden Gelenke berichten übereinstimmend über die wohltuende Wirkung schockabsorbierender Maßnahmen.

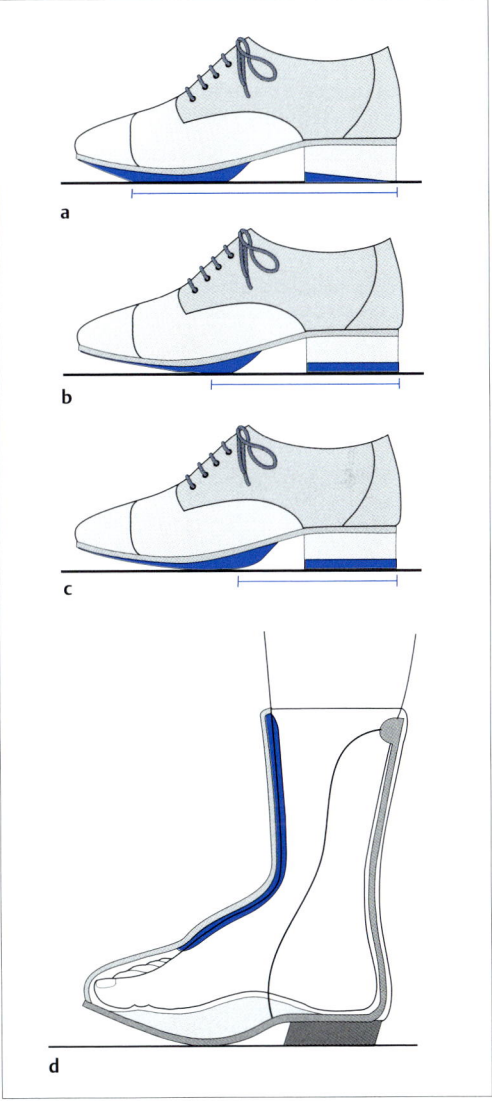

Abb. 8.**2** Schuhzurichtungen und orthopädischer Maßschuh
a Zehenrolle
b Ballenrolle
c Mittelfußrolle
d hoher orthopädischer Maßschuh zur Fixierung des oberen Sprunggelenks (sog. Arthrodesenabrollschuh)

Orthesen. Der Einsatz von Orthesen in der Arthrosetherapie ist in den letzten Jahrzehnten stark zurückgegangen, weil es seit der Einführung von Endoprothesen und der Verbesserung von Anästhesieverfahren heute in den meisten Fällen bessere Alternativen gibt. So spielt etwa die Hohmann'sche Rotationsbandage der Hüfte mit ihren modernen Varianten zur Entlastung und Stabilisierung des Hüftgelenks heute fast nur eine Rolle zur Behandlung von Instabilitätsproblemen nach definitiver Entfernung einer Hüftendoprothese und bei der sonst nicht beherrschbaren rezidivierenden Prothesenluxation. Am Knie können gelenkführende und -stabilisierende Orthesen bei Instabilitätsarthrosen vorübergehend indiziert sein. Immobilisierende Orthesen können am Handgelenk, Daumensattelgelenk (Abb. 8.**3**) und in Form der Innenschuhorthese auch am oberen Sprunggelenk und den Rück- und Mittelfußgelenken bei schmerzhaften Arthrosen hilfreich sein, bevor schließlich eine operative Versorgung stattfindet.

Spezielle Hilfsmittel. Unter den speziellen Hilfsmitteln spielen Arthrodesenkissen für Patienten mit Coxarthrose, auch nach endoprothetischer Versorgung, eine wichtige Rolle; sie ermöglichen durch einseitige Abschrägung der Aufliegefläche für den Oberschenkel, der nicht ausreichend gebeugt werden kann, ein angenehmeres und rückenschonenderes Sitzen. Da Toiletten oft zu niedrig angebracht sind, hilft eine als Aufsatz erhältliche Toilettensitzerhöhung bei Knie- und Hüftarthrose. Diese Maßnahme kann auch in den ersten Wochen und Monaten nach Endoprothesenoperationen an Hüfte und Knie sinnvoll sein. Weitere spezielle Hilfsmittel sind in Tab. 8.**3** aufgeführt. Dort finden sich auch Stütz- und Kompressionsstrümpfe, die sich immer günstig beim so genannten phleboarthrotischen Symptomenkomplex auswirken, der durch das Nebeneinander von Varikosen mit venöser Stauung und Gonarthrose charakterisiert ist; konsequente Kompression bessert bei dieser Konstellation meist den Knieschmerz.

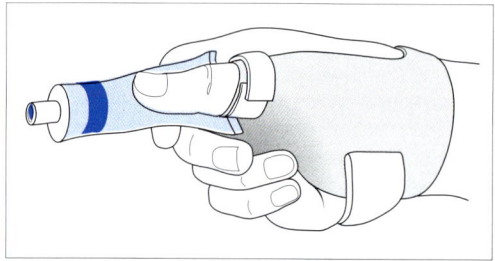

Abb. 8.**3** Daumenschiene zur Fixierung des Sattelgelenks bei Rhizarthrose

Die angeführten orthopädischen Hilfsmittel sind teils mit hohen Kosten verbundene individuelle Maßanfertigungen, teils modulartig herstellbar und teils Konfektionsware. Bereits bei der Verordnung und spätestens vor der Anschaffung sollte geklärt werden, in welchem Umfang sich der Krankenversicherer an den Anschaffungskosten beteiligt und ob alternativ die Benutzung eines Leihgeräts günstiger ist.

◼ Pharmakotherapie

SADOA-Gruppe. Für die medikamentöse Behandlung der Arthrose stehen Analgetika, Antiphlogistika und so genannte Medikamente mit verzögertem Wirkungseintritt (SADOA = slowly acting drugs in osteoarthritis) zur Verfügung. Analgetika und Antiphlogistika, die man in nichtsteroidale Antiphlogistika (NSA) und Glukokortikoide unterteilen kann, beeinflussen unmittelbar die führenden klinischen Symptome Schmerz und Begleitentzündung. Die noch kleine SADOA-Gruppe wird in noch nicht vereinheitlichter Weise unterteilt und entspricht weitgehend dem, was früher unter „Chondroprotektiva“ und „Antiarthrotika“ geführt wurde. Darüber hinaus gibt es eine Vielfalt weiterer Mittel, die zur Behandlung von Arthrosen empfohlen und in schwer überschaubarem Umfang genommen werden, ohne kritisch evaluiert und von der Schulmedizin wirklich akzeptiert zu sein.

Compliance. Medikamente haben den Vorteil der bequemen Erreichbarkeit und Anwendung und sind deshalb bei Arzt und Patient innerhalb der verfügbaren Therapeutika besonders beliebt. Da sie nicht selten gravierende Nebenwirkungen haben, werden sie bisweilen ohne Wissen des behandelnden Arztes unterdosiert, abgesetzt oder nach Kenntnisnahme des Begleitzettels gar nicht erst genommen. Manchmal werden sie durch Substanzen mit fragwürdigem oder erwiesenermaßen fehlendem Effekt ersetzt, was oft aufgrund mündlicher Empfehlungen durch einen Leidensgenossen oder einer Werbung in den Medien erfolgt. Deshalb gilt auch hier die Empfehlung einer sorgfältig an Krankheitsphase und Patient angepassten Auswahl, einer ausreichenden Dosierung und Überwachung bezüglich unerwünschter Nebenwirkungen und der wo immer möglichen Kombination mit passenden anderen konservativen oder notfalls operativen Mitteln.

Analgetika

Paracetamol. Einen Überblick über Analgetika mitsamt üblichen Einzel- und Tageshöchstdosen gibt Tab. 8.**4**. In aller Regel erfolgt die Einnahme oral. *Paracetamol* ist gut verträglich und für leichtere Schmerzen geeignet, muss aber bei Lebererkrankungen und eingeschränkter Nierenfunktion zurückhaltend dosiert werden. *Metamizol* und *Tramadol* werden bei stärkeren Schmerzen eingesetzt und können gut in jeweils halbierter Dosis miteinander kombiniert werden. Bei sonst nicht beherrschbaren Dauerschmerzen können ausnahmsweise auch *Opioide* gegeben werden, am besten in retadierter Form; die Gabe sollte nach festem Zeitschema erfolgen, in langsam absteigender Dosierung, zeitlich befristet und unter Beachtung der unvermeidbaren zentalnervösen Nebenwirkungen.

Da die gute schmerzlindernde Wirkung von Paracetamol bei Arthrose in der Literatur breit dokumentiert ist und im Gegensatz zu NSA Häufigkeit und Schwere unerwünschter Nebenwirkungen minimal sind, gilt die Substanz weltweit als Analgetikum der ersten Wahl (American College of Rheumatolgy Subcommittee on Osteoarthritis Guidelines 2000, Pendelton et al. 2000). Im Vergleich zu NSA ist die analgetische Wirkung insgesamt etwas geringer, die Toleranz jedoch deutlich besser. Opioidanalgetika sind entsprechend der amerikanischen Leitlinien nur in Ausnahmefällen angezeigt; zu diesen zählen die Unverträglichkeit nichtsteroidaler Antiphlogistika einschließlich COX-2-spezifischer NSA, das Versagen der NSA, eine erheblich eingeschränkte Nierenfunktion und Kontraindikationen für einen operativen Gelenkersatz.

Antiphlogistika

NSA-Gruppe. Die Berechtigung zum Einsatz entzündungshemmender Medikamente ergibt sich schon aus der in unterschiedlicher Stärke immer vorhandenen Begleitsynovitis. Die am besten begründete Indikation ist somit die aktivierte Arthrose mit schmerzhafter Kapselschwellung und Gelenkerguss. Da aber die meisten steroidfreien Antiphlogistika gleichzeitig auch eine mehr oder weniger ausgeprägte analgetische Wirkung haben, werden sie trotz potenziell erheblicher unerwünschter Nebenwirkungen in der Arthrosetherapie mit Abstand am häufigsten verordnet, zumal sie oral genommen werden können und auch sollen. Demgegenüber hat sich die Gabe von Glukokortikoiden mit ihren stark entzündungshemmenden Eigenschaften in systemischer Form nicht bewährt, weil die Nebenwirkungen bei der üblicherweise erforderlichen Langzeitgabe in der notwendigen Dosierung zu gravierend sind. Glukokortikoide können jedoch unter gewissen Voraussetzungen lokal in Form von intraartikulären Injektionen mit gutem Erfolg und vertretbarem Risiko eingesetzt werden.

Eine Auswahl der in der Arthrosetherapie bewährten *nichtsteroidalen Antiphlogistika* (NSA) findet sich in Tab. 8.**5**. In der Regel wird man sich für eine Substanz mit kurzer Plasmahalbwertzeit entscheiden, weil so eine gute Steuerbarkeit bei günstiger Einnahmefrequenz gegeben ist. Dies trifft beispielsweise für Diclofenac und Ibuprofen zu. Dabei ist zu berücksichtigen, dass NSA im entzündlich veränderten Milieu akkumulieren und dort länger verweilen als im Plasma.

Indikation der ersten Wahl ist die aktivierte Arthrose. Aber auch in anderen Phasen des Krank-

Tab. 8.4 In der Arthrosetherapie bewährte Analgetika

Substanz	Einzeldosis [mg]	Tageshöchstdosis [mg]
Paracetamol	500–1000	2000–4000
Metamizol	500–1000	4000
Tramadol*	50–100	400
Tilidin*	50–100	600
Oxycodon*	10–40	80

* vorzugsweise in retardierter Form

Tab. 8.5 Ausgewählte nichtsteroidale Antiphlogistika

Substanzen	Einzeldosis [mg]	Tageshöchstdosis [mg]
Acetylsalizylsäure	500–1000	3000
Ibuprofen*	200–800	2400
Diclofenac	25–75	150
Indometacin*	25–75	200
Acemetacin	30–60	180
Naproxen*	250–500	1250
Meloxicam	7,5	15
Celecoxib*	100–200	400
Rofecoxib*	12,5–25	50

* Dosierungsangaben nach Brune et al. (1999)

heitsverlaufs ist der Einsatz von NSA berechtigt, wenn Paracetamol nicht ausreicht und die in Tab. 8.**4**. genannten Analgetika nicht vertragen werden bzw. wegen ihrer zentralen Nebenwirkungen nicht vertretbar sind. Weltweit am häufigsten wird Diclofenac eingesetzt (Pendleton et al. 2000), dessen Resinat-Galenik für Arthrosekranke besonders vorteilhaft ist. Die Dosierung richtet sich bedarfsgerecht nach dem Schmerzmaximum und der Schmerzdauer mit der Maßgabe, dass bei aktivierter Arthrose konsequent bis einige Tage über das Abklingen dieser Phase hinaus behandelt werden sollte. Da Patienten auf ein bestimmtes NSA individuell ansprechen, empfiehlt sich bei unzureichender Wirkung der Wechsel zu einer anderen Substanz dieser Klasse. Die Kombination mehrerer NSA miteinander ist wegen der deutlich erhöhten Gefahr unerwünschter Nebenwirkungen abzulehnen. Demgegenüber kann die Kombination eines NSA mit einem Analgetikum durchaus empfohlen werden, wenn es keine bessere Alternative gibt.

NSA-Risiken. Die spezifischen Risiken beim Einsatz klassischer NSA ergeben sich aus ihrem Wirkungsmechanismus, nämlich der Hemmung der Cyclooxygenase (COX) und damit der Synthese von Prostaglandin. Das Enzym kommt in zwei Isoformen vor, nämlich als COX-1 und COX-2. COX-1 wird als „house-keeping-enzyme" konstitutiv gebildet und ist an der Synthese von Prostaglandinen beteiligt, die Schutzfunktionen an der Magenschleimhaut, in der Niere und bei thrombozytenvermittelten Vorgängen ausüben. COX-2 wird außerdem, nicht aber ausschließlich, bei Entzündungen gebildet und fördert die Synthese von Entzündungsmediatoren. Klassische NSA hemmen beide Enzyme gleichermaßen und haben deshalb neben dem entzündungshemmenden Effekt auch eine schädigende Wirkung auf Magenschleimhaut, Niere und Hämostase. Die inzwischen entwickelten so genannten spezifischen COX-2-Hemmer wirken deshalb erwartungsgemäß nicht nur selektiv-antiinflammatorisch, sondern beinhalten immer noch ein deutliches renales Risiko, während das gastrointestinale Risiko weitgehend eliminiert ist.

Das typische NSA-Ulkus betrifft nicht den Bulbus duodeni, sondern den Magen. Es hat ein erhöhtes Blutungs- und Perforationsrisiko und tritt vorwiegend bei älteren Menschen auf. Bemerkenswert ist, daß 40% dieser Ulzera schmerzfrei sind und erst nach Eintritt von Komplikationen, z.B. einer Blutung, diagnostiziert werden. Das gastrointestinale Risiko bei klassischen nichtsteroidalen Entzündungshemmern wächst durch Komedikation mit Glukokortikoiden, Antikoagulantien und anderen NSA und ist besonders hoch bei positiver Ulkusanamnese innerhalb der letzten Jahre. Es hängt darüber hinaus auch von Dosierung und Dauer der Therapie sowie von der gewählten Substanz ab. Für die einzelnen Wirkstoffe wird das gastrointestinale Risiko in der nachstehenden Reihenfolge von mäßig bis ausgeprägt angegeben: Ibuprofen – Meloxicam – Diclofenac – Naproxen – Indometacin. Antazida und H_2-Rezeptor-Antagonisten sind im Gegensatz zu Omeprazol und Misoprostol zur Prophylaxe nicht geeignet. Da die unerwünschten Nebenwirkungen der NSA systemisch induziert werden, bringt auch die rektale oder parenterale Gabe keine Vorteile.

Die Mehrzahl derjenigen, die wegen Arthrose NSA erhalten, ist über 60 Jahre alt. Damit muss in dieser Patientengruppe von einer in der Regel klinisch unauffälligen Einschränkung der Nierenfunktion ausgegangen werden. Bei Langzeitgabe bedeutet dies, dass besonders vorsichtig dosiert und die Nierenfunktion wiederholt kontrolliert werden muss. Dies gilt für klassische NSA ebenso wie für die spezifischen COX-2-Hemmer. Darüber hinaus sind bei Langzeitmedikation regelmäßige Kontrollen des Blutbilds und der Leberwerte erforderlich. Es sei ausdrücklich nochmals betont, dass die intramuskuläre Injektion von NSA wegen vereinzelt aufgetretener schwerster bis tödlicher Zwischenfälle vermieden werden sollte, zumal sie keine messbaren Vorteile bringt. Will man die psychologische Wirkung des Injektionsvorgangs als solchen nutzen, muss man sehr gute Gründe haben.

Injektionen. *Glukokortikoide* sind in der Lage, nach intraartikulärer Injektion eine eindrucksvolle Entzündungssymptomatik mit Erguss rasch zu beseitigen, sofern der Erguss gleichzeitig abpunktiert wird. Am besten geeignet sind Glukokortikoide mit langer Halbwertzeit in kristalliner Lösung mit möglichst geringer Kristallgröße. Bewährt hat sich Triamcinolonacetonid und -hexacetonid in einer von der Gelenkgröße abhängigen Dosierung von 10 bis 40 mg in Kombination mit einem Lokalanästhetikum wie beispielsweise Bupivacain 0,25 oder 0,5%; auf diese Weise lässt sich der Reizeffekt der Mikrokristalle auf die Synovialis unterdrücken. Seit kurzem wird Rimexolon in kristalliner Suspension mit einer vierfach verlängerten Verweildauer im Gelenk angeboten, ebenfalls mit 10 bis 40 mg zu dosieren. Als nicht-kristalline Substanz zur intraartikulären Injektion steht Dexamethasonpalmitat mit gelenkabhängiger Dosierung von 2 bis 12 mg zur Verfügung. Absolute Kontraindikationen sind Hautläsionen in der Nähe des Injektionsgebiets, ein eindeutiger oder fraglicher Gelenkinfekt, ein Allgemeininfekt und eine fieberhafte Erkrankung unbekannter Ursache. Vorsicht ist bei Diabetikern mit bereits überhöhten Blutzuckerwerten geboten. Voraussetzung zur Durchführung der intraartikulären Injektion ist die sichere Beherrschung der atraumatischen Injektionstechnik und die Beachtung der in den Leitlinien für intraartikuläre Punktionen und Injektionen verbindlich festgelegten Hygienevorschriften (Deutsche Gesellschaft für Orthopädie und Traumatologie und Berufsverband der Ärzte für Orthopädie 1999). Diese beschreiben im Wesentlichen die Modalitäten der Desinfektion und fordern die Verwendung steriler Einmalkanülen, Einmalspritzen und steriler Handschuhe nach hygienischer Händedesinfektion.

Grundsätzlich ist jedes Gelenk einer intraartikulären Injektionsbehandlung mit Glukokortikoiden zugänglich. An der Hüfte wird heute jedoch von Steroidgaben in das Gelenk abgesehen, weil nicht ausgeschlossen werden kann, dass es danach zur Hüftkopfnekrose kommt. Da es als erwiesen gilt, dass höhere Glukokortikoid-Konzentrationen die Synthese von Proteoglykan und Kollagen hemmen und weil nach wiederholter Injektion Arthropathien entstanden sind (McAlindon et al. 1990), wird empfohlen, zwischen zwei Injektionen wenigstens etwa zwei Wochen abzuwarten und nicht mehr als vier Injektionen im Jahr zu verabfolgen. Diese Empfehlung gilt natürlich auch, um das Risiko eines glücklicherweise sehr seltenen Gelenkinfekts zu mindern. Je nach Lokalbefund genügt es manchmal, auf die intraartikuläre Gabe zu verzichten und stattdessen einen umschriebenen Bereich der Gelenkkapsel oder die unmittelbare Umgebung eines Bandansatzes oder einer dort inserierenden Sehne zu infiltrieren. Nach heutigem Wissensstand haben Glukokortikoide ungeachtet ihrer guten antiinflammmatorischen Wirkung keinen krankheitsmodifizierenden Effekt.

Medikamente mit verzögertem Wirkungseintritt (SADOA)

Ergänzend zu Analgetika, NSA und Glukokortikoiden gibt es eine heterogene Gruppe von Arzneimitteln, die früher Chondroprotektiva oder knorpelsubstituierende Substanzen genannt wurden, heute aber unter der Sammelbezeichnung „slow acting drugs in osteoarthritis" (SADOA) geführt werden. Ihnen ist gemeinsam, dass sie ebenfalls antiphlogistisch und somit symptomatisch wirken. Im Gegensatz zu den unspezifischen und den COX-2-spezifischen Antiphlogistika geschieht dies jedoch langsamer und nicht über eine Hemmung der Prostaglandinsynethese, so dass auch keine gastrointestinalen und renalen Komplikationen zu erwarten sind. Die in Deutschland zugelassenen und verordneten Wirkstoffe dieser Gruppe sind Hyaluronsäure und D-Glukosaminsulfat.

Hyaluronsäure. Hyaluronsäure (= Hyaluronan) ist ein polymeres nicht sulfatiertes Glykosaminoglykan. Sie kommt in der Knorpelmatrix und in der Synovia vor. Ihr werden vielfache Wirkungen zugeschrieben:
- Erhöhung der Viskosität der Synovia und damit Verbesserung der Gelenkschmierung und Schockabsorption,
- Aggregation von Proteoglykan in der Knorpelmatrix,
- Regulation der Diffusionsvorgänge zwischen Synovialis und Gelenkknorpel über die Synovia,
- Schutzwirkung auf die Schmerzrezeptoren der Synovialis.

Deshalb reicht das Erwartungsprofil von antiinflammatorischen Effekten über eine Verbesserung der mechanischen und tribologischen Knorpeleigenschaften bis zu einer analgetischen Wirkung.

Die Substitutionstherapie mit Hyaluronsäure erfolgt durch intraartikuläre Injektion. Hierfür stehen Präparate mit unterschiedlichen Molekulargewichten zwischen 2,5 und 6 Mio Da (Dalton) zur Verfügung. Sie sind in erster Linie zur Therapie der Gonarthrose zugelassen. Ihr Einsatz ist aber auch in anderen Gelenken sinnvoll, die eine sichere intraartikuläre Platzierung erlauben. Die Indikation ist in allen Stadien der Arthrose gegeben, sofern Analgetika und NSA unwirksam sind, nicht vertragen werden oder früher bereits gra vierende Komplikationen ausgelöst hatten. Da in etwa 10% der Fälle nach Injektionen mit einer entzündlichen Begleitreaktion zu rechnen ist, sollte die aktivierte Arthrose zunächst durch andere Maßnahmen rekompensiert werden. Zur Einschränkung medikamentenverursachter Synovitiden werden heute enzymatisch hergestellte Präparate bevorzugt. Empfohlen werden je nach Präparat 1–5 Injektionen im Abstand von 7–10 Tagen.

Glucosamin. Glucosamin ist die zweite in die Gruppe der SADOAs fallenden Substanzen mit weltweiter Zulassung zur Arthrosetherapie. Es bildet als Hexosamin das bevorzugte Substrat für die Biosynthese der Glykosaminoglykane, von Hyaluronsäure und von anderen wesentlichen Bestandteilen der Knorpelmatrix. Außerdem steigert es die Synthese von Proteoglykan in humanen Chondrozyten. Weiterhin hemmt Glucosamin Substanzen und Prozesse, die katabol auf die Knorpelmatrix wirken. Schließlich werden ihm auch antiinflammatorische Eigenschaften zugeschrieben. Glucosamin wird aus der chitinhaltigen Schale von Meeresschalentieren gewonnen. In USA und Kanada ist es auch als „Nutraceutical" (= Nahrungsergänzungsmittel) verfügbar. D-Glucosaminsulfat ist für die orale Einnahme vorgesehen, es wird im allgemeinen gut vertragen und in einer Dosierung von 750 bis 1500mg/d wochen- bis monatelang gegeben.

Der Wirksamkeitsnachweis von Hyaluron und Glukosamin gilt zumindest unter klinischen Aspekten als erbracht, nachdem mehrere Studien den Rückgang von Schmerz und Schwellung sowie eine Besserung der Gelenkbeweglichkeit demonstriert haben. Insofern lassen sich diese Substanzen ohne weiteres in die Untergruppe der „symptomatic slow acting drugs in osteoarthritis" (SYSADOA) einordnen. Es gibt aber auch Anhaltspunkte dafür, dass ihnen auch eine arthrosemodifizierende Wirkung („disease modifying osteoarthritis drugs", DMOAD) zugeschrieben werden kann. Dennoch konnte bisher noch nicht gezeigt werden, dass diese Substanzen die Entstehung von Knorpeldefekten verhindern und die Knorpelzerstörung verlangsamen oder gar rückgängig machen können. Das gleiche gilt für die hier zur Zeit nicht zugelassenen Wirkstoffe Chondroitinsulfat und Ademetionin.

Sonstige medikamentöse Therapieansätze

Antizytokine. Es gibt intensive Versuche, die molekularbiologischen Erkenntnisse über die proinflammatorische und matrixzerstörende Wirkung von Zytokinen zu nutzen und diese Effekte durch *Zytokinantagonisten* und *Zytokinhemmer* nach Möglichkeit aufzuheben oder zumindest abzuschwächen. Die in vitro festgestellten antiinflammatorischen und antikatabolen Effekte von Antizytokin-Therapeutika bieten zumindest einen theoretischen Ansatz für die Entwicklung einer „antiarthrotischen Basistherapie". Wehling et al. (2000) injizieren einen aus Patientenblut biotechnisch selbst hergestellten autologen Interleukin-1-Rezeptorantagonisten (IL-1ra) intraartikulär und berichten, dass dadurch das Fortschreiten chondraler Läsionen gehemmt und Gelenkschmerzen reduziert werden. Nebenwirkungen wurden nicht gesehen. Aufgrund ihrer Erfahrungen empfehlen die Autoren diese Methode bei initialer bis mittelgradiger Arthrose an Hüfte, Knie und oberem Sprunggelenk. Kontrollierte Studien mit mittel- und langfristigen Verläufen stehen allerdings noch aus.

Ein weiterer Ansatz ist die orale Gabe bereits verfügbarer Antikörper gegen TNF α, deren Wirkungen, aber auch Risiken bei der Behandlung der rheumatoiden Arthritis zurzeit intensiv diskutiert werden; Erfahrungen bei Arthrosen liegen noch nicht vor. Es sind zahlreiche weitere Optionen zur gezielten therapeutischen Beeinflussung der gestörten Homöostase des Matrixstoffwechsels denkbar, z.B. auch der Einsatz von antiinflammatorisch wirkenden Enzymen wie IL-4, IL-10 oder TNFβ.

Die Behandlung von Arthrosen durch *Gentherapie* ist zwar noch nicht möglich, könnte aber in Zukunft realisierbar sein. Es ist vorstellbar, den Gencode mesenchymaler Zellen zu verändern und im Gelenk Genprodukte mit antiarthrotischen und regenerativen Eigenschaften zu erzeugen.

Die zeitweise hohen Erwartungen an *Vitamin E* bezüglich seiner antiphlogistischen Wirksamkeit wurden zumindest bei der Behandlung der aktivierten Arthrose nicht erfüllt.

Volkstümliche Mittel

Einreiben. Einreibungen mit so genannten antirheumatischen *Salben und Gelen* erfreuen sich allgemein großer Beliebtheit. Dabei werden alle möglichen Substanzen benutzt – neben hyperämisierenden pflanzlichen Extrakten, Murmeltierfett und diversen Ölen auch nichtsteroidale Antiphlogistika. Ihre Wirkung wird nicht nur durch die verwendeten Mittel selbst bestimmt, die bei perkutaner Anwendung ohnehin nur eine beschränkte Absorptionsrate und Bioverfügbarkeit besitzen. Sie hängt sicher auch von den positiven Begleiteffekten des Einmassierens, ggf. auch der Wärme beim Salbenverband und der Kälte beim gekühlten Gel ab.

Pflanzliches. *Phytopharmaka* kommen lokal und oral zur Anwendung. Weit verbreitet sind u.a. Brennesselextrakte, Teufelskralle, Weidenrinde, Rosskastanie und Arnika. Trockenextrakte von Brennesselblättern hemmen die Zytokine IL-1β und TNFα und die durch diese ausgelöste Entzündung und Knorpeldegradation. Diese Mittel besorgt sich der Patient meist in Eigenregie aufgrund von Mund-zu-Mund-Propaganda oder Werbung in den Medien.

Homöopathie. Homöopathika werden in unterschiedlichster Form, Menge und Applikationsart von Ärzten und Patienten angewandt. Sie werden aus Pflanzen und Mineralien gewonnen, deren Wirkung und Einsatz bereits seit Jahrhunderten bekannt sind. Unter diesen Mitteln befinden sich auch Substanzen, die intraratikulär injiziert werden können und zumindest vorübergehend beschwerdelindernd wirken. Leider fehlen wissenschaftlich fundierte Wirksamkeitsstudien.

Blutegel. Es gibt auch Berichte über Schmerzlinderung bei Gonarthrose durch Behandlung mit *Blutegeln*. Die Besserung wurde als ausgeprägt, sofort eintretend und über mindestens 4 Wochen anhaltend beschrieben. Der Wirkungsmechanismus ist unklar; wahrscheinlich kommt es u.a. zu einer Kontrairritation wie bei der Akupunktur.

Diäten. Viele Patienten fragen auch nach dem Nutzen *gelatine- und aminozuckerhaltiger Präparate.* Wenngleich es keine ernsthaften Einwände gegen die Einnahme von Gelatine und Pulver aus der Grünlippmuschel gibt, muss doch festgehalten werden, dass deren Wirkung wissenschaftlich nicht erwiesen ist. Für angeblich arthroseverhütende oder heilende Diäten gilt entsprechendes; wichtig ist, dass bei der Ernährung darauf geachtet wird, dass metabolische Arthropathien und Übergewicht vermieden werden.

■ Operative Therapie

Einen Überblick über bewährte *Operationsmethoden* gibt Tab. 8.**6**. Formal lassen sich gelenkerhaltende, -ersetzende, -resezierende und -versteifende Maßnahmen unterscheiden. Die Auswahl hängt im Einzelfall vom betroffenen Gelenk ab, ferner von Schmerzausmaß und Funktionsstörungen trotz vorausgegangener adäquater konservativer Therapie, von Grad und teilweise auch Phase der Krankheit sowie von der Persönlichkeit des Patienten und dessen subjektiv empfundenem Leidensdruck. Ein Röntgenbild oder ein MRT für sich allein wäre wegen der bekannten schlechten Korrelation mit dem klinischen Beschwerdebild ein völlig ungeeignetes Kriterium für die Entscheidung zur Operation. Trotz zahlreicher auch ambulant durchführbarer Operationsmethoden waren laut Krankenhausreport 2001 Arthrosen bei Frauen am häufigsten, bei Männern am zweithäufigsten (nach Meniskusläsionen) Grund für eine in der Regel operative stationäre Behandlung wegen einer orthopädischen Krankheit (Arnold 2001).

Tab. 8.**6** Operationsmethoden bei Arthrosen und präarthrotischen Deformitäten mit umschriebenem tiefem Knorpeldefekt

Gelenkerhaltende Operationen
Symptomatische Eingriffe:
• Lavage
• Shaving
• Débridement
Knochenstimulierende Techniken:
• Knochenanbohrung (Priedi)
• Mikrofrakturierung (Steadman)
• Abrasionsarthroplastik (Johnson)
Gelenkflächenrestitution durch autologe Transplantate*:
• Autologe Periost- und Perichondriumtransplantation
• Autologe osteochondrale Transplantation (OCT)
• Autologe Chondrozytentransplantation (ACT)
Gelenknahe Umstellungsosteotomien
Gelenkersetzende Operationen
• (= Endoprothetik)
Gelenkeliminierende Operationen
• Resektions (-interpositions-)arthroplastik
• Arthrodese

* nur für Präarthrosen mit umschriebenem tiefem Knorpeldefekt geeignet

Vorbereitende und operationsbegleitende Maßnahmen

Individuelle Voraussetzungen. Die operative Behandlung einer Arthrose kommt erst nach Ausschöpfung aller konservativen Möglichkeiten in Betracht. Da es sich in aller Regel um einen *Wahleingriff* handelt, sind besonders hohe Maßstäbe an Sicherheit und Erfolgsaussichten zu legen. Deshalb darf es keine ernsten internistisch-anästhesiologischen Einwände geben, und es müssen die individuellen Voraussetzungen für eine erfolgreiche Rehabilitation erfüllt sein. Außerdem muss der Patient infektfrei sein.

Hohes Alter und *Polymorbidität* stellen bis zu einem hohen Grad keine unüberwindlichen Hindernisse mehr für Narkosen und regionale Anästhesieverfahren dar. Trotzdem sollte im Zweifelsfall bereits im Vorfeld der Operation ein Anästhesist konsultiert werden. Er kann unter Verwertung aller verfügbaren hausärztlichen Daten und aufgrund einer eigenen Untersuchung das Risiko abschätzen und ggf. Vorschläge zur weitergehenden präoperativen Diagnostik und Therapie machen.

Nicht selten muss vor der Operation eine *Hypovolämie* ausgeglichen werden, von der vor allem ältere Menschen betroffen sind, die zu wenig trinken. Es kann auch sein, dass ein *Diabetes* oder eine *Hypertonie* einer besseren medikamentösen Einstellung bedürfen. Oft wird *Acetylsalicylsäure* aus wichtigem oder weniger wichtigem Grund als Dauermedikation genommen; sie muss zur Vermeidung von intra- und postoperativen Blutungsproblemen eine Woche präoperativ abgesetzt werden. Bei *marcumarisierten Patienten* ist grundsätzlich die präoperative Umstellung auf Heparin erforderlich, was meist ambulant erfolgen kann; die Modalitäten hängen von der Grundkrankheit ab und sollten jeweils interdisziplinär abgesprochen werden. *Orale Kontrazeptiva* steigern das Thromboserisiko erheblich und müssen 6 Wochen vor dem Operationstermin abgesetzt werden, während östrogenhaltige Hormonpflaster und sonstige Östrogengaben wegen klimakterischer Beschwerden ohne Bedenken belassen werden können.

Thromboserisiko. Bei starker *Adipositas* wirkt eine schonende Gewichtsreduktion günstig auf den gesamten postoperativen Verlauf, da die Mobilisation erleichtert und das Thromboembolierisiko signifikant gesenkt wird. Außerdem hat der Operateur vor allem bei Hüfteingriffen die Möglichkeit, rascher und gewebeschonender vorzugehen und damit Infektions- und Thromboserisiko ungeachtet einer eventuellen perioperativen antiobiotischen Prophylaxe und thromboseverhütender Maßnahmen niedrig zu halten. Es hat aber keinen Sinn, kurzfristig eine forcierte Abmagerungskur zu absolvieren, weil sich dies eher kräftezehrend auswirkt und damit keine gute Voraussetzung für einen ungestörten postoperativen Verlauf ist.

Da ohne *Thromboembolieprophylaxe* postoperativ bei fast jedem zweiten erwachsenen Patienten eine tiefe Beinvenenthrombose zu erwarten wäre, erfordert jeder Wahleingriff wegen Arthrose grundsätzlich eine sorgfältige medikamentöse und physikalische Prophylaxe. Das Risiko ist erhöht, wenn der Patient älter als 40 Jahre ist und in seiner Vorgeschichte ein thromboembolisches Ereignis existiert, bei einer längeren Operationszeit ab 30 Minuten Dauer, bei Thrombophilie und natürlich proportional zur Dauer der Bettlägerigkeit und einer eventuellen beinimmobilisierenden Maßnahme. Wenn keine der seltenen Kontraindikationen besteht, wird am Vortag der Operation mit einem niedermolekularen Heparin s.c. begonnen. Zum Ausschluss einer heparininduzierten Thrombopenie Typ II muss eine Woche nach Therapiebeginn und ggf. nach etwa drei Wochen die Thrombozytenzahl bestimmt werden und ggf. auf ein rekombinantes Hirudin übergegangen werden. Zur medikamentösen gehört die pyhsikalische Prophylaxe durch so genannte Antithrombosestrümpfe in passender Größe, und es wird frühestmöglich unter ausreichender Analgesie mobilisiert. Letzteres schließt beispielsweise das Verlassen des Betts am ersten Tag nach der Operation und den möglichst vollständigen Verzicht auf Gipsverbände besonders an den unteren Gliedmaßen ein.

Blutersatz. Wenn mit einem Blutverlust von mehr als etwa 1000 ml zu rechnen ist, muss rechtzeitig an *fremdblutsparende bzw. -ersetzende Maßnahmen* gedacht werden, vor allem an die Eigenblutspende. Hohes Alter und gut kompensierte koronare Herzkrankheit sind keine Kontraindikation, der Ausgangswert für Hb sollte jedoch 11 g/dl in der Regel nicht unterschreiten. Eine begleitende orale Eisensubstitution ist zu empfehlen, auch wenn die üblichen Präparate oft gastrointestinale Beschwerden verursachen. Die Menge des zu entnehmenden Bluts richtet sich nach dem voraussichtlichen Bedarf zwischen 1 und 3 x 450 ml und dem Ausgangs-Hb. Nach Festsetzung des Operationstermins ist eine sorgfältige Zeitplanung erforderlich, so dass die erste Spende ca. vier Wochen und die letzte bis zu drei Tagen vor der Operation erfolgt. Alternativ und ergänzend kann intraoperativ angefallenes Blut abgesaugt werden, um mittels Cellsaver ein gewaschenes Erythozytenkonzentrat zur Retransfusion herzustellen. Die Retransfusion von Drainageblut ist prinzipiell ebenfalls möglich, hat sich aber wegen gehäufter Unverträglichskeitsreaktionen nicht durchgesetzt. Die akute präoprative Hämodilution stellt eine weitere Fremdblut-sparende Option dar.

Infektionsrisiko. Das Infektionsrisiko bei Operationen wegen Arthrose ist zwar insgesamt gering, bedeutet aber im Fall der Realisation eine erhebliche Morbidität und sogar Letalität. Dies gilt besonders bei der Implantation von Kunstgelenken und Osteosynthesematerialien, bei der Eröffnung großer Gelenke mit langer Operationsdauer ab mehr als drei Stunden und bei allen immunsupprimierten Patienten. Hier genügen nicht allein eine einwandfreie Basishygiene, aseptisches Arbeiten und gewebsschonende Operationstechnik, sondern internationaler Standard ist eine prophylaktische perioperative Antibiotikumgabe. Die wichtigsten abzudeckenden Keime sind Staphylokokken, Enterkokken, Pseudomonas aeruginosa, Escherichia coli und Enterobacter. Am besten geeignet sind Cephalosporine der zweiten Generation oder Aminopenicilline in Kombination mit Betalaktasehemmern (Deutschsprachiger Arbeitskreis für Krankenhaushygiene 1999). Auch Clindamycin hat sich aufgrund seines Erregerspektrums und seiner guten Knochengängigkeit bewährt. Die Gabe des Antibiotikums erfolgt grundsätzlich intravenös und so, dass der Zeitraum vom Hautschnitt bis zum Operationsende unter Berücksichtigung der Halbwertzeit abgedeckt ist. Dauert der Eingriff länger als 3–5 Stunden, muss eine weitere Gabe erfolgen. Bei besonderen Gegebenheiten empfiehlt es sich, die antibiotische Prophylaxe auch darüber hinaus fortzusetzen. Für den Sonderfall eines Implantatwechsels bei tiefer chronischer Infektion und im Fall einer oberflächlichen Infektion bei liegendem Implantat gelten im einzelnen festzulegende Verfahrensweisen.

Operative Maßnahmen zur Therapie der Arthrosen, bei denen das Gelenk erhalten bleibt, finden entweder im Gelenk selbst oder in seiner unmittelbaren Umgebung statt. Dementsprechend werden intraartikuäre Eingriffe von gelenknahen Operationen – meist Umstellungs-Osteotomien – unterschieden.

Intraartikuläre Operationen

Arthroskopie. Die ganz überwiegende Mehrzahl intraartikulärer Operationen wird heute arthroskopisch durchgeführt. Die Arthroskopie hat den Vorteil der geringen Traumatisierung und raschen Remobilisierbarkeit im Vergleich zu Eingriffen am offenen Gelenk. Außerdem wird die Infektionsrate in der Literatur übereinstimmend mit unter 0,1% angegeben, was außerordentlich niedrig ist. Deshalb können arthroskopische Operationen ebenso gut ambulant wie stationär durchgeführt werden, sofern bestimmte Voraussetzungen erfüllt sind: Der Patient muss frei sein von ernsthaften internistischen Begleitkrankheiten, er sollte psychisch durchaus belastbar sein, für seine kontinuierliche Betreuung im häuslichen und familiären Umfeld ist ebenso wie für seine ärztliche und physiotherapeutische Nachbehandlung Vorsorge zu treffen. Selbstverständlich darf sich der ambulante Arthroskopeur nicht allein auf die Diagnostik beschränken, sondern er muss auch die daraus abzuleitenden therapeutischen Konsequenzen erfüllen, d.h., die sich als notwendig ergebende arthroskopische Operation durchführen können.

In der Mehrzahl handelt es sich um Eingriffe bei leichter bis mittelgradiger Arthrose an Knie, Schulter, Ellenbogen-, Hand- und oberem Sprunggelenk. Sie streben im weitesten Sinn die Rekonstruktion der tragenden Gelenkfläche, die Beseitigung schmerzerzeugender mechanischer Artikulationshindernisse und die Stabilisierung der Gelenkführung an. Endziel ist wie bei allen gelenkerhaltenden therapeutischen Bemühungen die Wiederherstellung der physiologischen Gelenkkinematik und -propriozeption.

Lavage. Die bereits 1934 von Burman et al. beschriebene arthroskopisch durchgeführte Lavage befreit das Gelenk von Detritus und Entzündungsmediatoren. Auch ohne additive Maßnahmen trat bei aktivierter Arthrose und Kristallarthropathien eine zeitlich allerdings knapp befristete Schmerzlinderung bei rund vier von fünf Patienten ein (Jackson 1986). Nachteilig ist, dass eine individuelle Prognose nicht abgegeben werden kann. Die Lavage wird deshalb praktisch nur noch als Zusatzmaßnahme durchgeführt. Der mit ihr verbundene Spüleffekt ist wahrscheinlich der Grund für die auffallend niedrige Infektionsrate bei arthroskopischen Operationen.

Shaving. Beim Shaving (Chondroplastik) werden Knorpelauffaserungen, -lappenbildungen und -ablösungen entsprechend den Stadien II und III nach Outerbridge (vgl. Tab. 5.2) arthroskopisch entfernt, und die verbleibenden Knorpelränder werden geglättet. An das Shaving wird immer eine Lavage angeschlossen. Die Ergebnisse sind unsicher und die Erfolge kurzdauernd. Deshalb spielt diese Methode in der Arthrosechirurgie heute nur eine untergeordnete Rolle.

Débridement. Beim Débridement (Gelenktoilette) erfolgt zusätzlich die Glättung oder Resektion eingerissener Meniskusränder, Entfernung freier Gelenkkörper, Abtragung störender Osteophyten und manchmal auch eine partielle Synovektomie. Die als „house-cleaning arthroplasty" bezeichnete Methode wurde von Magnuson (1941) als offener Eingriff eingeführt und wird heute meist arthroskopisch vorgenommen. Die Ergebnisse sind besser als bei den vorgenannten symptomatischen Verfahren. Im Einzelfall kann vor allem durch die Ausschaltung einer störenden Meniskussymptomatik oder Entfernung freier Gelenkkörper Erleichterung geschaffen werden, aller-

dings auch nur zeitlich begrenzt. Nach einer Literaturzusammenstellung durch Anders et al. (2001) wurde eine Besserung nach durchschnittlich 1–5 Jahren in 33–73% der nachuntersuchten Patienten festgestellt. Das Débridement ist deshalb ein begrenzt erfolgversprechender Eingriff, der am arthrotischen Knie oft als letzter Versuch vor dem Entschluss zur Endoprothese durchgeführt wird.

Knochenmarkstimulierende Techniken. Im Gegensatz zu diesen symptomatisch wirkenden Verfahren streben die knochenmarkstimulierenden Techniken (Abb. 8.4) an, pluripotente Stammzellen des Knochenmarks nach Penetration der subchondralen Grenzlamelle an die Gelenkoberfläche zu bringen, wo sie sich unter dem Einfluss mechanischer und biologischer Kräfte zu einem faserknorpeligen Ersatzgewebe entwickeln können. Voraussetzung ist allerdings eine hinreichend lange postoperative Entlastung und die Behandlung durch kontinuierliche passive Bewegung (CPM). Die älteste nach diesem Prinzip arbeitende Methode ist die so genannte *Priedi-Bohrung*, bei der entweder antero- oder retrograd der freigelegte subchondrale Knochenabschnitt mit feinem Bohrer oder besser mit Kirschner-Draht siebartig perforiert wird (Priedi 1959). Diese Technik wurde ursprünglich am offenen Gelenk durchgeführt und wird heute vorwiegend arthroskopisch angewandt. Steadman benutzt zur Eröff-

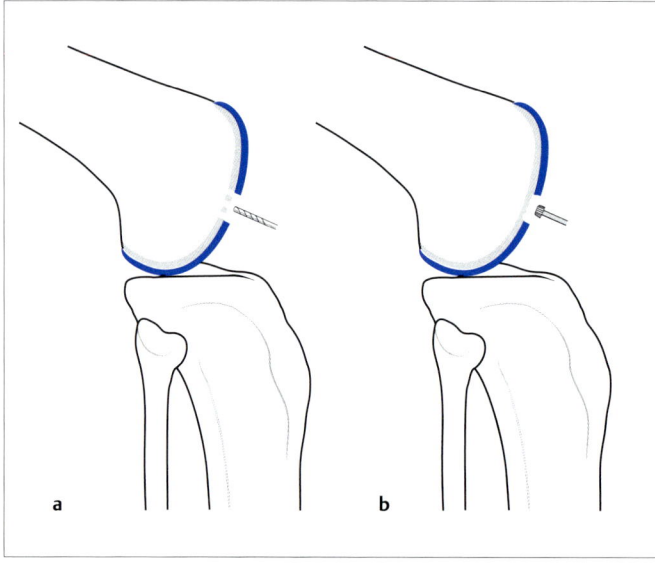

Abb. 8.4 Knochenmarkstimulierende Operationen (nach Brittberg 1999)
a multiple Pridie-Bohrungen
b Abrasionsarthroplastik

a   b

nung des Markraums eine gekröpfte Ahle und nennt seine Methode *Microfracturing* (Steadman et al. 1999). Ficat resezierte an der Patella die subchondrale Knochenplatte und nannte dies *Spongialization* (Ficat 1979). Nach Johnson (1986) genügt die partielle Abtragung der subchondralen Corticalis um 1–3 mm, um Anschluss an die intrakortikale Blutversorgung zu gewinnen; mit dieser von ihm *transarthroskopische Abrasionsarthroplastik* genannten Methode erwartet und sah er unter zweimonatiger konsequenter Entlastung die Neubildung von Faserknorpel.

Diese Operationen können zwar grundsätzlich an allen arthroskopisch erreichbaren Gelenken angewandt werden, praktische Erfahrungen in größerem Umfang liegen jedoch fast nur für das Kniegelenk vor. Da einschlägige klinische Verlaufsstudien nur kurze Zeiträume überblicken, lassen sie eine eindeutige und vergleichende Bewertung der einzelnen knochenmarkstimulierenden Methoden kaum zu. Zusammenfassend lässt sich jedoch sagen, dass bei umschriebenen tiefen Knorpeldefekten (Stadium IV nach Outerbridge) verfügbar gemachte pluripotente Markraumzellen die Fähigkeit haben, sich unter Entlastung und Bewegung zu einem faserknorpeligen, biomechanisch jedoch dem hyalinen Knorpel unterlegenen Ersatzgewebe zu entwickeln. Teilweise wurde auch über eine Besserung klinischer Symptome berichtet, die aber nur von begrenzter und im Einzelfall schwer voraussagbarer Dauer war (Johnson 1986, Tippet 1991, Steadman et al. 1992, Müller et al. 1999). Die Verfechter dieser Methoden legen Wert darauf, bei Bedarf Maßnahmen im Sinne des Débridements hinzuzufügen und gleichzeitig bestehende Achsenabweichungen durch Umstellungs-Osteotomien zu korrigieren. Insgesamt haben die knochenmarkstimulierenden Techniken eher Bedeutung für die Versorgung von umschriebenen höhergradigen traumatischen oder krankheitsbedingten Knorpeldefekten, also zur Behandlung von Präarthrosen, während sie sich zur Therapie von etablierten Arthrosen weniger durchsetzen konnten; hier bleiben sie reserviert für jüngere, noch nicht „endoprothesenreife" Patienten mit fokalen Knorpelläsionen, und dies vorzugsweise in Verbindung mit Débridement und Osteotomie.

Transplantationen. Noch zurückhaltender ist der Einsatz von Methoden zu beurteilen, bei denen eine Restitution der arthrotisch veränderten Gelenkfläche durch Transplantate erfolgt. Auch diese Techniken wurden zur Behandlung von umschriebenen kleineren tiefreichenden Knorpelverlusten bei sonst intaktem Gelenk entwickelt. Bei Arthrosen kommen sie deshalb, wenn überhaupt, nur in frühen Krankheitsstadien mit kleinen, scharf begrenzten Knorpeldefekten in Betracht, ggf. nach Achsenkorrektur wie beispielsweise bei Varusgonarthrose. Die *autologe Periost- und Perichondriumtransplantation* neigt, wenn sie bei einem arthrosetypischen großflächigen Knorpelverlust zum Einsatz kommt, zur Kalzifikation des neugebildeten Reparaturgewebes, das zudem keine hyaline Knorpelqualität besitzt. Die *autologe osteochondrale Transplantation* (OCT) in Form von Monozylindern oder als so genannte Mosaikplastik sollte ebenfalls auf die Versorgung von bis zu 3 x 2 cm großen und 1 cm tiefen osteokartilaginären Defekten beschränkt bleiben; diese kommen typischerweise an Knie, Talus, Capitulum humeri und Humeruskopf nach Trauma, bei Osteochondrosis dissecans oder als aseptische Osteonekrose vor und sollten nicht zuletzt wegen ihrer Eigenschaft als Präarthrosen saniert werden. Trotz des Entnahmetraumas und einiger grundsätzlicher biomechanischer Bedenken wegen der unterschiedlichen Knorpeltextur an Entnahme- und Empfängerort hat sich die OCT bei diesen Indikationen, nicht aber zur Arthrosetherapie, bewährt.

Im Zusammenhang mit neuzeitlichen Behandlungsverfahren bei Knorpelschäden wird immer wieder gefragt, inwieweit die von Brittberg et al. (1984) beschriebene *autologe Chondrozytentransplantation* (ACT) für die Behandlung der Arthrose geeignet sei. Bei dieser Methode werden aus dem Gelenk entnommene Knorpelzellen enzymatisch isoliert, zur Zellzahlvermehrung inkubiert und nach Anfrischung des Knorpeldefekts und nach dessen wasserdichter Überdeckung durch einen Periostlappen in den Defekt injiziert. Brittberg selbst beschränkt die Indikation ausdrücklich auf „vollschichtige chondrale oder osteochondrale Defekte und Osteochondrosis dissecans-Herde, primär oder nach erfolgloser Behandlung mit Methoden wie Débridement, Anbohrung oder Mikrofrakturierung"; die Arthrose nennt er ausdrücklich als Kontraindikation (Brittberg 2001).

Gelenknahe Umstellungs-Osteotomien

Vorgeschichte. Die erste korrigierende Osteotomie wird dem Amerikaner Rhea Barton aus Lancaster zugeschrieben (zit. n. M.E. Müller 1971); 1826 durchtrennte er den Oberschenkelknochen unterhalb des Schenkelhalses bei einer in extremer Fehlstellung ankylosierten Hüfte und führte damit die erste intertrochantäre Femurosteotomie aus. Operationsziel war einerseits die Beseitigung der sehr hinderlichen Deformität, andererseits die Erzeugung einer beweglichen intertrochantären Pseudarthrose. Somit handelte es sich um eine stellungskorrigierende Hüftarthroplastik. Nach sechs Jahren war die Pseudarthrose allerdings wieder verheilt und damit die Hüfte wieder steif. Die in den folgenden Jahrzehnten auch von anderen durchgeführten Osteotomien endeten meist mit Osteomyelitis und oft mit ungewollter Pseudarthrose.

Erst nach Einführung der Anästhesie 1846 durch Morton und vor allem nach Etablierung der Asepsis 1880 durch Lister ließen sich Osteotomien mit vertretbarem Risiko durchführen. Eine präzisere Kalkulation der durch Osteotomie angestrebten und erreichten Effekte war erst nach Einführung der Radiographie 1895 durch Röntgen möglich. Weitere Meilensteine, ohne die die Etablierung zeitgemäßer Umstellungs-Osteotomien und auch Endoprothesen nicht möglich gewesen wäre, sind die 1900 erfolgte Entdeckung der Blutgruppen durch Landsteiner mit den dadurch begründeten Möglichkeiten der Fremdblutgabe, die Entdeckung und Einführung von Penicillin 1928 durch Fleming und die Entwicklung von zuverlässig fixierenden, benutzerfreundlichen Osteosynthesesystemen durch die Schweizerische Arbeitsgemeinschaft für Osteosynthesefragen (AO). Mit Hilfe dieser Errungenschaften wurde es möglich, die Gelenkmechanik beeinflussende Osteotomien sorgfältig zu planen, exakt auszuführen und so zu stabilsieren, dass immobilisierende Verbände vermieden werden können, weil mindestens Übungsstabilität, gelegentlich sogar primäre Belastungsstabilität erreicht wird (M.E. Müller et al. 1969).

Femurosteotomien. Gelenknahe Umstellungs-Osteotomien streben eine Senkung des intraartikulären Kontaktdrucks durch gezielte Veränderung der Gelenkgeometrie an. Dabei wird erwartet, dass der arthrotische Zerstörungsprozess, soweit er auf einer Überforderung der mechanischen Stresstoleranz des Gelenkknorpels beruht, nachhaltig verzögert wird, und zwar so, dass der Patient auch durch eine spürbare Schmerzlinderung davon profitiert. Dass diese Erwartung berechtigt ist, hatte Pauwels (1950) durch seine *in*-

tertrochantäre Femurosteotomie mit Verkleinerung des Schenkelhalsschaftwinkels bei Dysplasiecoxarthrose bewiesen; seine Methode der Berechnung des Gelenkdrucks und seiner Absenkung wurde bereits im Ätiologiekapitel dargestellt. Die günstige Wirkung seiner Varisierungsosteotomie führt Pauwels nicht nur auf die Senkung des Gelenkdrucks zurück, sondern auch auf dessen Übertragung auf einen teilweise noch mit gesundem Knorpel belegten Anteil der Gelenkfläche (Abb. 8.5). Die unter der Bezeichnung „Pauwels I-Osteotomie" international bekannt gewordene intertrochantäre Varisierungsosteotomie wurde zum Standardverfahren bei der Behandlung der Dysplasiecoxarthrose und hat in dieser Funktion auch heute noch ihre volle Berechtigung.

Unter der Bezeichnung „Pauwels II-Osteotomie" wird die valgisierende (= schenkelhalsaufrichtende) Osteotomie verstanden, die bei entsprechender anatomischer Konstellation besser zur Druckentlastung geeignet ist; auch hier werden die Prinzipien der Tragflächenvergrößerung und der Einbeziehung von noch besser erhaltenen Knorpelanteilen zur Geltung gebracht (vgl. Abb. 8.6). Methoden zur Minimierung uner-

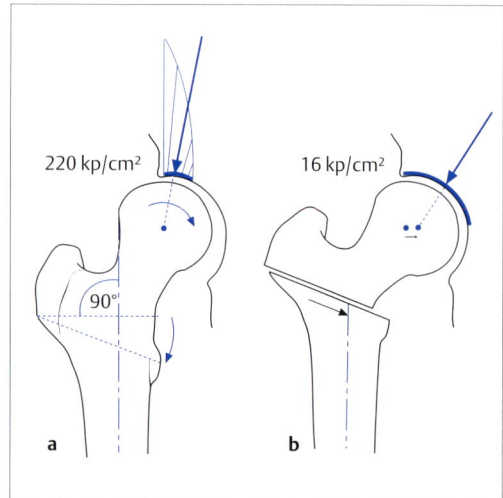

Abb. 8.5 Prinzip der Varisierungsosteotomie nach der Originalzeichnung von Pauwels (1973)
a präoperativer Befund einer Dysplasiehüfte mit beginnender Sekundärarthrose
b Z.n. Entnahme des in a markierten Knochenkeils in der damals üblichen Form; mit der Rezentrierung des Hüftkopfs ist die Tragfläche vergrößert und die Gelenkkongruenz verbessert worden

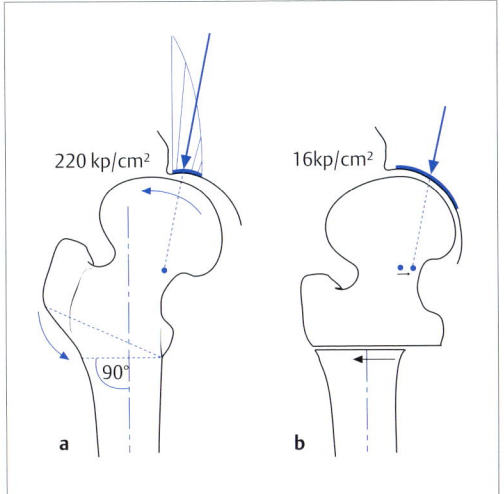

Abb. 8.**6** Prinzip der Valgisierungsosteotornie nach der Originalzeichnung von Pauwels (1973)
a präoperativer Befund einer Dysplasiehüfte mit fortgeschrittener Kopfdeformierung
b Z.n. Entnahme des in **a** markierten Knochenkeils; die Tragfläche ist jetzt durch Einbeziehung des mediokaudalen Kopfbereichs wesentlich vergrößert und die Kongruenz verbessert

wünschter Nebeneffekte der varisierenden und valgisierenden Femurosteotomie bezüglich Beinlänge und Lasteinleitung in das Kniegelenk werden im Kapitel über Coxarthrosen dargestellt werden. Dies gilt auch für weitere Formen hüftnaher Femurosteotomien wie Flexions- und Extensionsosteotomie, Rotationsosteotomien und die Osteotomie zur Verlagerung des Trochanter major.

Beckenosteotomie. Die Beanspruchung des Hüftgelenks hängt auch von der für die Verteilung des Kraftflusses maßgeblichen Orientierung der Facies lunata der Hüftpfanne ab. Bei der Pfannendysplasie mit ihrem antero-lateralen Tragflächendefizit liegt nicht nur eine arthroseerzeugende Drucksteigerung aufgrund der zu kleinen Tragfläche vor, sondern auch eine den Kapsel-Labrum-Komplex schädigende Stresseinwirkung infolge der fehlerhaften Pfannenorientierung (vgl. Abb. 4.**12**). Dieser Effekt wird durch die oft gleichzeitig bestehende Coxa valga ohne und mit pathologisch vermehrter Antetorsion des Schenkelhalses noch verstärkt. Er führt zu dysplastisch-degenerativen Labrumläsionen, deren Genese, Diagnostik und Therapie erst in den letzten Jahren

vor allem durch die Arbeiten von Tschauner und Ganz bekannt wurden (Tschauner 1995, Leunig und Ganz 1998). Bei ausgeprägter Pfannendysplasie ist deshalb allein oder in Ergänzung zur intertrochantären Varisierungsosteotomie eine *reorientierende Beckenosteotomie* erforderlich. Während die Femurosteotomie unter anderem via Normalisierung der Hebelverhältnisse drucksenkend wirkt, erzeugt die Beckenosteotomie eine Druckentlastung durch Vergrößerung der kraftübertragenden Fläche im Rahmen des verbesserten Gelenkkontainments und eine Entlastung des Kapsel-Labrum-Komplexes.

Knie. Für das Kniegelenk hat Maquet (1976) errechnet, dass beim Gang eine Last vom Fünf- bis Sechsfachen des Körpergewichts einwirkt; an der Hüfte beträgt die Last nach Pauwels (1973) ungefähr das Vierfache des Körpergewichts. Da beim Knie aber in und nahe der Streckstellung die lasttragende Fläche größer als im Hüftgelenk ist, ist der Gelenkdruck mit ungefähr 20 kp/cm^2 in beiden Gelenken fast gleich. Maquet legte seinen Berechnungen die Resultierende aus Gewichts- und durch den Tractus iliotibialis vermittelter Muskelkraft zugrunde. Er zeigte, dass auch am Knie eine biomechanisch begründete Arthosetherapie durch Senkung und Umverteilung von Lasten möglich ist. Die für das 0-Bein typische medial akzentuierte Arthrose lässt sich prinzipiell durch eine achsenkorrigierende valgisierende Osteotomie behandeln (Abb. 8.**7**). Dabei wird in Abhängigkeit vom Scheitelpunkt der Achsenabweichung entweder eine *infrakondyläre* oder eine *suprakondyläre knienahe Osteotomie* durchgeführt. Beim Genu valgum wird die Achsenkorrektur durch varisierende Umstellungs-Osteotomie vorgenommen. Orientierungslinie für die Operationsplanung ist die physiologische (mechanische, im Gegensatz zur anatomischen) Beinachse, die als Gerade vom Mittelpunkt des Hüftgelenks über das Kniezentrum zur Mitte der Tibiabasis verläuft (vgl. Abb. 4.**4**).

Neben der Rezentrierung durch Umstellungs-Osteotomien in der Frontalebene gibt es heute kaum noch anerkannte Indikationen für knienahe Osteotomien. Zur Behandlung der gegenüber konservativen Maßnahmen resistenten Beugekontraktur mit ihrer gelenkschädigenden Druckerhöhung sind Weichteileingriffe besser geeignet. Die zeitweise hochfavorisierte Osteotomie der Tuberositas tibiae, die nach Ablösung vorverlagert wurde, mag zwar den femoropatellaren An-

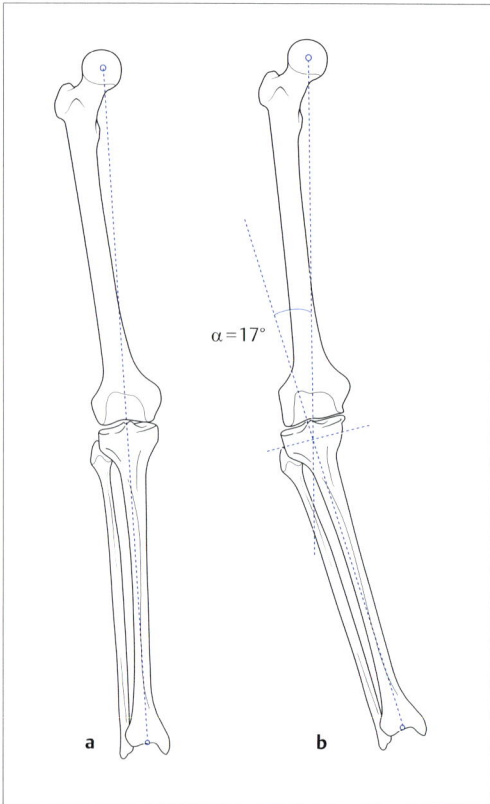

$\alpha = 17°$

a   b

Abb. 8.7 Prinzip der Beinachsenkorrektur bei Varus-Gonarthrose
a angestrebte Normalachse
b bei der Osteotomie im Tibiakopf muß ein Knochenkeil von 17° mit lateraler Basis entnommen werden

pressdruck senken, wurde aber mangels klinischer Effizienz wieder aufgegeben. Dagegen ist eine *Verlagerung der Tuberositas tibiae nach medial* bei der häufigen schmerzhaften lateralen Subluxation der Patella ohne und mit Arthrose nach wie vor eine sinnvolle druckentlastende Maßnahme; Voraussetzung ist allerdings, dass weder Krankengymnastik zur Stabilisierung der medialen Anteile des Kniestreckmuskels noch ein Weichteileingriff mit Längsspaltung der lateralen Retinakula („lateral release") erfolgreich war.

Gelenknahe Umstellungs-Osteotomien sind prinzipiell auch außerhalb von Hüfte und Knie möglich. Supramalleolär werden sie bei der drohenden oder manifesten Arthrose des oberen Sprunggelenks eingesetzt, sofern ein Achsen- oder Drehfehler vorliegt. Bei den übrigen Gelenken bestimmt allerdings weniger die Arthrose, sondern mehr die Deformität als solche oder eine Funktionsstörung die Indikation. Auf Indikationen, Kontraindikationen, Implikationen und Ergebnisse der einzelnen Osteotomieformen wird im speziellen Teil eingegangen werden. Selbstverständlich müssen Umstellungs-Osteotomien auch am Knie so geplant und ausgeführt werden, dass notfalls zu einem späteren Zeitpunkt noch ein endoprothetischer Gelenkersatz möglich ist.

Endoprothetik

Vorgeschichte. Der Gelenkersatz durch Endoprothesen wurde schon 1890 durch Th. Gluck versucht – leider mit aus heutiger Sicht unzureichenden Mitteln und bei ungeeigneter Indikation, so dass ein Fehlschlag vorprogrammiert war (Hakkenbroch 2001). Nach mehreren Zwischenstufen begann die moderne Endoprothetik vor etwa 40 Jahren. Heute stehen Implantate zum Ersatz vieler Gelenke zur Verfügung. Dabei werden die geschädigten Gleitflächen oder ganze Gelenkkörper durch Artikulationspartner aus körperfremdem Material ersetzt, weshalb von Alloarthroplastik gesprochen wird. Wird nur eine Gelenkkomponente erneuert, spricht man von Hemiarthroplastik oder -prothese, anderenfalls von Totalendoprothese (TEP). Besonders an der Hüfte und am Knie hat die Endoprothetik einen derartig hohen Reifegrad erlangt, dass sich ohne Übertreibung sagen lässt, dass sie die Arthrosetherapie revolutioniert hat. Endoprothesen für das Schultergelenk und Fingergelenke, Ellenbogen- und oberes Sprunggelenk werden mehr in der Rheuma- und Tumorchirurgie oder nach Trauma eingesetzt und deshalb hier nicht weiter besprochen.

Hüfte. Bei der *endoprothetischen Versorgung des Hüftgelenks* wird der Oberschenkelkopf mit dem Großteil des Schenkelhalses und die pfannenseitige Gelenkfläche mitsamt der ganzen Gelenkkapsel reseziert, und alle tragenden Strukturen werden alloplastisch ersetzt (Abb. 8.8, –8.10; vgl. Abb. 6.4). Die gelenkumgebende Muskulatur wird bestmöglich geschont. Mit den verfügbaren Implantaten ist es möglich, die Anatomie und Beweglichkeit des Hüftgelenks in den von der Natur vorgegebenen Freiheitsgraden in etwa zu rekonstruieren. Da es sich um ein Kugelgelenk handelt, lässt sich die Gelenkführung leicht imitieren. Als Ergebnis darf man eine unmittelbar postoperativ zuverlässig einsetzende Schmerzminderung oder

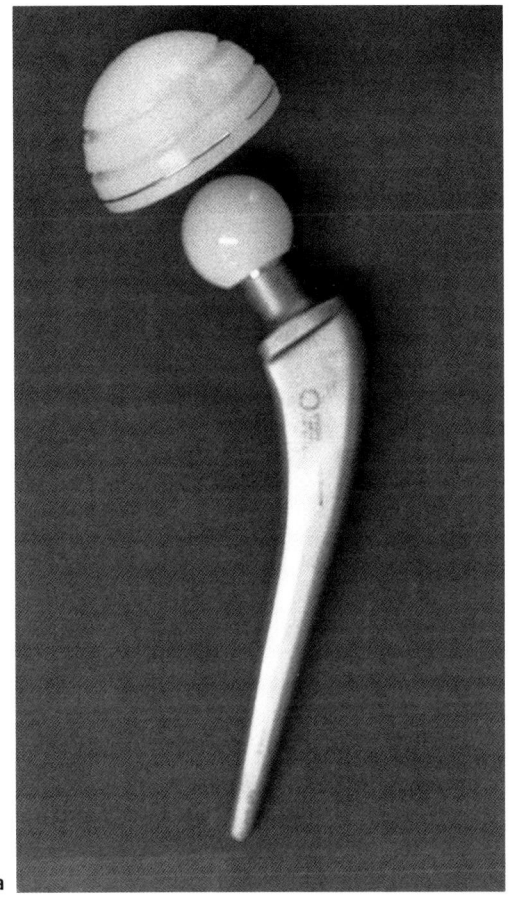

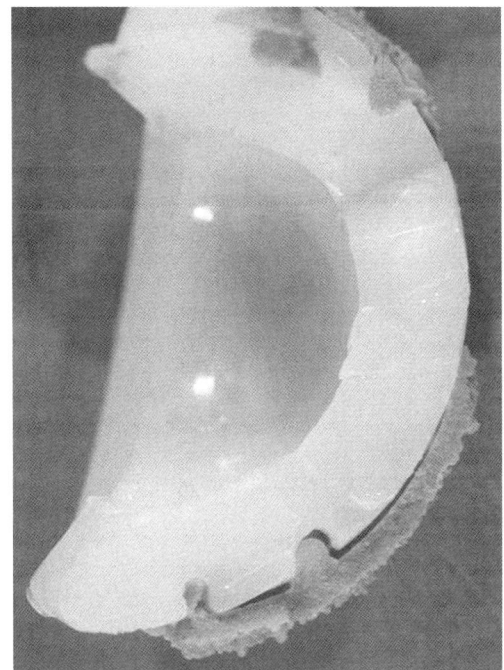

b

Abb. 8.**8** Zementfixierte Hüftendoprothetik:
a konventionelles Modell einer Totalendoprothese mit metallischem Schaft, aufgesetztem Keramikkopf und Pfanne aus Polyäthylen.
b Teil einer explantierten Polyäthylenpfanne mit Zementmantel: Einerseits Verhakung des Zements in Rillen an der Pfannenoberfläche, andererseits feinste Zementvorsprünge an der ehemaligen Kontaktzone mit dem spongiösen Knochenlager.

a

sogar völlige Schmerzfreiheit erwarten; jedenfalls kann der Patient meist gut den operationsbedingten Wundschmerz der ersten Tage von seinem alten Arthroseschmerz unterscheiden. Auch aktive Beweglichkeit und Funktionstüchtigkeit nehmen unter krankengymnastischer Behandlung, Gehschule und intensivem Eigentraining bald zu. Wegen dieser konkurrenzlos günstigen Erfolgsaussichten, die auch bei sehr ausgeprägter Coxthrose und nach langer Krankheitsdauer bestehen, hat die Endoprothetik den Osteotomien und anderen Operationsmethoden den Rang abgelaufen.

Knie. Da Aufbau und Mechanik des Kniegelenks wesentlich komplexer sind, ist die *Knieendoprothetik* von Konzeption und Ausführung her wesentlich schwieriger. Im Gegensatz zur Hüfte gibt es am Knie einen stabilitätssichernden Kapsel-bandapparat, der seine Funktion gemeinsam mit den Menisken und in einem fein abgestimmten Zusammenspiel mit der gelenkführenden Muskulatur erfüllt, ohne die freie Beweglichkeit einzuschränken. Dies ist nur möglich, weil die Drehachse in der Sagittalebene wandert und die Kraftwirkung des Oberschenkelstreckmuskels durch die Kniescheibe im femoropatellaren Gelenkkompartment verstärkt wird. Gute Knieendoprothesen müssen also weit mehr als der Ersatz von zwei Gelenkkörpern sein, die scharnierartig miteinander verbunden sind. Sie ahmen die natürliche Gelenkgeometrie nach, sind auf die Erhaltung und Nutzung des Kapselbandapparats zur Stabilisierung ausgelegt und beschränken sich zur Vermeidung größerer Knochenverluste auf den alleinigen Ersatz der Gleitflächen (Abb. 8.**11**–8.**13**). Unter diesen Voraussetzungen gilt inzwischen auch für den Kniegelenkersatz, dass er ein ausgezeich-

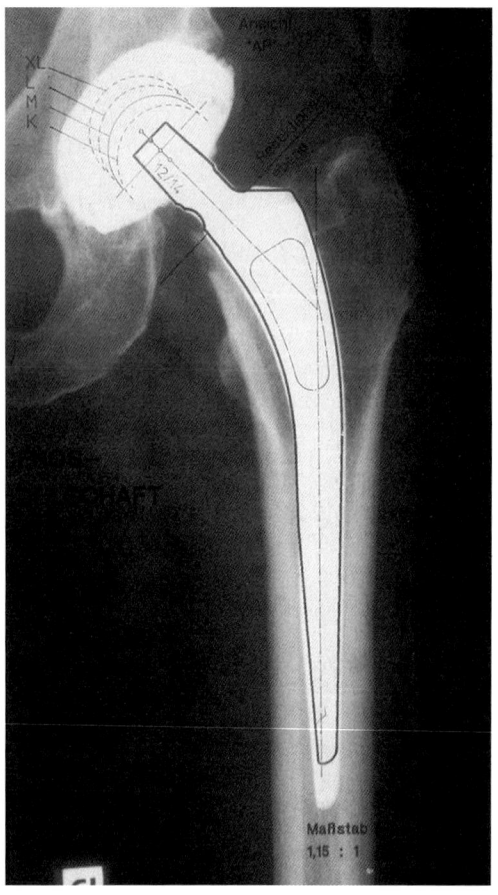

a

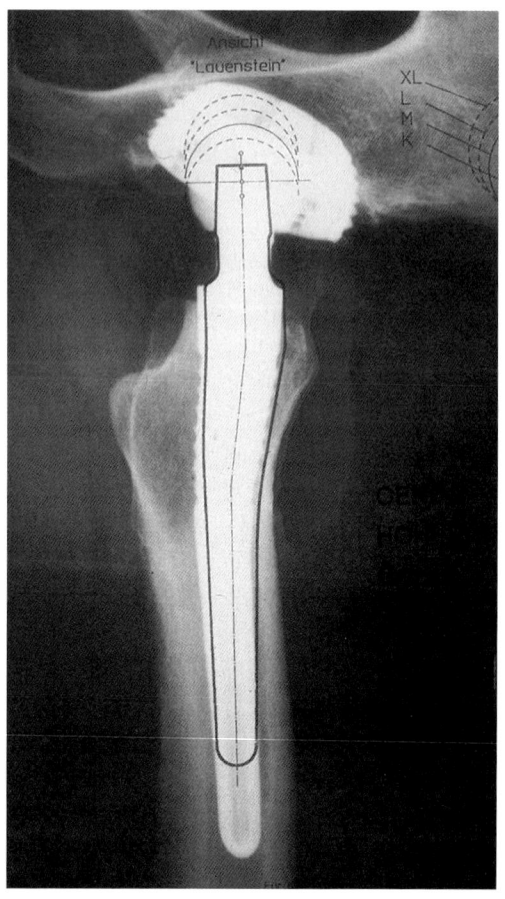

b

Abb. 8.**9** Zementfrei fixierte Hüfttotalprothese aus Titan mit nicht sichtbarem Keramikkopf und Polyäthylen-Inlay in der Schraubpfanne; aufgelegt ist eine Messschablone zur Bestimmung der optimalen Größe des durch Verklemmung haftenden Femurimplantats:
a Ansicht von vorn.
b Ansicht von der Seite.

netes Angebot für die Wiederherstellung einer akzeptablen und hinreichend schmerzgebesserten Gelenkfunktion bei fortgeschrittener Arthrose ist.

Materialfragen. Wegen der hohen mechanischen Beanspruchung von Endoprothesen in Hüfte und Knie wurden international standardisierte Werkstoffe entwickelt, die hinreichend stabil und abriebfest, gewebeverträglich und sterilisierbar sind. Diese Biomaterialien erreichen trotz ihrer Vorzüge niemals die Qualitäten natürlicher Gewebe und werden deshalb immer als Fremdkörper betrachtet. In Tab. 8.**7** ist eine Auswahl mitsamt der ihnen zugeordneten spezifischen Funktionen entsprechend dem heutigen Entwicklungsstand zusammengestellt.

Abriebpartikel von Gleitflächen und Zementpartikel aus dem Implantat-Knochen-Interface rufen einerseits eine chronische Entzündung der Synovialis nach Art einer Fremdkörperreaktion hervor, die sich besonders unangenehm am Knie in Form von therapieresistenten chronisch-schmerzhaften Gelenkergüssen bemerkbar machen kann. Andererseits erzeugen Abriebpartikel, wie erstmals von Willert et al. (1977) für Knochenzement gezeigt wurde, eine durch Makrophagen und Fibroblasten vermittelte periprothetische Osteolyse, die Grundstein für die so genannte aseptische Prothesenlockerung ist. Die

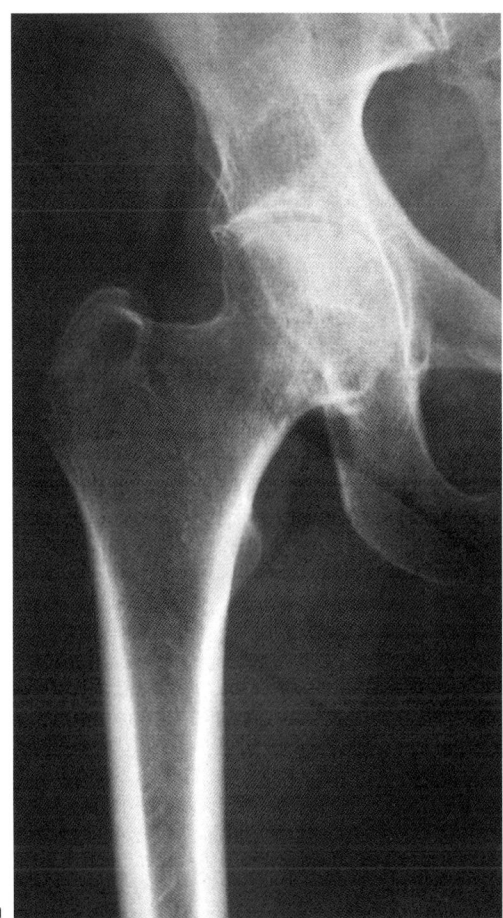
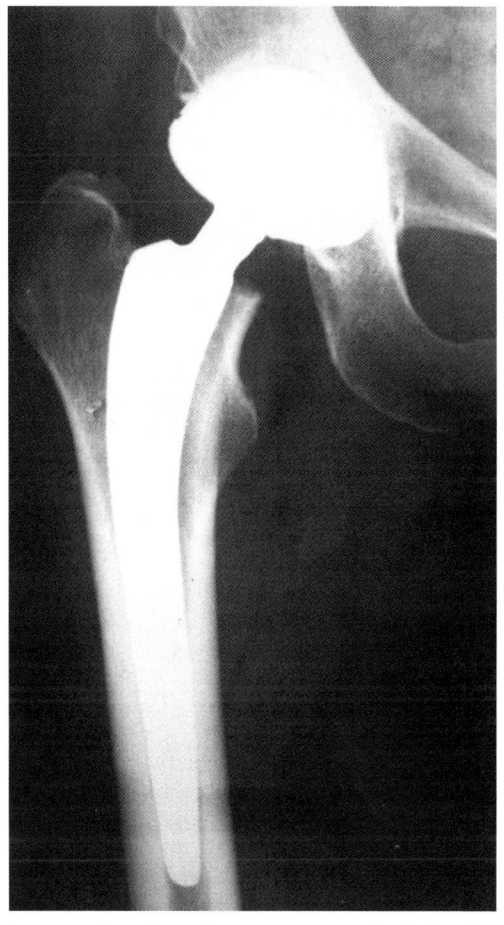

Abb. 8.**10** Behandlung der primären Coxarthrose durch zementfreie Hüfttotalprothese:
a Ausgangsbefund.

b Zustand nach Implantation einer selbsthaftenden Femurprothese und Schraubpfanne.

unter klinischem Aspekt nachteiligen Wirkungen der Partikel, die offenbar nicht nur von ihrer Zusammensetzung, sondern auch von ihrer Größe abhängen, werden unter dem Begriff der Partikelkrankheit zusammengefasst (Harris 1994). Sie ist nicht identisch mit allergischer Implantat-Unverträglichkeit, die erstaunlicherweise trotz hoher Sensibilisierungsraten gegen Nickel, Kobalt und Chrom in der Bevölkerung nur selten gesehen wird und weiterer interdisziplinärer Aufklärung bedarf (Thomas et al. 2001).

Infektion. Ein weiterer heute anerkannter Mechanismus der aseptischen Prothesenlockerung ist der so genannt schleichende Infekt nach Besiedelung von Implantatoberflächen mit Staphylococcus epidermidis, einem gewöhnlich nicht pathogenen Hautkeim. Diese Möglichkeit wurde bereits von Charnley et al. (1969) vermutet und später von Peters et al. (1988) und anderen beschrieben. Das Adhäsions- und Akkumulationsverhalten dieses schleimbildenden Keims gegenüber Biomaterialien, wie sie in der Endoprothetik üblich sind, wurde eingehend in vitro untersucht (König et al. 1999). Dabei ließ sich eine besondere Affinität zu Polyäthylen und Knochenzement feststellen. Der Schleimmantel verhindert eine akute periprothetische Osteomyelitis mit Frühlockerung, wie sie bei der so genannten septischen Prothesenlockerung durch andere Erreger auftritt,

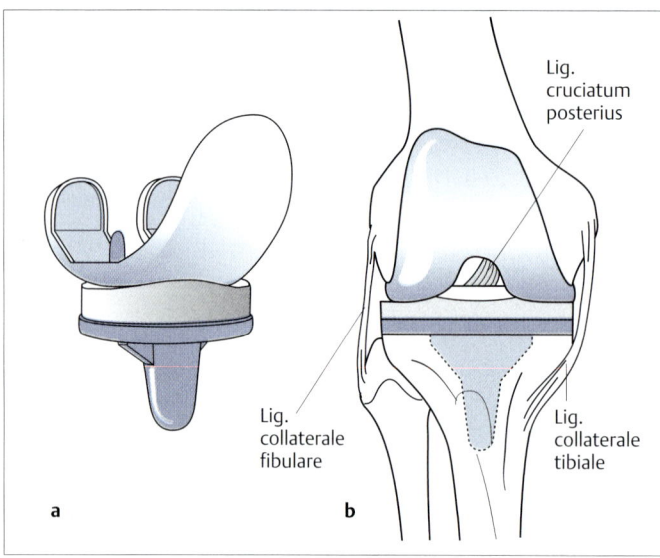

Abb. 8.**11** Nicht-gekoppelter Oberflächenersatz am Kniegelenk bei lei-
stungsfähigem Bandhalt:
a das aus Metall und einer Polyäthy-
lenscheibe bestehende Kunstgelenk
b Z.n. Implantation unter Belas-
sung der Seitenbänder und des
hinteren Kreuzbands

Lig.
cruciatum
posterius

Lig.
collaterale
fibulare

Lig.
collaterale
tibiale

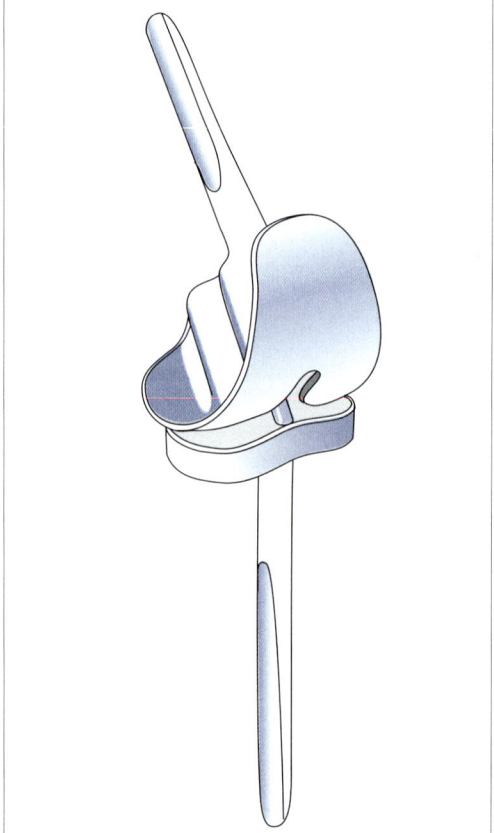

Abb. 8.**12** Kunstgelenk für gekoppelten Kniegelenkersatz bei fehlendem oder ungenügendem Bandhalt

Tab. 8.**7** Biomaterialien in der Endoprothetik mit Zuord-
nung zu spezifischen Funktionen

Biomaterial	Funktion
Titan-legierungen	Hüftprothesenschaft, zementfrei Hüftpfannenschalen, zementfrei
Reintitan	Hüftpfannenschalen, zementfrei Oberflächenbeschichtung
CoCrMo-Legierungen	Hüftprothesenschaft, zementfrei Hüftprothesenkopf Hüftpfannengleitschale für Paarung Metall/Metall
UHMW Poly-äythlen (PE)	Gleitpartner bei Paarung Metall/PE bei Paarung Keramik/PE
Al_2O_3-Keramik	Gleitpartner bei Paarung Keramik/PE bei Paarung Keramik/Keramik
Polymethylmet-acrylat (PMMA)	Knochenzement

aber er erschwert auch den therapeutischen und
prophylaktischen Zugang durch Antibiotika und
bereitet damit dem schleichenden Spätinfekt den
Boden.

Verschleiß. Prothesenbrüche sind inzwischen eine Rarität geworden. Dies ist das Ergebnis intensiver Materialforschung und regelmäßiger Quali-
tätskontrollen. Mit erhöhten Verschleißraten und
im Extremfall auch mit einem Implantatbruch

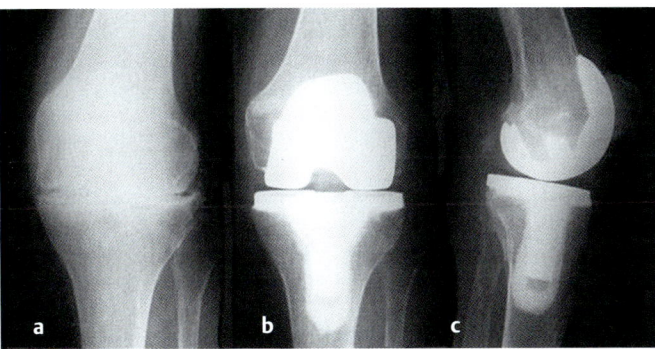

Abb. 8.**13** Fortgeschrittene Gonarthrose bei bandstabilem Knie:
a Ausgangsbefund.
b + c nach Versorgung mit endoprothetischem Oberflächenersatz unter Erhaltung des knieeigenen Bandapparats.

muss jedoch bei grober Fehlplatzierung durch den Operateur gerechnet werden. Zum Bruch eines Prothesenstiels kann es auch kommen, wenn dieser in der Peripherie noch fest verankert, im gelenknahen Bereich jedoch bereits ausgelockert ist; hier ist, wenn der Zustand genügend lang anhält, mit einem Stielbruch infolge Materialermüdung zu rechnen. Diese Art des Implantatversagens kann bei zementfrei verankerten Endoprothesen ebenso wie bei zementfixierten Implantaten auftreten; es kommt also auch auf eine moderne und sorgfältig durchgeführte Zementiertechnik an.

Tendenzen Hüftendoprothetik. Die aktuellen Tendenzen in der Hüftendoprothetik sind:
- Ältere Menschen (etwa > 70 Jahre) erhalten vorwiegend zementfixierte Endoprothesen unter Verwendung von Polymethylmetakrylat (PMMA), da so eine hohe Primärstabilität gewonnen wird und sofortige Vollbelastung möglich ist; gibt man der Verankerung durch Knochenneubildung Vorrang, so muss das Erreichen einer Sekundärstabilität abgewartet, d.h. länger entlastet werden.
- Bei den mit Zement befestigten Systemen kommen CoCrMo-Schäfte mit Köpfen aus Aluminiumoxydkeramik (Al$_2$O$_3$) in Verbindung mit einer aus einem Polyäthylenblock gefertigten Pfanne zum Einsatz; zementfrei zu verankernde Systeme bestehen aus Titanschäften mit strukturierter Oberfläche, wahlweise mit bioaktiver Oberflächenbeschichtung versehen, sowie einer geschlossenen metallischen Pfannenschale mit fest verbundener Polyäthylen-Pfanne, die über Schraubgewinde oder durch Pressfit am Knochen befestigt ist; als geeignete Gleitpaarungen gelten Keramik/Polyäythlen, Keramik/Keramik und Metall/Metall.

- Vom Durchschnitt abweichende anatomische Situationen und spezielle Indikationen erfordern entsprechend geformte Implantate.
- Die Endoprothese nach Maß (custom-made prosthesis, CMP) hat sich trotz des dort realisierten größtmöglichen Kontakts zwischen Implantat und Knochen nur bei stark abweichenden anatomischen Verhältnissen als überlegen erwiesen.

Tendenzen Knieendoprothetik. Die aktuellen Tendenzen in der Knieendoprothetik sind:
- Nach Möglichkeit wird ein reiner Gleitflächenersatz ohne starre designvermittelte Führung realisiert (= unconstrained); der Kapselbandapparat bleibt also zur Stabilisierung erhalten und wird ggf. durch Begradigung der Beinachse oder Inlay-Erhöhung nachgespannt.
- Neben dem totalen Oberflächenersatz ist auch ein unikondylärer Gleitflächenersatz möglich.
- Bei irreparabler ligamentärer Insuffizienz werden Endoprothesen mit Gleitachsengelenk (= semiconstrained) oder achsgeführte (= constrained) Konstruktionen verwendet.
- Im Allgemeinen werden femurseitig CoCrMo-Legierungen, tibiaseitig Polyäthylen in Metallfassung als Gleitpartner verwendet.
- Der Einsatz von Knochenzement wird auf ein Minimum beschränkt, ist aber tibiaseitig kaum vermeidbar.
- Auf den Ersatz der Patellagleitfläche wird heute weitgehend verzichtet; stattdessen werden oft rezentrierende Maßnahmen in Form des lateralen Release oder eine laterale Patellaverschmälerung vorgenommen.

Prothesenwechsel. Da Endoprothesen trotz ihrer Vorzüge als Schwachpunkt vor allem das *Risiko der Auslockerung* in sich tragen, das unter anderem proportional zur Tragezeit und Beanspruchung wächst, bleiben sie möglichst dem *fortgeschrittenen Lebensalter* vorbehalten. Bei jüngeren Patienten sollten konservative oder gelenkerhaltend-operative Behandlungsmöglichkeiten bevorzugt werden, auch wenn deren Wirkung weniger sicher und voraussichtlich von kürzerer Dauer ist. Geht man von einer mittleren Lebenserwartung von fast 80 Jahren und einer durchschnittlichen Überlebensdauer von maximal 80% heutiger Hüfttotalprothesen nach 20 Jahren aus, wird etwa jeder fünfte, der mit 60 Jahren eine neue Hüfte erhält, einen Prothesenwechsel benötigen. Dieser ist jedoch aufwendiger und mit mehr Komplikationen behaftet als die Erstoperation – ganz abgesehen davon, dass der Patient inzwischen älter und weniger belastbar geworden ist. Analoge Überlegungen gelten für den Kniegelenkersatz. Die Lockerungsproblematik und das Wissen um bestimmte, auch bei gutem Verlauf verbleibende Einschränkungen sind den meisten Patienten heute geläufig. Dennoch sollten sie nochmals darauf hingewiesen werden, um unrealistisch hohe Erwartungen zu dämpfen und Verständnis für einen sinnvollen Umgang mit ihrem Kunstgelenk zu wecken.

Indikationen und Erfolgsaussichten. Die Indikation zur Endoprothese darf natürlich nicht von einer starren Altersgrenze – beispielsweise 60 Jahre – abhängig gemacht werden, auch nicht von einem bestimmten radiologisch feststellbaren Arthrosegrad. Es kommt vielmehr darauf an, durch genaue Befragung den bestehenden Leidensdruck zu ermitteln und mit objektiven klinischen Daten abzugleichen. Dieser Prozess muss behutsam und konsequent zugleich erfolgen: Der ungeduldig zur Operation Drängende muss unter Umständen gebremst und auf Alternativen verwiesen werden, während der überängstlich Zögernde eine vorsichtige Ermunterung benötigt, jedoch unter keinen Umständen zur Operation überredet werden darf.

Für den Erfolg ist nicht so entscheidend, ob die Prothese ohne oder mit Knochenzement verankert wird, ob etwa die Femurkomponente einen Kragen trägt und womit ihr Schaft möglicherweise beschichtet ist. Es kommt auch nicht unbedingt darauf an, ob die Befestigung einer zementierten Pfanne durch Press-fit oder Schraubenverankerung erfolgt, ob und ggf. welche Hart/Hart-Gleitpaarung zum Einsatz kommt und ob das Modell eines bestimmten Herstellers genommen wird.

Wichtig ist jedoch, dass das vorgesehene Implantat aus als geeignet anerkannten Biomaterialien gefertigt ist, ein erprobtes Design besitzt und in unterschiedlichen Größen und Formvarianten verfügbar ist. Darüber hinaus muss es sich in kontrollierten Langzeitstudien als unproblematisch erwiesen haben, und der Operateur sollte gut mit ihm vertraut sein. Ob die Ergebnisse durch den Einsatz eines so genannten Operationsroboters heutiger Art verbesserungsfähig sind, ist noch nicht entschieden. Es ist jedoch klar, dass Navigationssysteme die Präzision der Platzierung von Implantaten erhöhen, damit eine Senkung des Materialverschleißes bewirken und auf diese Weise die Standdauer der Endoprothesen vergrößern.

Resektions- und Resektions-Interpositionsarthroplastik

Vorgeschichte. Diese das schmerzhafte und in seiner Beweglichkeit eingeschränkte Gelenk opfernden Operationsmethoden können als Vorläufer der Endoprothetik angesehen werden. 1861 berichtete Fock über die Resektion einer „osteoarthritischen" Hüfte. Girdlestone hat 1925 die Resektion des Femurkopfs mit Schenkelhals zur Besserung von Schmerz und Gelenksteife beim chronisch entzündeten Hüftgelenk vorgeschlagen (zit. n. Blount 1976); noch heute trägt die Resektionsarthroplastik des Hüftgelenks seinen Namen. Sie kommt aber praktisch nur noch als Rückzugsmaßnahme nach irreparabel fehlgeschlagener Alloarthroplastik zum Tragen, weil sie neben Vorteilen auch gravierende Nachteile hat. Vorteilhaft ist, dass ein chronischer periprothetischer Infekt nach ersatzloser Implantatentfernung ausheilen kann und eine ausreichende Beweglichkeit erhalten bleibt; nachteilig ist, dass die so genannte Resektionshüfte unter Belastung oft nicht schmerzfrei ist und dass sie immer mit Instabilität und Beinverkürzung einhergeht, so dass auf Dauer Stockhilfe und Längenausgleich erforderlich sind. Die Resektionsarthroplastik und ihre Modifikationen spielen als primäre Behandlungsmaßnahme bei Coxarthrose heute keine Rolle mehr.

Indikationen. Anerkannte Indikationen gibt es noch bei der Arthrose des Großzehengrundgelenks, des proximalen und distalen Radioulnargelenks, des Humeroulnargelenks, des Akromioclaviculargelenks und des Daumensattelgelenks. Die Erfogsaussichten sind besonders gut, wenn eine ausgeprägte und schmerzhafte Steifigkeit besteht und gleichzeitig weder eine Endoprothese noch eine Arthrodese in Betracht kommen. In den meisten Fällen darf man eine gute Besserung der Beweglichkeit und eine gute bis befriedigende Minderung der Schmerzhaftigkeit erwarten. Diese Vorteile können jedoch aufgehoben werden, wenn das Gelenk postoperativ allzu instabil wird.

Arthrodese

Vorgeschichte. Die operativ herbeigeführte vollständige Versteifung eines Gelenks wurde von dem Wiener Chirurgen Albert 1877 Arthrodese genannt. Er führte die erste Arthrodese zur Stabilisierung eines Kniegelenks bei poliomyelitischer Beinlähmung durch (Albert 1882). In der Folgezeit wurden Arthrodesen hauptsächlich wegen Gelenkzerstörung im Anschluss an Infektarthritiden vorgenommen. Dabei zeigte sich, dass nicht nur ein schmerzfreies und belastbares Gelenk in planmäßig herbeigeführter, günstiger Gebrauchsstellung geschaffen werden konnte, sondern dass auch die Infektausheilung deutlich beschleunigt oder überhaupt erst möglich wurde. Arthrodesen wurden vor Einführung der Endoprothesen auch oft zur dauerhaft schmerzfreien Stabilisierung hochgradig arthrotisch erkrankter Gelenke eingesetzt, wenn andere Methoden keinen Erfolg mehr versprachen.

Hüfte. Angesichts der Erfolge der Alloarthroplastik spielen Arthrodesen zur Behandlung von Arthrosen heute nur noch eine geringe Rolle. An der Hüfte wird die operative Versteifung allenfalls noch bei einseitiger, sonst nicht beherrschbarer hochgradiger schmerzhafter Einsteifung in Fehlstellung nach Infekt oder Trauma bei einem jungen Menschen in Betracht gezogen. Aus früheren Erfahrungen lässt sich sagen, dass unter dieser Voraussetzung die Erfolgsaussichten günstig sind, sofern der Patient kleinwüchsig ist und keine Probleme mit Lendenwirbelsäule, Kreuzdarmbeingelenk und Kniegelenk hat.

Knie. Die Arthrodese des Kniegelenks ist angesichts des hohen Standes der Knieendoprothetik heute auch nicht mehr als primäre Behandlungsmaßnahme bei Arthrose indiziert. Sie kommt praktisch nur noch als Rückzugsoperation nach nicht beherrschbarem tiefem periprothetischem Infekt oder zahlreichen Prothesenwechseln mit massiven knöchernen Substanzverlusten in Betracht.

Aktuell. Heute noch akzeptierte Indikationen für Arthrodesen sind die sonst nicht mehr versorgungsfähigen Arthrosen des unteren und oberen Sprunggelenks, der Intertarsalgelenke, der Tarsometatarsalgelenke, des Handgelenks, der Fingerend- und Mittelgelenke und, mit Einschränkung, auch des Daumengrund- und -sattelgelenks. Bei der Arthrose des Großzehengrundgelenks ist die Arthrodese unter bestimmten Voraussetzungen der Resektions-Interpositionsarthroplastik sogar überlegen.

Es ist heute oft schwierig, dem Patienten die Vorzüge einer gut indizierten Arthrodese nahe zu bringen. Manchmal kann man ihn durch eine probatorische Ruhigstellung des betroffenen Gelenks in der relativ besten Funktionsstellung überzeugen. Man muss sich aber immer über mögliche unerwünschte Nebenwirkungen auf Nachbargelenke, die periankylotischen Bewegungszentren, im Klaren sein.

■ Rehabilitation

Medizinische Rehabilitation als Teil der Gesamtrehabilitation bietet ausgezeichnete Möglichkeiten zur Ergänzung und Vertiefung konservativer und operativer Arthrosetherapien. Sie steht in institutionalisierter ambulanter, teilstationärer und stationärer Form zur Verfügung. Etwa die Hälfte aller Rehabilitationsmaßnahmen erfolgt wegen Erkrankungen der Haltungs- und Bewegungsorgane (zit. n. Finkbeiner 1998).

Tab. 8.**8** Vorrangige Rehabilitationsziele bei Arthrosen

- Beseitigung oder Besserung krankheitsbedingter oder vorübergehend-postoperativer Funktionsstörungen
- Kompensation von Behinderungen durch Training von Ersatzfunktionen zur Alltagsbewältigung
- Hilfsmittelversorgung und -gebrauchsschulung
- Bekämpfung chronischer Schmerzzustände durch professionelle Schmerztherapie
- Informationen über zweckmäßige Diätetik und Ernährung
- Motivation und Anleitung zu krankheitsgerecht angepasstem Freizeit- und Sportverhalten
- Rückführung in das soziale und berufliche Umfeld

Ziele. Für Patienten mit Arthrose stehen die in Tab. 8.**8** zusammengestellten Ziele im Vordergrund. Sie werden im Rahmen nichtstationärer Rehabilitationsmaßnahmen und vor allem während der stationären Anschlussheilbehandlung (AHB) durch den konsequenten Einsatz der Physiotherapie und Ergotherapie erreicht. Die einzelnen Maßnahmen werden diagnose- und befundabhängig ausgewählt, dosiert, aufeinander abgestimmt und nach festem Zeitplan durchgeführt. Dabei ist es wichtig, dass spezielle Wünsche und Anweisungen des Operateurs bezüglich der postoperativen Belastbarkeit von Endoprothesen und Osteosynthesen oder des Beginns passiv mobilisierender Gelenkbehandlung berücksichtigt werden. Der auf Rehabilitation spezialisierte Arzt weiß auch, dass das Anwendungsspektrum nicht, aus welchem Grund auch immer, überzogen sein darf, weil dies demotivierend wirken oder gar schaden kann.

Sport. In den letzten Jahren erfolgte eine zunehmende Integration von Sport in die Rehabilitationsprogramme von Reha-Kliniken, mit Rehabilitation befassten ambulanten Einrichtungen, Sporthochschulen und Spezialambulanzen. Dabei werden einerseits Sportarten wie beispielsweise Walking, Aquatraining und therapeutisches Klettern in Übungsprogramme integriert. Andererseits bemüht man sich, die Auswirkungen klassischer Sportarten auf arthrosekranke, auch bereits operierte Gelenke zu klären. Besonderes Interesse findet die sportliche Belastbarkeit von Endoprothesenträgern, die immer noch kontrovers diskutiert wird. Unterstellt man, dass Sport in aller Regel eine Mehrbeanspruchung von Gelenken mit sich bringt und hält man sich das erwiesenermaßen besonders hohe Lockerungsrisiko von Hüfttotalprothesen in der Gruppe jüngerer männlicher Probanden (Malchau et al. 1993) vor Augen, was ja auf Mehrbeanspruchung mit intensiver Partikelfreisetzung und nachfolgender periarthrotischer Osteolyse beruhen dürfte, so wird man wohl bis zum Beweis des Gegenteils von einem implantatauslockernden Effekt hoher dynamischer und stoßartig einwirkender Kräfte ausgehen müssen. Damit soll nicht der Wert ausgewählter und verantwortlich geleiteter sportlicher Übungsprogramme in der Rehabilitation in Frage gestellt werden; es ist aber notwendig, vor allzu großzügigen Empfehlungen die Ergebnisse kontrollierter Studien abzuwarten.

9 Begutachtung

9 Begutachtung

Das Wichtigste in Kürze

◆ Bei beginnender Arthrose können sich Schwierigkeiten der Anerkennung im sozialen Versicherungsrecht (SV) und im Privaten Unfallversicherungsrecht (PUV) ergeben, wenn Schmerz ohne messbare Funktionsstörung das einzige Symptom ist.
◆ Arthrosen nach Verletzungen und langjähriger Kompensation von posttraumatischen Funktionsstörungen können als Schädigungsfolge anerkannt werden, wenn das Primärereignis ein Unfall war. Nur die Private Unfallversicherung kennt einen Abzug beim Vorliegen einer vorbestehenden, Unfall-unabhängigen Arthrose.
◆ Unter gesetzlich definierten Voraussetzungen können Arthrosen des Ellenbogengelenks, Schultereckgelenks und distalen Radioulnargelenks als Berufskrankheit anerkannt werden.

Die medizinische Begutachtung im Zusammenhang mit Arthrosen befasst sich mit vielfältigen Fragestellungen und berührt unterschiedliche Rechtsbereiche. Hier sollen nur einige häufig vorkommende und praktisch wichtige Aspekte berücksichtigt werden.

Sozialversicherung (SV). Im sozialen Versicherungsrecht (SV), das Leistungen wie die Gewährung von Krankengeld, Renten aus der gesetzlichen Rentenversicherung und der gesetzlichen Unfallversicherung sowie nach dem sozialen Entschädigungsrecht regelt, sind messbare Funktionsstörungen das ausschlaggebende Kriterium, nicht aber Schmerzen. Hier zählen also beispielsweise Bewegungseinschränkung, Gelenkversteifung, Beinverkürzung, durch die Operation herbeigeführte Zustände. Anhaltspunkte zur quantitativen Einschätzung sind in Tab. 9.1 zusammengestellt. Nach gelenkerhaltenden Umstellungs-Osteotomien kann man davon ausgehen, dass trotz Besserung von Schmerz und Prognose die präoperative Funktionsstörung, festgestellt durch Messung der Gelenkbeweglichkeit, im Wesentlichen unverändert ist, so dass die Leistungsbeeinträchtigung im Sinne der Sozialversicherung in der Regel fortbestehen wird. Nach Implantation einer Totalprothese ist zu bedenken, dass eine Beurteilung erst nach hinreichend langer Zeit nach der Operation – etwa 1–2 Jahre – möglich ist, weil es auch weniger gute Resultate oder Komplikationen gibt.

Privates Unfallversicherungsrecht (PUV). Aus Tab. 9.1 sind auch Anhaltspunkte für Bewertungen im Privaten Unfallversicherungsrecht zu entnehmen. Diese Bewertungen erfolgen auf der Basis der allgemeinen Unfallversicherungsbedingungen (AUB), nach denen ein Unfall vorliegt, wenn der Versicherte durch ein plötzlich von außen einwirkendes Ereignis auf seinen Körper unfreiwillig eine Gesundheitsschädigung erleidet. Die Höhe der Leistung richtet sich nach dem Invaliditätsgrad, der wiederum auf Verlust, Teilverlust oder Funktionseinschränkung der betroffenen Gliedmaße beruht. Wenn bei der durch ein Unfallereignis hervorgerufenen Gesundheitsschädigung oder deren Folgen Krankheiten oder Gebrechen, z.B. eine Arthrose, zu wenigstens 25% mitgewirkt haben, wird die so festgelegte Invaliditätsleistung gekürzt. Für die Beurteilung einer posttraumatischen Arthrose ist wichtig, dass die dadurch hervorgerufene Invalidität innerhalb der in den AUB festgelegten Frist eingetreten und ärztlich festgestellt ist. Die Unterscheidung zwischen der weiteren Verschlimmerung einer anerkannten Sekundärarthrose von einer spontanen, so genannten schicksalhaften Arthrose ist immer schwierig, da einschlägige wissenschaftlich fundierte Untersuchungen fehlen. Schwierig ist auch, wie bereits weiter oben ausgeführt, die Erfassung früher Arthrosestadien.

Berufskrankheit. Als Berufskrankheit anerkannt sind Arthrosen des Ellenbogengelenks, Schultereckgelenks und distalen Radioulnargelenks, so-

Funktionsstörung	S. V. [% MdE, GdB]	PUV [A, B, F]
Hüftgelenk:		
Bewegungseinschränkung	10–30	1/10–5/20 B
Totalprothese gF	≥ 20	2/10–4/10 B
Resektionshüfte	50	7/10–8/10 B
Versteifung gG	30–40	4/10 B
Kniegelenk:		
Bewegungseinschränkung	10–30	1/10–7/20 B
Instabilität	10–30	1/10–3/10 B
Zustand nach Patellektomie	15	2/10 B
rezidivierender Erguss	20–30	
Versteifung gG	20	4/10 B
oberes Sprunggelenk:		
Bewegungseinschränkung	10	
Versteifung gG	30	3/10–4/10 B
Großzehengrundgelenk:		
Versteifung gG	0	1/20 F
Beinverkürzung:		
3,5–6 cm	20	1/10–1/3 B
Schultergelenk:		
Bewegungseinschränkung	10–30	1/10–3/10 A
Versteifung gG	30	4/10 A
Ellenbogengelenk:		
Einschränkung Beugung/Streckung	10–20	1/10–3/10 A
Einschränkung Unterarmdrehung	10–20	
postthrombotisches Beinsyndrom	10–50	1/10–4/10 B

Tab. 9.**1** Anhaltspunkte zur Bewertung von Leistungsbeeinträchtigungen in der Sozialversicherung (SV) und Gliedertaxbewertung in der Privaten Unfallversicherung (PUV), in Anlehnung an Rompe et al. (1998)

A = Armwert, B = Beinwert, F = Fußwert; gG = günstige Gebrauchsstellung, gF = gute Funktion

fern die Bedingungen der BK-Nr. 2103 erfüllt sind. Diese beschreiben „Erkrankungen durch Erschütterungen bei der Arbeit mit Druckluftwerkzeugen oder gleichartig wirkenden Werkzeugen oder Maschinen". Dort ist auch festgelegt, dass unter gleichen Voraussetzungen u.a. auch eine Osteochondrosis dissecans im Ellenbogengelenk, eine Lunatummalazie und eine Kahnbeinpseudarthro-

se entstehen können, die wiederum Präarthrosen mit ihrem arthroseerzeugenden Potenzial darstellen. Darüber hinaus wird zurzeit diskutiert, inwieweit auch andere berufliche Tätigkeiten und Expositionen in einem derartigen Umfang mit Arthrosen assoziiert sind, dass eine Anerkennung als Berufskrankheit in Frage kommt.

10

Arthrosen einzelner Gelenke und Regionen

10 Arthrosen einzelner Gelenke und Regionen

Das Wichtigste in Kürze

◆ Ungeachtet zahlreicher Gemeinsamkeiten hat jedes arthrosekranke Gelenk seine eigenen epidemiologischen, ätiologisch-pathogenetischen und vor allem diagnostischen und therapeutischen Besonderheiten. Diese hängen im Wesentlichen von der Gelenkausstattung und seiner Beanspruchung ab.

◆ Der degenerative Schulterkomplex umfasst die Arthrosen des eigentlichen Schultergelenks, des Schultereck-(AC-)Gelenks und des zwischen Brustbein und Schlüsselbein gelegenen (SC-)Gelenks, ferner die degenerativen Veränderungen der gelenknahen Sehnen und Schleimbeutel, die sich am eindrucksvollsten durch Symptome der Weichteileinklemmung mit teilweise entzündlichen Reaktionen (Impingementsyndrom) äußern. Sie werden durch spezialisierte manuelle Untersuchung, Röntgenaufnahmen und Ultraschall diagnostiziert und differenziert und sind auch durch MRT gut darstellbar. Die Arthrosen werden nach den allgemeinen Therapierichtlinien ganz überwiegend konservativ – analgesierend, antiphlogistisch und mobilisierend – behandelt. Bei Therapieresistenz ist am Schultergelenk die Endoprothese oder Arthrodese, an den übrigen Gelenken die sparsame Resektionsarthroplastik indiziert. Impingementsyndrome sind meist in gleicher Weise konservativ behandlungsfähig, bei Erfolglosigkeit wird operativ entlastet.

◆ Die relativ seltenen Arthrosen des Ellenbogengelenks müssen vor allem vom Tennisellenbogen und der Osteochondrosis dissecans abgegrenzt werden. Sie sprechen fast immer auf konservative oder gelenkerhaltende operative Therapie an.

◆ Am Handgelenk handelt es sich wie am oberen Sprunggelenk fast immer um Sekundärarthrosen nach Trauma und rheumatischer Entzündung. Die Diagnostik ist unproblematisch. Therapeutisch kommen die üblichen physikalischen und medikamentösen schmerz- und entzündungshemmenden Maßnahmen und eventuell eine immobilisierende Orthese in Betracht. Gelegentlich ist eine Korrektur-Osteotomie und bei Therapieresistenz die Arthrodese indiziert.

◆ Das dem Handgelenk benachbarte „vergessene Gelenk", das für die Umwendbewegungen der Hand maßgeblich zuständig ist, ist ebenfalls oft von einer posttraumatischen Arthrose betroffen. Nach Versagen konservativer Maßnahmen gibt es situationsabhängige operative Möglichkeiten, die auch die oft begleitende Diskusläsion berücksichtigen.

◆ Fingerpolyarthrosen – die mit Knotenbildung über den Endgelenken einher gehende so genannte Heberden-Arthrose und die Bouchard-Arthrose sowie ein Großteil der Rhizarthrosen und die seltenen Grundgelenkarthrosen – stellen eine Sonderform der Arthrosen dar. Sie lassen sich eindeutig auf Grund des Befallmusters von rheumatoider Arthritis, Psoriasis-Arthritis und solitären Fingergelenkarthrosen unterscheiden. Ihr Verlauf ist meist gutartig, und sie werden, soweit überhaupt erforderlich, symptomatisch und mit Glucosamin behandelt. Die seltene erosive Verlaufsform kann eine Interphalangealarthrodese erfordern. Bei Rhizarthrose kann eine Resektionsarthroplastik notwendig werden.

◆ Solitäre Arthrosen im Bereich der Handwurzel- und Fingergelenke sind meist die Folge von Trauma, Entzündung oder einer Kristallarthropathie. Die Diagnose ergibt sich aus Anamnese und örtlichem Befund. Als Ausschlussdiagnosen kommen an den Fingergelenken vor allem Gicht und rheumatoide Arthritis, am Daumensattelgelenk benachbarte Tendinosen und ein Carpaltunnelsyndrom in Betracht. Diese Sekundärarthrosen verlaufen insgesamt ungünstiger als bei Polyarthrose und erfordern individuelle, oft operative Behandlungsmaßnahmen.

◆ Coxarthrosen entstehen oft auf dem Boden einer präarthrotischen Deformität mit Störung der Gelenkmechanik, auch aus anderen nachvollziehbaren oder unbekannten Gründen. Sie entwickeln sich gewöhnlich langsam, ausnahmsweise auch foudroyant. Im fortgeschrittenen Krankheitsstadium stellen sie eine erhebliche Beeinträchtigung des Patienten mit weitreichenden Konsequenzen dar. Ihre Erkennung ist auf Grund typischer Beschwerden, der Bewegungs- und Röntgenuntersuchung fast nie schwierig. Außer im Frühstadium lässt sie sich gut von anderen gängigen Hüfterkrankungen wie primärer Gelenkentzündung und Hüftkopfnekrose abgrenzen, notfalls mit Hilfe von Labor und MRT. Die immer zunächst konservativen Maßnahmen streben Schmerzlinderung und Entzündungshemmung durch Physiotherapie, Entlastung und Medikamente sowie Kontrakturprophylaxe durch Bewegungstherapie an. Formen, die auf biomechanischer Basis korrekturfähig sind, vor allem die Dysplasiecoxarthrose, sollten möglichst früh einer intertrochantären Umstellungs-Osteotomie zugeführt werden. Für allen übrigen konservativ-therapierefraktären Coxarthrosen steht die endoprothetische Versorgung zur Verfügung; wegen ihrer begrenzten Haltbarkeit und Auswechselbarkeit wird bei jüngeren Menschen die Indikation zurückhaltend, bei älteren großzügiger gestellt.

◆ Die Periarthrosis coxae mit und ohne Arthrose des Hüftgelenks beruht – analog zur Schulter – auf degenerativen und entzündlichen Veränderungen gelenknaher Sehnen und Schleimbeutel vorwiegend mechanischer Herkunft. Die meisten konservativen Therapien streben gezielte Schmerz- und Entzündungshemmung sowie Entlastung an und sind fast immer erfolgreich.

◆ Die weit verbreiteten Gonarthrosen entstehen in der Mehrzahl auf Grund präarthrotischer Form- und Funktionsstörungen, aber auch auf anderer, teilweise unbekannter Basis. Sie treten gehäuft bei Frauen und dort gemeinsam mit Fingerpolyarthrose auf; ein ätiologischer Zusammenhang mit überhöhtem Körpergewicht ist nur mit Einschränkung anzunehmen. Die Diagnose ergibt sich meist ohne Weiteres aus Anamnese, manueller Untersuchung und Röntgenbild. Differenzialdiagnostisch müssen vor allem rheumatische und andere Gelenkentzündungen sowie degenerative Meniskusläsionen ausgeschlossen werden. Im Krankheitsverlauf kommt es meist zu erheblicher Beeinträchtigung und schließlich zur Operationsbedürftigkeit. Frühe und mittlere Krankheitsstadien sprechen gut auf Entlastungsmaßnahmen, Bewegung, physikalische Therapie und angepassten Gelenkgebrauch an. Nach Ausschöpfung dieser Mittel kann durch arthroskopisches Débridement, eventuell kombiniert mit knochenmarkstimulierenden Maßnahmen, zeitlich begrenzt geholfen werden. Unikompartimentale femorotibiale Arthrosen werden frühzeitig durch achsenkorrigierende Osteotomie behandelt. Die in den letzten Jahren erheblich verbesserte Knieendoprothetik steht als ausgezeichnetes Mittel für anderweitig nicht mehr therapierbare Gonarthrosen zur Verfügung. Sie ist mit Hilfe der Navigation, einer verbesserten Alternative zum heutigen Polyäthylen und Designverfeinerung optimierbar.

◆ Periarthrosen des Kniegelenks liegen degenerative und entzündliche Veränderungen an Sehnen und Schleimbeuteln zugrunde, die fast immer extraartikulärer Herkunft sind. Sie müssen identifiziert und einer kausalen, meist entlastenden Behandlung zugeführt werden.

◆ Die fast immer posttraumatische Arthrose des oberen Sprunggelenks wird zunächst symptomatisch-konservativ unter Einschluss schuhtechnischer Maßnahmen behandelt. In Spätstadien ist in der Regel die Arthrodese angezeigt.

◆ Fußwurzelarthrosen werden konservativ oder durch Arthrodese versorgt.

◆ Die für den Betroffenen wegen schmerzhafter Steife äußerst hinderliche Arthrose des Großzehengrundgelenks – Hallux rigidus – wird nach Möglichkeit arthrosetypisch konservativ und zusätzlich durch Spezialeinlage und Abrollhilfe versorgt. Reicht dies nicht aus und bei fehlender Akzeptanz stehen Arthrodese und Resektionsarthroplastik mit jeweils spezifischen Vor- und Nachteilen zur Verfügung.

Bei der Erörterung von Epidemiologie, Ätiologie und Pathogenese, Diagnostik und Therapie wurden in erster Linie die allgemeinen, für alle Arthrosen geltenden Aspekte beleuchtet. Es wurde gezeigt, dass Arthrosen multifaktoriell entstehen, nach schleichendem Beginn phasenhaft fortschreiten und letztlich nicht heilbar sind, jedoch sehr wirkungsvoll durch angepasstes Verhalten und ein breites Spektrum therapeutischer Strategien günstig beeinflusst werden können. Wenn dabei immer wieder das Hüft- und Kniegelenk in den Vordergrund gestellt wurden, so liegt dies darin begründet, dass Coxarthrosen und Gonarthrosen von besonders großer praktischer Bedeutung sind. An diesen Gelenken lassen sich aber auch besonders gut grundsätzliche Fragen der Krankheitsentstehung und Behandlung auf der Basis biomechanischer Überlegungen anstellen. Diese beiden Gelenke sind auch jene, an denen in den letzten Jahrzehnten die größten Fortschritte mit gelenkerhaltenden Operationsmethoden und durch operativen Gelenkersatz gemacht worden sind.

Jedes Gelenk kann an Arthrose erkranken. Dabei entwickelt es seine eigenen, durch Anatomie, Funktion und Nachbarstrukturen geprägten Besonderheiten, die nachfolgend in knapper Form zusammengestellt werden sollen. Dabei wird auf die bereits dargelegten Grundlagen Bezug genommen und deren Kenntnis im Wesentlichen vorausgesetzt.

■ Degenerativer Schulterkomplex

In diesem Zusammenhang soll darunter die Summe jener Arthrosen verstanden werden, die das Glenohumeralgelenk, Arkromioclaviculargelenk und Sternoclaviculargelenk betreffen, also alle gelenkigen Verbindungen des Schultergürtels. Es sollen aber auch die degenerativen Veränderungen der gelenknahen Sehnen und Schleimbeutel berücksichtigt werden, die als arthrosebegleitende oder genuine Periarthrosen ohne und mit Einklemmungssymptomatik (Impingement) auftreten.

Arthrose des Schultergelenks

Ätiologie und Pathogenese. Das eigentliche Schultergelenk (Glenohumeralgelenk) mit seiner auffällig flachen und kleinen Pfanne und seinen relativ schwachen ligamentären und tendinösen Sicherungsstrukturen erlaubt in Verbindung mit den Muskeln des Schultergürtels ein einzigartiges Ausmaß an Beweglichkeit. Der Preis dafür ist eine hohe Anfälligkeit für Verschleißvorgänge und Stabilitätsprobleme bis zur Luxation. Eine getrennte Besprechung der Arthrose dieses Gelenks (Omarthrose) ist trotz der engen anatomischen und funktionellen Beziehungen zu den übrigen Gelenken des Schultergürtels sinnvoll, wenn die von

der Rotatorenmanschette und dem Labrum glenoidale ausgehenden möglichen Störfaktoren im Auge behalten werden.

Arthrosen des Glenohumeralgelenks sind relativ selten, und sie sind nur für einen kleinen Anteil der schmerzhaften degenerativen Schultersyndrome verantwortlich. Es werden primäre und sekundäre Formen unterschieden. Primäre Omarthrosen treten meist jenseits des 60. Lebensjahrs auf, entwickeln sich oft beidseitig und bevorzugen das weibliche Geschlecht. Das Vollbild ist unter anderem durch eine ausgedehnte Osteophytose charakterisiert, die zu einer erheblichen Verbreiterung des Oberarmkopfs führen kann. Da dies ein Hochtreten des Humerus verhindert und somit ein chronisches Impingement der Rotatorenmanschette nicht stattfindet, bleibt diese in der Regel intakt. Allerdings besteht das Risiko einer Ruptur der langen Bicepssehne, die durch Osteophyten in ihrer knöchernen Gleitrinne durchgescheuert werden kann; die mit Abstand häufigste Ursache für Bicepssehnen-Abrisse ist die fortgeschrittene Omarthrose. Die wichtigsten Ursachen der sekundären Arthrosen des Schultergelenks sind in Tab. 10.1 zusammengefasst. Sie sind anamnestisch durch Nachweis oder Ausschluss eines Traumas, radiologisch durch Kongruenzverlust im Sinne einer Kontur- oder Zentrierungsstörung und klinisch durch ggf. nachweisbare Zeichen von Instabilität oder Impingement identifizierbar.

Diagnostik. Führende klinische Zeichen sind Schmerz und Bewegungseinschränkung mit Funktionsverlust. Schon in frühen Krankheitsstadien kann sich zusätzlich zu Belastungsschmerzen ein quälender Nachtschmerz einstellen. Dieser stört den Patienten weitaus mehr als die langsam und oft unbemerkt zunehmende Einschränkung der Beweglichkeit, die bis zu einem hohen Grad durch Ausgleichsbewegungen aus dem

Tab. 10.1 Ursachen von Sekundärarthrosen am Schultergelenk

1. Trauma:
   - Humeruskopffraktur
   - rezidivierende Schulterluxation
   - persistierende traumatische Ruptur der Rotatorenmanschette
2. Humeruskopfnekrose
3. degenerative Ruptur der Rotatorenmanschette

Schultergürtel kompensiert werden kann. Selbst der Untersucher ist mitunter erstaunt, wie ausgeprägt oft die Einschränkung der Beweglichkeit im eigentlichen Schultergelenk ist; sie betrifft vor allem die Rotationsbewegungen und die Abspreizung. Zur Eingangsuntersuchung gehört auch ein Röntgenstatus, bestehend aus einer ap- und axialen Aufnahme; sie können Gelenkspaltverschmälerung, subchondrale Zysten und Sklerose, Osteophyten, Dezentrierung mit Humerushochstand und ggf. Weichteilverkalkungen zeigen und Hinweise auf eine Grundkrankheit geben (Abb. 10.1).

Differenzialdiagnostisch wichtige Erkrankungen sind in Tab. 10.2 zusammengestellt. Subakromiale Tendinosen und Bursitiden, die meist Impingementsymptome zeigen, werden durch eine später dargestellte sorgfältige manuelle Untersuchung erkannt; bei Zweifeln an der Intaktheit der Schulterweichteile muss zusätzlich sonographisch und bei weiteren Unklarheiten kernspintomographisch untersucht werden, während die Arthroskopie bei hochgradigem Verdacht auf eine operationswürdige Ruptur oder Bursitis indiziert ist. Weiterhin muss eine Arthrose des Akromioclaviculargelenks als solche erkannt werden, da sie eine spezielle Therapie erfordert (Abb. 10.2). Zum Ausschluss einer beginnenden rheumatischen Arthritis sind Laboruntersuchungen und Gesamtkörperstatus notwendig. Gelegentlich kommt es auch darauf an, eine sich anbahnende

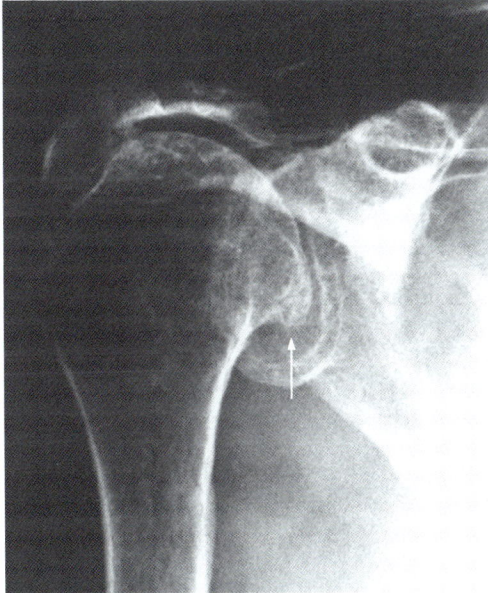

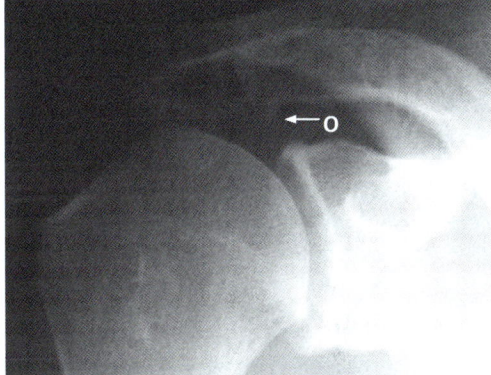

a

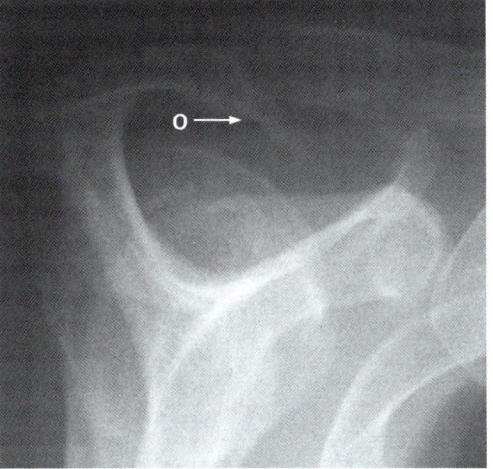

b

Abb. 10.1 Omarthrose mit Humerushochstand (Pfeil): Gelenkspaltverschmälerung, Osteophytose an Pfanne und Kopf, akromiale Sklerose.

Tab. 10.2 Differenzialdiagnose der Omarthrose

- Subakromiale Impingementsyndrome
- Arthrose des Akromioclaviculargelenks
- Rheumatisch-entzündliche Arthritis
- beginnende Infektarthritis
- Humeruskopfnekrose
- Osteochondrosis dissecans
- synoviale Chondromatose
- Tumore und Tumormetastasen
- degenerative Halswirbelsäulensyndrome

Abb. 10.2 Arthrose des Akromioclaviculargelenks mit langem in den subakromialen Raum gerichtetem Osteophyten (0):
a im vorderen Strahlengang.
b „outlet view"-Projektion.

Gelenkinfektion, z.B. nach vorausgegangener Injektionsbehandlung, als solche zu erkennen und einer raschen operativen Revision zuzuführen. Humeruskopfnekrosen können nach Behandlung mit Glukokortikoiden oder spontan, gelegentlich auch posttraumatisch auftreten. Seltenere Differenzialdiagnosen sind die Osteochondrosis dissecans des Humeruskopfs und synoviale Chondromatosen, während Knochentumore und noch öfter Tumormetastasen in der Schulterregion immer wieder zu sehen sind. Sehr oft wiederum müssen degenerative Halswirbelsäulensyndrome mit ihren schmerzhaften, zur Schulter hinziehenden Muskelverspannungen ausgeschlossen werden, was im Allgemeinen klinisch möglich und beim Vorliegen radikulärer Reizerscheinungen nicht schwierig ist.

Therapie. Die Behandlung ist primär konservativ. Schmerzlinderung erfolgt bei aktivierter Omarthrose durch Eismassagen, Ultraschall oder Elektrotherapie und Antiphlogistika. Auf Kälte ist zu verzichten, wenn sie nicht gut vertragen wird. Vor Schonung durch Ruhigstellung muss gewarnt werden, weil kein Gelenk so sehr wie die Schulter zur Versteifung neigt. Statt dessen ist frühzeitige, die genannten Maßnahmen begleitende krankengymnastische Therapie zur Kontrakturprophylaxe und schonenden Mobilisation erforderlich. Mobilisierende Behandlungen sind für Patient und Therapeut unangenehm, weil sie meist schmerzhaft sind, was auch durch die genannten begleitenden Maßnahmen und Analgetika nicht immer ganz verhindert werden kann.

Bei fortgeschrittener und schmerzmäßig nicht beherrschbarer Omarthrose kann eine Totalendoprothese implantiert werden, sofern die Rotatorenmanschette intakt ist, was bei primären Arthrosen gewöhnlich der Fall ist. Neuerdings wurde über gute Ergebnisse mit einer Hemiarthroplastik auch bei großen Defekten der Rotatorenmanschette berichtet; drei von vier Patienten aus einem Kollektiv von 33 Schultern gaben eine deutliche Schmerzminderung an, aber es wurden auch oft ventrodorsale Instabilität und progredienter Knochenverlust mit Höhertreten des Oberarms konstatiert (Sanchez-Sotelo et al. 2001). Posttraumatische Arthrosen, bei denen rekonstruierende Eingriffe nicht mehr erfolgversprechend sind, werden zunächst nach den gleichen Grundsätzen konservativ behandelt. Dekompensiert die Arthrose dennoch, wird bei jüngeren Menschen, besonders wenn sie schwere körperliche Arbeit

leisten müssen, am besten eine Arthrodese durchgeführt. Die hierfür günstigste Funktionsstellung beträgt 25° Abduktion, 30° Flexion und 45° Innenrotation. Aus dieser Position erlaubt die Muskulatur des Schultergürtels bei intaktem Akromioclavicular- und Sternoclaviculargelenk eine erstaunlich gute und schmerzfreie Beweglichkeit.

Arthrose des Akromioclaviculargelenks

Ätiologie und Pathogenese. Die Arthrose des Akromioclaviculargelenks (Schultereckgelenk) scheint in erster Linie eine Sekundärarthrose zu sein. Entweder entsteht sie nach Sprengung des Eckgelenks mit unvollständiger Luxation des seitlichen Claviculaendes, Diskusverletzung und bleibender Instabilität, oft auch trotz operativer Rekonstruktion, oder sie tritt im Zusammenhang mit der oft schon in jungen Jahren einsetzenden degenerativen Zermürbung des Gelenkdiskus auf. Es ist auch eine primär-entzündliche Entstehung möglich.

Diagnostik. Meist wird über belastungsabhängige, in Seitenlage auch nächtliche Schmerzen geklagt, die zur lateralen Halsseite und Schulter ausstrahlen. Stärkere Stufenbildungen und ausgeprägte Osteophyten sind manchmal bereits sichtbar. Größere Instabilitäten sind teils sichtbar, teils durch Palpation anhand des so genannten Klaviertastenphänomens feststellbar. Fast immer wird deutlicher Druckschmerz angegeben. Dieser lässt sich auch provozieren, wenn der in die Horizontale gehobene Arm nach vorn oder nach oben in maximale Adduktionsstellung gebracht und damit das Gelenk unter axialen Druck gesetzt wird. Begleitend findet sich nicht selten eine Rotatorenmanschetten-Symptomatik, wenn Osteophyten wie ein Steg auf die unter ihnen gleitende Sehnenplatte drücken und dort in Verbindung mit weiteren Mechanismen möglicherweise sogar eine Ruptur erzeugen. Differenzialdiagnostisch verwertbar ist, dass der fokale Gelenkschmerz und die Drucksymptomatik nach Lokalanästhesie verschwinden. Radiologisch sieht man alle arthrosetypischen Zeichen, wenn die Röhrenspannung um die Hälfte reduziert und der Zentralstrahl um ca. 10° kopfwärts gerichtet wird (vgl. Abb. 10). Differenzialdiagnostisch müssen rheumatisch-entzündliche Erkrankungen, metabolische Arthropathie und die klinisch meist unauffällige spontane Osteolyse des lateralen Claviculaendes abgegrenzt werden.

Therapie. Die Behandlung ist im Allgemeinen konservativ und besteht entweder in Elektrotherapie oder intraartikulären Injektionen eines Glukokortikoidgemischs mit einem Lokalanästhetikum. Bei Therapieresistenz kann eine Resektionsarthroplastik durchgeführt werden, bei der das laterale Claviculaende unter Schonung wichtiger Teile des Kapselband-Apparats sparsam mitsamt Osteophyten reseziert und damit der Kontaktschmerz genommen wird. Gleichzeitig kann nötigenfalls die Rotatorenmanschette revidiert werden.

Arthrose des Sternoclaviculargelenks

Arthrosen des Sternoclaviculargelenks sind häufiger als klinisch zu vermuten. Es dürfte sich meist um primäre Formen handeln. Sekundärarthrosen sieht man nach traumatischer Luxation, regelmäßig ausgeführten Überkopf-Arbeiten, bei Wurfsportarten und nach Arthritis.

Diagnostik. Geklagt wird manchmal nur über eine reizlose oder kaum schmerzhafte optisch störende Verdickung über dem Gelenk. Es können aber auch unangenehme Schmerzen in Seitenlage bestehen, was wiederum nachts besonders störend ist. Lokal lässt sich meist Druckschmerz und oft auch Bewegungsschmerz auslösen. Radiologisch kann eine Darstellung nach Rockwood mit um 40° kopfwärts gerichtetem Zentralstrahl versucht werden; eine genauere Darstellung ist computertomographisch auf Axialschnitten möglich. Man sieht eine oft sehr stark ausgeprägte umklammernde Osteophystose.

Therapie. Konservative Therapie mit Salbenverbänden, elektrischem Strom und Infiltration mit Lokalanästhetika ohne und mit Zusatz von Glukokortikoiden reicht meist aus. Bei der primären Arthrose kann notfalls aber auch eine sparsame Resektion des medialen Claviculaendes erfolgen, bei der der Kapselbandapparat zur Vermeidung einer postoperativen Instabilität oder persistierenden Luxation geschont werden muss; werden die Bandverbindungen zwischen Schlüsselbein und erster Rippe erhalten, lassen sich zumindest mittelfristig gute Ergebnisse erzielen (Pingsmann et al. 2002).

Degenerative Impingementsyndrome

Ätiologie und Pathogenese. Die häufigste Ursache für Schulterschmerzen sind Einkemmungen periartikulärer Weichteile (Impingement) zwischen schulternahen Knochenfortsätzen des Oberarms – Tuberculum majus und minus humeri – und den das Gelenk überdachenden Strukturen, bestehend aus vorderem Akromiondrittel, Akromioclaviculargelenk, Ligamentum korakoakromiale und Korakoid. Die dadurch verursachten Störungen wurden von Neer (1972) Impingementsyndrome genannt. Im Zusammenhang mit degenerativen Schulterkrankungen ist im Wesentlichen das subakromiale Impingement von Interesse. Dabei wird der Gleitweg der Rotatorenmanschette eingeengt, und zwar durch eine ungünstige Form des Akromions, nach distal gerichtete Osteophyten des Akromioclaviculargelenks oder eine in Fehlstellung verheilte Fraktur des Tuberculum majus (vgl. Abb. 10.**2**). Auch so genannte intrinsische Ursachen können den Gleitweg einengen, insbesondere mit Volumenzunahme einher gehende degenerative Verdickungen der Supraspinatussehne (Tendinose) mit begleitender Schleimbeutelentzündung (Bursitis subakromialis und subdeltoidea); Sehne und Schleimbeutel können verkalken (Tendinosis bzw. Bursitis calcarea), und es können Defekte bis zu vollständigen Rupturen der Supraspinatussehne eintreten. Andere Sehnen der Rotatorenmanschette können in gleicher Weise betroffen sein. Sekundär kann sich aus der Schonhaltung in Adduktionsstellung eine so genannte Schultersteife (frozen shoulder) entwickeln.

Diagnostik. Es ist wiederum der hartnäckige Nachtschmerz beim Liegen auf der erkrankten Seite, der am meisten stört. Aber es wird auch über belastungsabhängige Schmerzen geklagt, besonders bei Überkopf-Arbeiten. Er breitet sich bis zur vorderen und seitlichen Oberarmmitte oder sogar bis zum Ellenbogen aus. Über dem Ort der Hauptschädigung lässt sich gewöhnlich Druckschmerz auslösen. Die Lokalisations-Diagnostik wird durch spezielle Tests vertieft. Sie beruhen darauf, dass entweder schmerzhafte Einklemmungen provoziert werden wie beim so genannten schmerzhaften Bogen, dem Jobe-Test und dem horizontalen Adduktiontest, oder dass Dehnschmerz ausgelöst wird beim Außenrotations-, Innenrotations- und 0°-Abduktions-Test. Bei den Dehntests erfolgt gleichzeitig eine Kraftprüfung; die schmerzreflektorisch bedingte Scheinlähmung (Pseudoparalyse) kann eine Sehnenruptur vortäuschen. Sichere Zeichen einer kompletten Ruptur der Supraspinatussehne sind die Innenrotationshaltung des Arms und das dead-arm-Syndrom, d.h. das Unvermögen, den gestreckt gehaltenen Arm ohne Unterstützung mit dem zweiten Arm herabzuführen. Die Beweglichkeit sollte getrennt für das Glenohumeralgelenk allein und im Zusammenwirken mit dem Schultergürtel gemessen werden. Zur bildgebenden Untersuchung gehören Röntgenaufnahmen in Spezialeinstellungen, die für die Weichteilpathologie sehr informationsreiche Sonographie und für Sonderfälle die Kernspintomographie. Bleibt in der Gesamtwertung aller Befunde der für die Schmerzentstehung entscheidende Ort noch offen, kann der subakromiale Infiltrationstest durchgeführt werden; tritt nach Gabe eines Lokalanästhetikums in den subakromialen Raum Schmerzfreiheit nicht ein, liegt die Schmerzursache intraartikulär oder schulterfern. (Differenzialdiagnostische Hinweise: vgl. Tab. 10.**2**.)

Therapie. Die ganz überwiegende Mehrzahl der degenerativen Impingement-Syndrome lässt sich erfolgreich konservativ behandeln. Therapieziel ist neben der Beseitigung des Entzündungsschmerzes und schmerzhafter Muskelverspannungen die Erhaltung oder Wiederherstellung der Beweglichkeit und Verhinderung oder Beseitigung der Muskelatrophie. Im akuten Stadium erfolgt Kryotherapie in Verbindung mit Analgetika und kurzfristiger Gabe nichtsteroidaler Antiphlogistika. Im subakuten Stadium haben sich Wärme und Elektrotherapie bewährt. Spätestens jetzt muss eine intensive krankengymnastische Behandlung zur Mobilisation, Steigerung der Muskelkraft und Beseitigung der muskulären Imbalance einsetzen. Ergänzend können Massagen und Querfriktionen zur Detonisierung der Muskulatur angewandt werden. Wichtig ist, dass der Patient ihm gezeigte Übungen zu Hause regelmäßig selbst macht. Die operative Dekompression ist nach wenigstens dreimonatiger, erfolglos angewandter konservativer Therapie angezeigt, wenn der subakromiale Infiltrationstest Schmerzfreiheit erbracht hat; sie besteht in der Akromioplastik nach Neer, bei der offen oder arthroskopisch das Ligamentum coracoacromiale reseziert wird, etwa vorhandene Osteophyten abgetragen werden und eine Verschmälerung der medial auslaufenden Akromionspitze vorgenom-

men wird. Eine Indikation zur extrakorporalen Stoßwellentherapie ist bei der nicht-ossifizierenden Tendinose nicht gegeben, wie sich aus einer Studie von Speed et al. (2002) eindeutig ergibt.

Bei der Tendinosis calcarea mit und ohne sekundäre Bursitis calcarea wird stadiengerecht behandelt (Abb. 10.**3**). Im Akutstadium mit akut einsetzendem heftigstem Schmerz erfolgt die entlastende Punktion der Bursa mit Infiltration eines Gemischs aus Lokalanästhetikum und Glukokortikoid, gefolgt von Kryotherapie, kurzfristiger Lagerung auf Abduktionsschiene oder -kissen und Gabe von NSA. Im chronischen Stadium wird die Tendinitis durch Elektrotherapie, Ultraschall vereinzelte subakromiale Infiltrationen und so genanntes Needling behandelt; bei letzterem werden unter Bildwandlerkontrolle die pastenartigen Kalkmassen mit der Punktionsnadel herausgespült. Loew et al. (1999) haben gezeigt, dass die hochenergetische Schockwellentherapie bei der chronischen kalzifizierenden Form der Tendinose wirksam und nach Ausschöpfung der übrigen konservativen Möglichkeiten zu empfehlen ist.

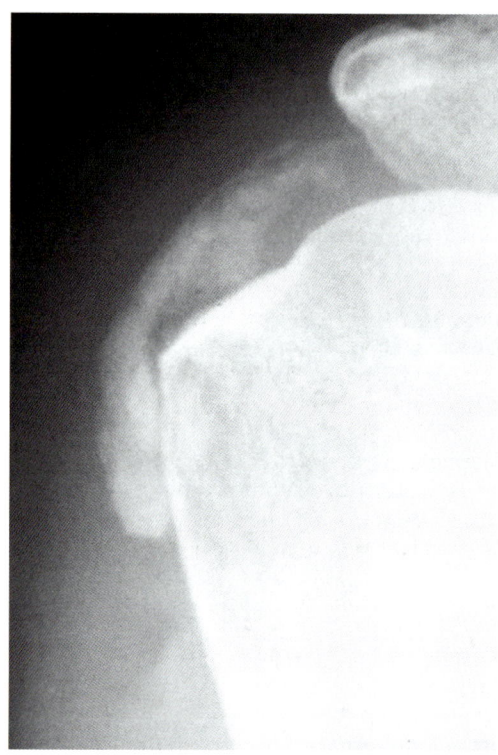

Abb. 10.**3** Bursitis calcarea mit ausgedehnter Kalkeinlagerung in der Bursa subdeltoidea.

Nur bei Therapieresistenz und genügend großen und eindeutig lokalisierten Kalkherden ist die operative Entfernung in Verbindung mit einer Akromioplastik nach Neer indiziert.

Risse der Rotatorenmanschette betreffen fast immer die Supraspinatussehne und erfolgen vorzugsweise in der Nähe ihres Ansatzes am Tuberculum majus. Je größer der Defekt ist, umso mehr verlässt der Oberarmkopf die Pfanne nach kranial, bis er Kontakt mit der Akromion-Unterfläche bekommt. Die Dezentrierung des Schultergelenks verhindert die volle Kraftentfaltung des Deltamuskels. Dennoch erfolgt die operative Rekonstruktion mit großer Zurückhaltung, und zwar nur bei erheblichen Beschwerden, freier passiver Gelenkbeweglichkeit sowie Vermögen und Bereitschaft des Patienten, die notwendige lange und anspruchsvolle Nachbehandlung durchzustehen. Sehnennaht und Defektverschluss müssen grundsätzlich mit einer Dekompression verbunden werden. Die ebenfalls meist ohne adäquates Trauma eintretende Ruptur der langen Bicepssehne wird wegen des geringen Kraftverlusts nur bei jüngeren körperlich aktiven Menschen refixiert.

Bei Schultersteife – hier als Folge von Impingementsyndromen und der dadurch erzwungenen Schonhaltung – wird zunächst analgetisch-krankengymnastisch-manualtherapeutisch behandelt mit dem Ziel der möglichst schmerzfreien Mobilisation. Kann innerhalb von ca. drei Monaten kein Erfolg festgestellt werden, ist die so genannte Mobilisation in Narkose indiziert, die unbedingt stationär mit sofort einsetzender und mehrmals täglich durchgeführter Krankengymnastik unter invasiver Schmerztherapie und Behandlung mit der Motorschiene durchgeführt werden sollte und sehr gute Erfolgsaussichten hat. Nur selten ist die arthroskopische Arthrolyse erforderlich, die dann mit einer Dekompression verbunden wird.

■ Arthrose des Ellenbogengelenks

Ätiologie und Pathogenese. Arthrosen des Ellenbogengelenks treten relativ selten auf und sind in der Regel sekundär. Die zugrunde liegenden Präarthrosen sind enchondrale Dysotose und Chondrodystrophie, Osteochondrosis dissecans, bakterielle und nichtbakterielle Entzündungen sowie Traumen mit Hinterlassung bleibender Gelenkschäden. Beispiel für die Folgen repetitiver Mikro-

traumen sind die als Berufskrankheit anerkannte Arthrose nach prolongierter Arbeit mit Druckluftwerkzeugen und die Arthrosen bei Sportlern mit

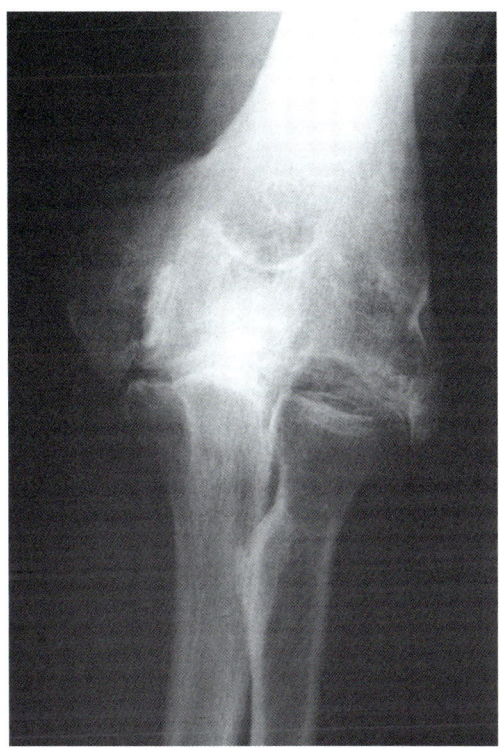

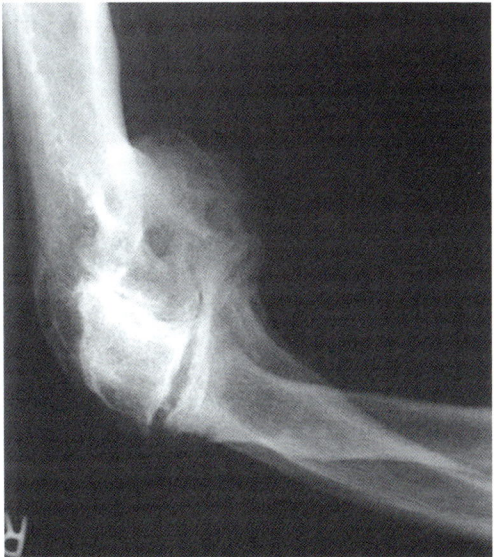

Abb. 10.**4** Posttraumatische Arthrose des Ellenbogengelenks nach Schussverletzung.

hoher Armbeanspruchung wie beispielsweise Tennisspieler und Gewichtheber. Die Arthrose beschränkt sich entweder auf eines der beiden Kompartimente oder betrifft beide gleichzeitig.

Diagnostik. Initial wird über Steifigkeit geklagt, es folgt eine gewöhnlich nicht sofort bemerkte Einschränkung der Beweglichkeit und schließlich Bewegungsschmerz. Wegen der exponierten Lage des Gelenks unmittelbar unter der Haut können Kapselverdickung, Erguss und Osteophyten meist gut getastet werden. Die Röntgenuntersuchung im vorderen und seitlichen Strahlengang zeigt vor allem Osteophyten an den ventralen und dorsalen Enden der Gleitflächen des Humeroulnargelenks und ggf. auch am Radiuskopf (Abb. 10.**4**). Manchmal lässt sich die präarthrotische Grunderkrankung erkennen.

Differenzialdiagnostisch muss ein Tennisellenbogen (Epicondylosis humeri radialis) und ein humeroradiales Impingement durch eine Kapselfalte ausgeschlossen werden; im ersten Fall besteht der charakteristische Druck- und Dehnschmerz am Ursprung der Strecksehnen, beim Plicasyndrom statt dessen Druckschmerz über dem Radiuskopf und ein Streckdefizit. Weiterhin muss man an ein postero-ulnares und ein Koronoidimpingement denken; beide treten oft bei Baseballspielern auf und führen zu charakteristischen Kontrakturen. Auszuschließen sind auch die Osteochondrosis dissecans sowie diverse Arthropathien wie beispielsweise Gicht.

Therapie. In den meisten Fällen genügt konservative Behandlung mit physikalischen und krankengymnastischen Mitteln, vorübergehender Schonung und Medikamenten entsprechend den dargelegten Richtlinien. Eine eindeutige Operationsindikation besteht bei Arthrose mit freien Gelenkkörpern, die arthroskopisch oder offen entfernt werden, was mit einem Gelenkdébridement verbunden werden kann. Eine ausgeprägte Arthrose des proximalen Radioulnargelenks mit schmerzhaft eingeschränkter oder aufgehobener Rotationsfähigkeit des Unterarms erfordert die Resektion des Radiuskopfs. Modellierende Resektionsarthroplastiken des Humeroulnargelenks werden kaum mehr durchgeführt, weil der Kompromiss zwischen schmerzfreier ausreichender Beweglichkeit und genügender Stabilität schwer zu finden ist. Die Alloarthroplastik bleibt, da von frühzeitiger Auslockerung bedroht, besonderen Fällen vorbehalten. Die Arthrodese des Humeroulnarge-

lenks wird bei postinfektiöser und hochgradiger posttraumatischer Arthrose jüngerer Menschen durchgeführt.

■ Arthrosen des Handgelenks und im Handbereich

Arthrose des Radiokarpalgelenks

Ätiologie und Pathogenese. Die meisten Arthrosen des Handgelenks entstehen auf dem Boden präarthrotischer Deformitäten. Dazu zählen der in Fehlstellung verheilte Speichenbruch, die Kahnbeinpseudarthrose und die Lunatummalazie, ferner die Gelenkzerstörung durch rheumatoide Arthritis und andere primär-entzündliche Gelenkerkrankungen sowie die Residuen repetitiver Mikrotraumen etwa nach prolongierter schwerer manueller Arbeit und bei Geräteturnern

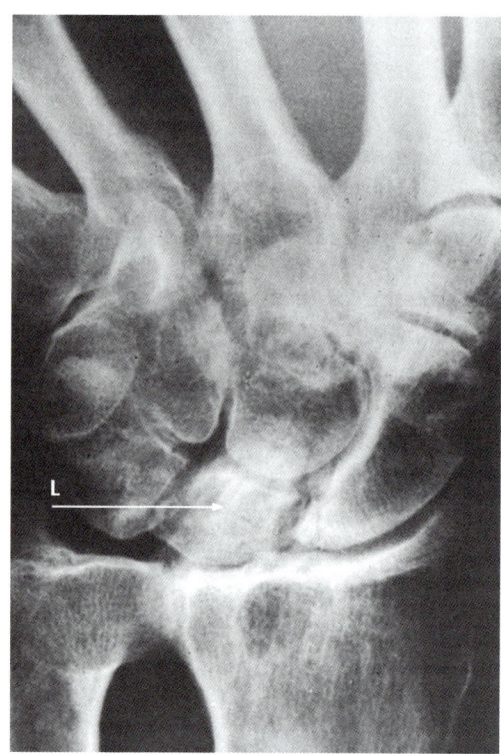

Abb. 10.**5** Handgelenksarthrose nach Nekrose des Os lunatum (L): Unregelmäßige Gelenkspaltverschmälerung und subchondrale Sklerose im Radiocarpal- und distalen Radioulnargelenk mit zwei großen subchondralen Knochenzysten in der Radiusbasis.

(Abb. 10.**5**). Daneben gibt es auch primäre Radiokarpalarthrosen.

Diagnostik. Viele radiologisch auffällige Arthrosen sind erfahrungsgemäß klinisch stumm oder zeigen nur eine endgradige schmerzfreie Bewegungseinschränkung. Die aktivierte Arthrose geht mit Schwellung, Überwärmung, Bewegungs- und Spontanschmerz einher. Bei Arthrosen nach fehlgeheilter Radiusbasisfraktur kann eine bajonettförmige Deformität auffallen. Arthrosen in der Spätphase der rheumatoiden Arthritis zeigen die charakteristischen Begleitbefunde der Grundkrankheit.

Therapie. Im Rahmen der konservativen Therapie hat sich außer den bekannten antiphlogistischen und analgetischen Maßnahmen eine abnehmbare Orthese bewährt, die das Handgelenk in leichter ulnarer Abduktion und Extension und ohne Beeinträchtigung der Fingergelenke immobilisiert. Bei einer posttraumatischen Fehlstellung des distalen Radiusendes, nicht aber bei persistierenden Stufen in der Gelenkfläche und einer bereits ausgeprägten Sekundärarthrose, sollte bei jüngeren Menschen ohne Osteoporose und Reflexdystrophie eine sorgfältig geplante Korrektur-Osteotomie durchgeführt werden. Auch eine veraltete Kahnbeinfraktur oder -pseudarthrose kann, mit den gleichen Einschränkungen, zur Ausheilung gebracht und damit als Präarthrose eliminiert werden. Als letztes Mittel bleibt die radiokarpale Arthrodese mit Erhalt der Unterarmdrehbewegungen. Endoprothesen haben sich nur als Kurzzeitlösungen bewährt.

Arthrose des distalen Radioulnargelenks

Ätiologie und Pathogenese. Meist liegt der Arthrose des „vergessenen Gelenks" ätiologisch wieder um eine in Fehlstellung verheilte Radiusbasisfraktur zugrunde (Abb. 10.**6**). Gleichzeitig kann der in seiner Funktion dem Kniemeniskus vergleichbare Discus articularis verletzt sein. Schmerz und Arthrose erzeugende Diskusläsionen können aber auch nach Proximalisierung des Radius im Anschluss an eine Resektion des Radiuskopfs, bei der Ulnaplus-Variante – die Elle ist hier länger als die Speiche – und auf primär-degenerativer Basis auftreten.

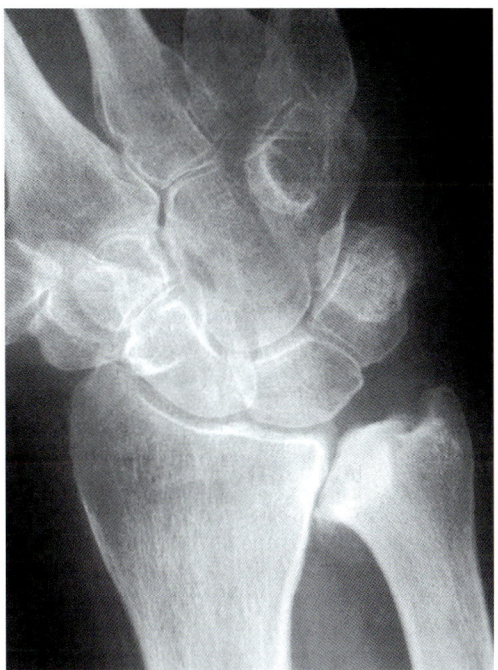

Abb. 10.**6** Fortgeschrittene Arthrose im distalen Radioulnargelenk mit Gelenkspaltverschmälerung, Sklerose und Osteophytose.

Diagnostik. Klinisch führt die schmerzhafte Einschränkung der Unterarmdrehung. Bei Diskusläsion ist zusätzlich ein Impingementsyndrom möglich.

Therapie. Wenn konservative Behandlungsversuche mit Ultraschall, lokalen Infiltrationen und angepasster Beanspruchung nicht ausreichen, wird entweder der Ellenkopf reseziert oder besser eine Arthrodese des distalen Radioulnargelenks mit Segmentresektion der Elle zur Erhaltung oder Wiederherstellung der Drehbewegungen durchgeführt. Bei Ulnaplus-Variante wird entweder eine Schaftverkürzung oder eine schräge Verkürzung des Ellenkopfs vorgenommen. Beim Impingement-Syndrom wird der Diskus ähnlich der Meniskusläsion geglättet, teilreseziert oder refixiert.

Fingerpolyarthrose

Ätiologie und Pathogenese. Die Fingerpolyarthrose stellt eine Sonderform der Arthrosen dar, die durch folgende Merkmale ausgezeichnet ist:

- Meist multipler, bilateraler, annähernd symmetrischer Befall von Fingerend- und Mittelgelenken mit Neigung zur Knotenbildung über den Endgelenken, oft in Verbindung mit einer Arthrose des Daumensattelgelenks (Rhizarthrose)und seltener der Fingergrundgelenke und der dem Sattelgelenk benachbarten Interkarpalgelenke;
- deutliche Bevorzugung des weiblichen Geschlechts nach der Menopause (vgl. Tab. 3.**6**);
- bei Frauen gehäufte Assoziation mit Arthrosen anderer Gelenke, besonders des Kniegelenks und der Wirbelgelenke.

Deshalb wird seit der Publikation von Kellgren et al. (1952) von „primärer generalisierter Arthrose" gesprochen, und es werden systemische, mit dem Klimakterium zusammenhängende Einflüsse ätiologisch verantwortlich gemacht. Aber es spielen erwiesenermaßen auch hereditäre Faktoren eine Rolle (Stecher et al. 1994). Weiterhin wird eine positive Korrelation mit den Faktoren Übergewicht, vermehrte Knochendichte, Hypermobilität der Gelenke und mikrovaskuläre Minderversorgung diskutiert.

Die Pathogenese folgt mit zunehmendem Knorpelverlust, Kapselverdickung und Bildung von Osteophyten und subchondralen Zysten dem bekannten Muster, ergänzt durch eine besondere Neigung zur Entwicklung von umschriebenen Kapselverknöcherungen (paraartikuläre Ossikel) (vgl. Abb. 5.**6**). Die Krankheit entwickelt sich gewöhnlich langsam, kann sich auf einzelne oder wenige Gelenke beschränken oder alle gleichzeitig befallen. Gewöhnlich sind die Beschwerden gering, sieht man von kurzen Zwischenphasen mit leichteren Reizerscheinungen, Kälteempfindlichkeit und Missempfindungen ab. Funktionsausfälle fehlen oder halten sich in Grenzen, die Prognose ist insgesamt günstig. Eine seltene Ausnahme bildet die in etwa 5% auftretende erosive Verlaufsform, die etwas häufiger die Mittel- als die Endgelenke betrifft.

Diagnostik. Die Diagnose der *Interphalangealarthrosen* ist in Kenntnis der Begleitumstände, des charakteristischen Aussehens (Abb. 10.**7**; vgl. Abb. 7.**2**) und des typischen Verteilungsmusters (vgl. Abb. 7.**1**) nicht schwierig. Am häufigsten ist das Endgelenk des 2. und 3. Fingers betroffen; es zeigt in etwa jedem zweiten Fall die dorsolateral-paraartikulär gelegenen von Heberden (1803) erstmals beschriebenen und nach ihm benannten Knoten, weshalb auch kurz von Heberden-Arthrose gesprochen wird. Die reiskorngroßen und meist reizlosen Weichteilknoten entwickeln sich in der Regel langsam und gehen radiologisch erkennbaren Veränderungen oft lange voraus. Die Gelenkkontur vergröbert sich im Lauf der Zeit, es kann sich eine zunehmende Beugekontraktur und vor allem radiale Deviation des Endglieds entwickeln, mit oder ohne seitliche Instabilität. Beim Mittelgelenk, das allein oder gemeinsam mit dem Endgelenk betroffen ist, aber höchstens halb so oft erkrankt, wird von der so genannten Bouchard-Arthrose gesprochen. Sie ist knotenfrei und durch eine derbe, spindelförmige Auftreibung des Gelenkbereichs charakterisiert. In der aktivierten Phase kommt es zu einer Verdickung mit Überwärmung und Fluktuation, die Beweglichkeit ist

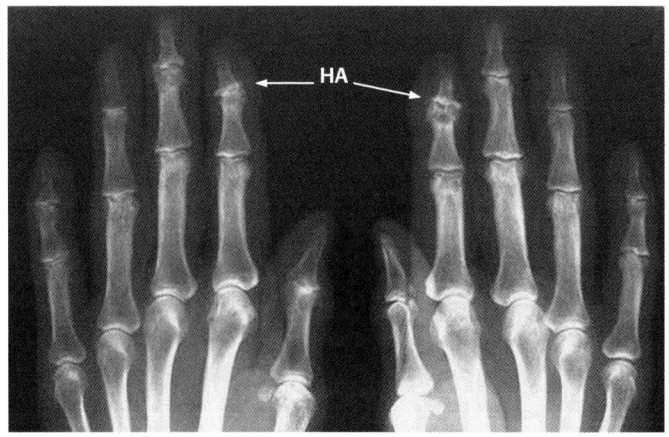

Abb. 10.**7** Polyarthrose der Fingerendgelenke (so gen. Heberden-Arthrose, HA), am ausgeprägtesten an den Zeigefingern.

schmerzhaft reduziert. Anschließend kann eine leicht funktionsstörende Bewegungsminderung verbleiben. Erosive Formen verlaufen heftiger, können entzündlich veränderte Laborwerte zeigen und führen nach starker Gelenkdestruktion zu bleibender Funktionsstörung.

Differenzialdiagnostische Probleme können bei Krankheitsbeginn, aktivierter Phase und erosiver Verlaufsform auftreten, wenn die konkurrierende Krankheit ebenfalls im Frühstadium vorliegt. Die rheumatoide Arthritis spart die Endgelenke aus und hat eine positive Entzündungsserologie (vgl. Abb. 7.**2**). Die Psoriasis-Arthritis tritt asymmetrisch, mono- oder oligoartikulär auf, bisweilen strahlartig, ist meist sehr schmerzhaft und oft von typischen Hautefffloreszenzen begleitet (vgl. Abb. 7.**3**). Bei vermuteter erosiver Bouchard-Arthrose muss auch an Gicht und die Möglichkeit einer aufgepropften rheumatoiden Arthritis gedacht werden. Die solitären Fingergelenkarthrosen und ihre Differenzialdiagnosen werden getrennt besprochen werden.

Die Arthrose des Daumensattelgelenks, *Rhizarthrose*, tritt meist gemeinsam mit der Bouchard- und Heberden-Arthrose auf, betrifft Frauen ebenfalls häufiger als Männer und wird deshalb der Fingerpolyarthrose zugerechnet. Diagnostisch auffällig ist der meist ausgeprägte lokale Druckschmerz und die häufige Muskelminderung am Daumenballen (Thenaratrophie). Die Bewegungsuntersuchung löst immer Schmerzen aus und ist in fortgeschrittenen Stadien meist mit Krepitation und Instabilitätszeichen infolge Subluxation verbunden. Es besteht eine erhebliche Empfindlichkeit bei zufälligen oft minimalen Stößen und Stauchungen des Daumens. Aus alledem ergibt sich eine starke Beeinträchtigung bei täglichen Routinegriffen wie Drehen von Schlüsseln, von Griffen und Deckeln, Wäschewringen und festem Zupacken im Spitzgriff, was sich aus der Schlüsselfunktion des Daumens gegenüber der Hand ergibt; hier sei angemerkt, dass im privaten Unfallversicherungsrecht der Verlust des Daumens im Sattelgelenk mit 5/10 des Handwerts entschädigt wird. Radiologisch sieht man neben den üblichen Arthrosezeichen oft paraartikuläre Ossikel und eine Subluxationsstellung (vgl. Abb. 5.**6**). Die Differenzialdiagnose wird bei den solitären Arthrosen im Handbereich besprochen werden.

Arthrosen der Fingergrundgelenke sind deutlich seltener Bestandteil der Fingerpolyarthrose. Das gleiche gilt für Arthrosen in der Umgebung des Daumensattelgelenks. Da sie auch andere Ursachen haben können, werden sie getrennt dargestellt werden.

Therapie. Zunächst sollte der Patient darüber aufgeklärt werden, dass Fingerpolyarthrosen in den meisten Fällen einen gutartigen Verlauf nehmen und nur ausnahmsweise zu ernsthaften Funktionsstörungen führen, auch wenn sie oft einen kosmetisch störenden Eindruck hinterlassen. In so genannten Reizphasen können Analgetika und nichtsteroidale Antirheumatika gegeben werden. Bei störendem Steifigkeitsgefühl helfen warme Handbäder. Die entzündlich aktivierte Arthrose wird mit Kälte und bei Bedarf mit intraartikulärer Glukokortikoidgabe behandelt. Therapieresistenz, erosive Verlaufsformen und störende Instabilitäten sollten operativ durch Arthrodese versorgt werden. Langzeit-Einnahme von Glucosamin beeinflusst schmerzhafte Verläufe oft erstaunlich günstig.

Die *Rhizarthrose* wird in analoger Weise konservativ behandelt. Hier hat sich zusätzlich die temporäre Ruhigstellung in einer das Endgelenk freilassenden Schiene zur Überwindung akuter Schmerzphasen und bei nicht vermeidbarer manueller Arbeit bewährt. Bei Therapieresistenz kann eine Resektionsinterpositions-Arthroplastik mit Entfernung des os trapezium und Benutzung eines abgespaltenen Sehnenstreifens als Interponat durchgeführt werden; trotz gegenteiliger Befürchtung verbessert sich die Kraftleistung, weil die Schmerzen rasch zurückgehen. Alternativ kann eine Arthrodese des Sattelgelenks in günstiger Gebrauchsstellung vorgenommen werden, sofern die dem Trapez benachbarten Gelenke intakt sind.

Solitäre Arthrosen im Handbereich

Ätiologie und Pathogenese. Arthrosen der Interphalangeal-, Karpometakarpal- und Interkarpalgelenke können auch unabhängig von der Polyarthrose, und dann gewöhnlich solitär, auftreten. Ätiologisch kommen Trauma und Infekt sowie Spätstadien einer rheumatischen Gelenkentzündung und diverser Arthropathien in Betracht, die bereits ausführlich besprochen worden sind. Letztere, wie z.B. die Chondrokalzinose und Hämochromatose, haben eine besondere Affinität zu den Grundgelenken. Traumen betreffen vor allem Langfinger und Daumen in Form von Luxationen,

Gelenkfrakturen und repetitiven Mikrotraumen in Sport und Beruf. Die Arthrose des Daumensattelgelenks tritt oft nach einer Luxationsfraktur (Bennett-Fraktur) auf, und posttraumatische Interphalangealarthrosen sind oft Folge einer Luxation mit knöchernen Randausrissen (Abb. 10.**8**). Die gelegentlich die Rhizarthrose begleitende Arthrose des Gelenks zwischen dem Os scaphoideum, trapezium und trapezoideum (STT-Arthrose) ist dagegen meist primär.

Diagnose. Die solitären Arthrosen zeigen im Wesentlichen die gleichen klinischen und radiologischen Merkmale wie die betreffenden Gelenke im Rahmen einer Polyarthrose. Sekundärarthrosen sind ggf. zusätzlich durch ihre Grundkrankheit geprägt, auf die sich radiologische Hinweise ergeben können wie z.B. bei Chondrokalzinose und fehlgeheilten Frakturen. Die klinischen Verläufe sind im Allgemeinen jedoch ungünstiger.

Differenzialdiagnostisch ist bei einer beginnenden solitären Langfinger-Arthrose immer an eine erstmals auftretende Gichtarthropathie, Psoriasisarthritis und monartikulär beginnende rheumatoide Arthritis zu denken. Ein Hyperparathyreoidismus kann sich wie eine aktivierte Arthrose am Mittelgelenk äußern, radiologisch sind unter Umständen Usuren nachweisbar. Die solitäre Verdickung eines Mittelgelenks in Verbindung

mit auffälliger Krepitation, aber ohne Schmerz, gibt es bei Akromegalie. Verwechslung mit einem schnellenden Finger (Tendovaginitis stenosans) sollte eigentlich nicht vorkommen. Die Arthrose des Daumensattelgelenks muss von einer chronischen „Entzündung" des eng benachbarten Sehnenursprungs am Griffelfortsatz der Speiche (Styloiditis radii) abgegrenzt werden, ferner von einer Sehnenscheidenentzündung in unmittelbarer Nachbarschaft (Tendovaginitis de Quervain). Leider wird ein Carpaltunnelsyndrom oft mit einer Rhizarthrose verwechselt; dieses entsteht durch Druck auf den Nervus medianus oberhalb der Handbeuge, kann ebenfalls eine Thenaratrophie aufweisen, ist aber durch einen intensiven nachtbetonten Schmerz, Sensibilitätsstörungen an Hohlhand und Fingerbeugeseiten sowie gelegentlich Lähmungserscheinungen am Daumenballenmuskel charakterisiert.

Therapie. Die Behandlung der solitären Interphalangealarthrosen folgt den gleichen Grundsätzen wie bei Fingerpolyarthrosen. Sofern operiert werden muss, was häufiger vorkommt, haben sich Endoprothesen allenfalls an den Grundgelenken bewährt; andernfalls ist die Arthrodese die Methode der Wahl. Bei SST-Arthrose sollte auf jeden Fall auf die Arthrodese, auch des Sattelgelenks, zugunsten einer Resektionsarthroplastik verzichtet werden. Bei Arthrosen auf der Basis von Arthropathien müssen diese nach Möglichkeit rechtzeitig mitbehandelt werden.

■ Arthrose und Periarthrosen des Hüftgelenks

Periarthrosen in unmittelbarer Nachbarschaft des Hüftgelenks müssen in die Besprechung der Coxarthrosen einbezogen werden, weil sie als wichtige Begleitphänomene und somit indirekter Bestandteil der Arthrose auftreten können. Dennoch ist eine getrennte Darstellung zweckmäßig, weil es Periarthrosen auch als selbstständige, Arthrose-unabhängige Krankheiten gibt, weil ihre Erfassung eigene Untersuchungstechniken und ihre Behandlung spezielle Strategien erfordert.

Coxarthrose

Epidemiologie. Prävalenz- und Inzidenzraten wurden bereits ausführlich dargestellt und disku-

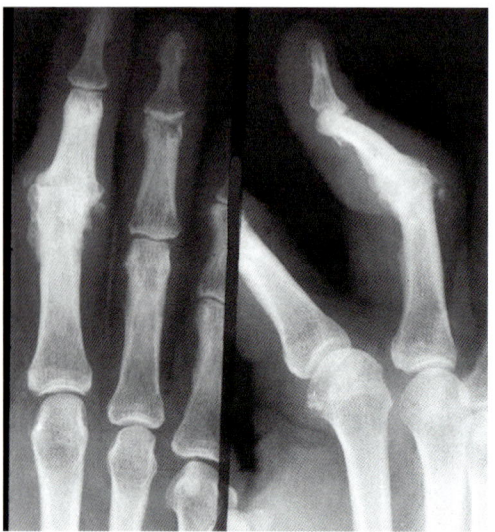

Abb. 10.**8** Posttraumatische Arthrose des Mittelfinger-Mittelgelenks nach in der Jugend erlittener Luxationsfraktur.

tiert (vgl. Tab. 3.**2**, 3.**3**, 3.**7**, 3.**8**). Danach steht die Arthrose des Hüftgelenks in der Häufigkeitsskala an dritter Stelle nach Kniegelenk und Schulterbereich, sofern man Wirbelgelenke außer Betracht lässt. Doppelseitige Erkrankungen finden sich in etwa 50–80% (Hackenbroch et al. 1979a). Größter Risikofaktor ist zunehmendes Alter. Der Risikofaktor Übergewicht (vgl. Tab. 3.**11**) ist ungeachtet seiner klinischen Relevanz ätiologisch allenfalls marginal und nur bei primärer Coxarthrose von Bedeutung. Deutlichere Korrelationen gibt es bei besonders exponierender Berufsarbeit (vgl. Tab. 3.**13**) und sportlicher Betätigung (vgl. Tab. 3.**15**) unter der Voraussetzung, dass es zu Traumen oder repetitiven Mikrotraumen kommt. Alle epidemiologischen Angaben stehen unter dem Vorbehalt eingeschränkter Aussagekraft und Vergleichbarkeit aus methodischen Gründen.

Ätiologie und Pathogenese. Nach gemittelten Literaturangaben war die Ätiologie von 77% der Co-

xarthrosen aufklärbar (Hackenbroch 1987). Die als Präarthrosen eruierten Primärläsionen waren in der Reihenfolge ihrer Häufigkeit: Hüftdysplasie und Epiphyseolysis capitis femoris juvenilis, Coxarthritiden, Trauma und Perthes'sche Erkrankung. In Tab. 10.**3** sind diese und zahlreiche weitere hüftrelevante Präarthrosen aufgeführt. Viele der daraus ableitbaren sekundären Coxarthrosen haben eine gut nachvollziehbare biomechanische Basis, die auf folgende Kurzformel gebracht werden kann: Die präarthrotische Deformität in Gestalt einer Kongruenz- oder Zentrierungsstörung führt zu unverträglich hohen Gelenkdrucken, die im Zusammenwirken mit der genetisch vorgegebenen Gewebsqualität und Alltagseinflüssen das Gelenkschicksal bestimmen (Abb. 10.**9**, 10.**10**,

Tab. 10.**3** Übersicht über präarthrotische Form- und Funktionsstörungen am Hüftgelenk

Angeborene Erkrankungen mit Residuen:
- Hüftdysplasie
- Coxa antetorta/retrotorta
- Coxa vara congenita
- Coxa profunda und Protrusio acetabuli
- Chondro- und Osteochondrodysplasie (vgl. Tab. 4.**3**)
- Kristallarthropathien (vgl. Tab. 4.**3**)

Erworbene Erkrankungen und Traumen mit Residuen:
- M. Perthes
- Osteochondrom (= kartilaginäre Exostose)
- Epiphyseolysis capitis femoris iuvenilis
- Labrumdefekt
- Osteochondrosis dissecans
- idiopathische Hüftkopfnekrose und sonstige nichttraumatische Hüftkopfnekrosen
- Arthropathien, außer Kristallarthropathien (vgl. Tab. 6.**5**)
- Arthritiden (vgl. Tab. 7.**1**)
- synoviale Chondromatose
- posttraumatische Coxa valga/vara/retro-/antetorta
- posttraumatischer Gelenkflächendefekt
- repetitives osteochondrales Mikrotrauma
- osteoporoseassoziierte Deformitäten
- tumorassoziierte Deformitäten
- Deformitäten aufgrund einer Osteoradionekrose
- erhebliche Beinlängendifferenz

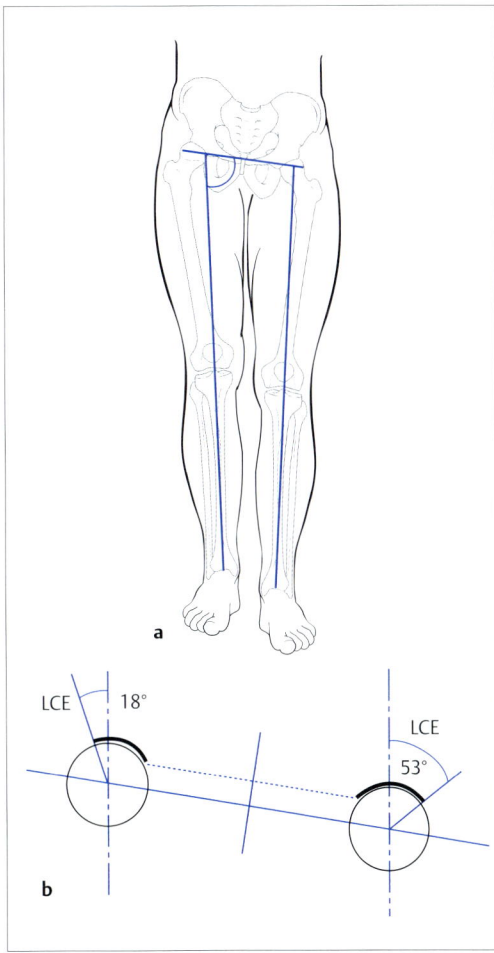

Abb. 10.**9** Long leg dysplasia.

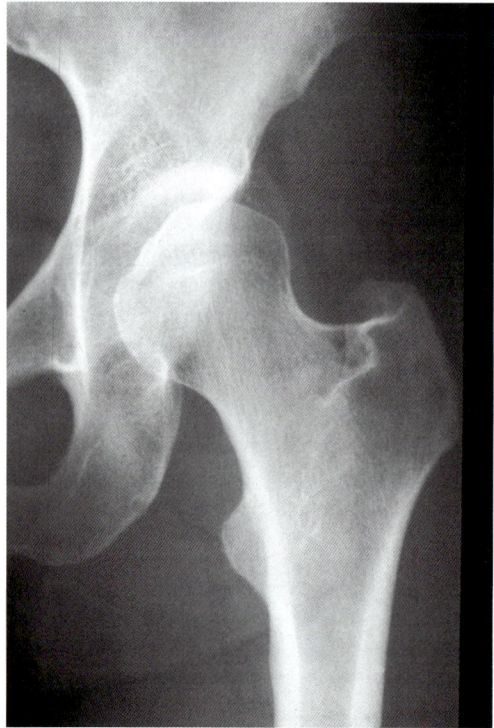

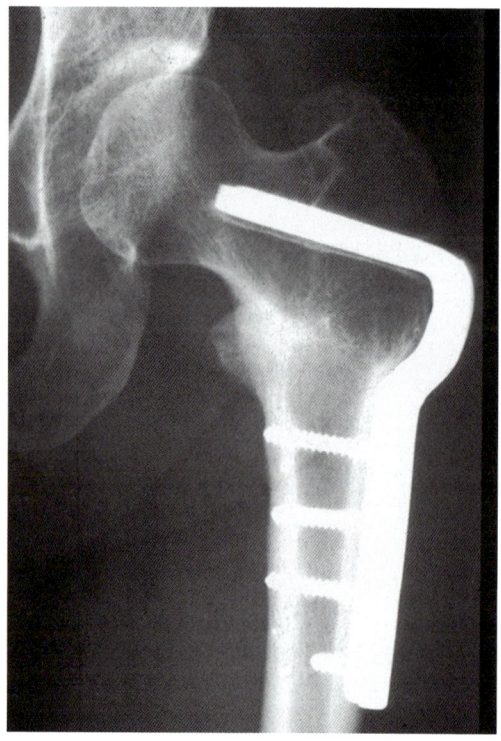

a

c

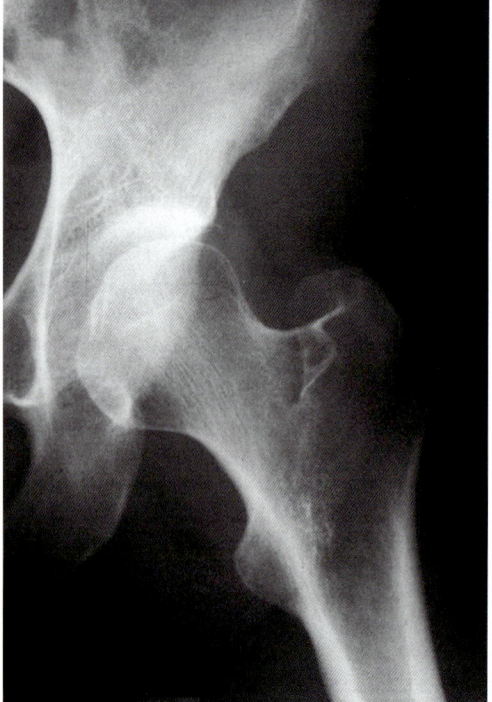

b

Abb. 10.**10** Behandlung der Dysplasiecoxarthrose durch Umstellungs-Osteotomie:
a Ausgangsbefund mit Coxa valga subluxans, subchondraler Sklerose des Pfannendachs und initialer Gelenkspaltverschmälerung.
b in Abduktion gehaltene Aufnahme: Verbesserung der Gelenkkongruenz und Kopfzentrierung.
c Beseitigung der präarthrotischen Deformität nach intertrochantärer Varisierungs-Osteotomie.

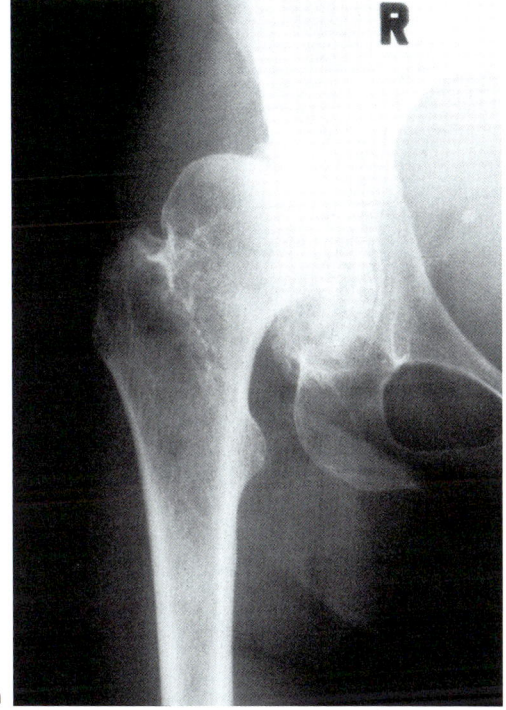

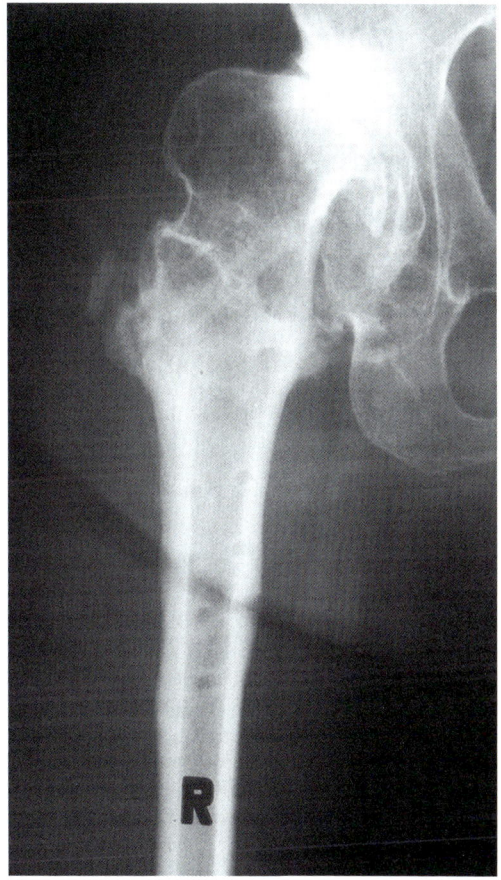

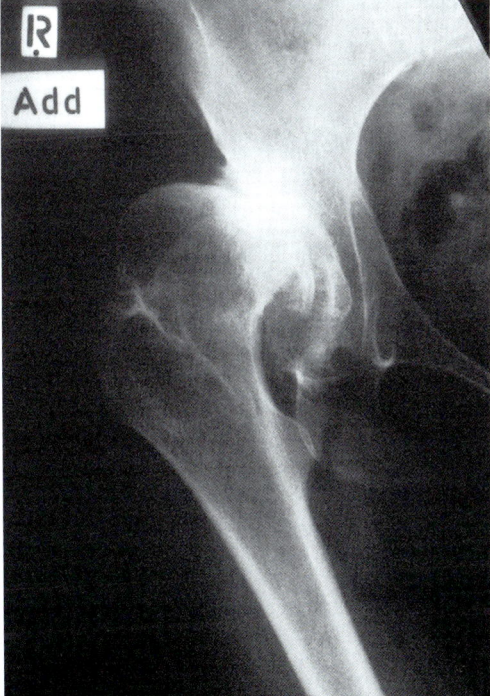

Abb. 10.**11** Behandlung der Dysplasiecoxarthrose durch Valgisierungs-Osteotomie:
a Ausgangsbefund mit Coxa valga subluxans und großem capital drop.
b in Adduktion gehaltene Aufnahme: Vergrößerung der tragenden Kopffläche durch Einbeziehung des capital drop.
c nach intertrochantärer Valgisierungs-Verkürzungs-Derotations-Osteotomie ist die Gelenkmechanik verbessert und die Patientin schmerzfrei.

10.**11**; vgl. Abb. 4.**1**, 4.**4**–4.**6**, 4.**10**, 7.**9**). Beispiel für eine weniger auffällige, aber umso wirkungsvollere Präarthrose ist die bei der Epiphyseolysis capitis femoris iuvenilis mögliche primäre Knorpelschädigung, die prognostisch entscheidender als eine in Winkelgraden messbare Dislokation der Kopfepiphyse war (Engelhardt 1984). Bei jenen Sekundärarthrosen, die auf Chondrodysplasie, Arthropathien und sonstigen anatomisch schwer definierbaren Präarthrosen beruhen, fehlen ätiologische Einflüsse auf mechanischer Ebene oder sie sind nur gering ausgeprägt zugunsten anderer (vgl. Abb. 7.**4**, 7.**7**). Es gibt aber auch funktionelle Momente mit präarthrotischer Einwirkung auf das Hüftgelenk: Die einseitige Beinverlängerung (Abb. 10.**9**) bringt den Hüftkopf ebenso wie die Adduktionskontraktur in eine laterale Subluxationsstellung wie bei einer Dysplasiehüfte („long leg dysplasia"), und die Beckenkippung nach hinten bei Verlust der physiologischen Lendenlordose entblößt vordere und überlastet hintere Kopfanteile.

Naturgemäß beschränken sich sekundäre Coxarthrosen auf das jeweils vorgeschädigte Gelenk, und sie treten erfahrungsgemäß früher auf als die ätiologisch nicht definierbare primäre Coxarthrose. Diese entwickelt sich nur ausnahmsweise vor dem 50. Lebensjahr und befällt gern beide Seiten. Demgegenüber kann sich die Dysplasiecoxarthrose bereits im 3. Lebensjahrzehnt bemerkbar machen, wenig später gefolgt von Arthrosen nach M. Perthes und der Epiphyseolysekrankheit.

Auch für die *Pathogenese* spielt die gestörte Biomechanik eine wichtige Rolle. Die von Pauwels (1973) und Kummer (1985) angestellten Berechnungen haben gezeigt, dass und in welchem Ausmaß die Gelenkbeanspruchung von der Größe der einwirkenden Kraft (= resultierende Druckkraft R nach Pauwels), der Größe der kraftaufnehmenden Gelenkfläche und der Lage der Wirkungslinie von R innerhalb der tragenden Fläche abhängt (vgl. Abb. 4.**1**, 4.**11**, 8.**5**, 8.**6**). Die Richtigkeit dieses Konzepts hat sich klinisch dadurch erwiesen, dass die auf dieser Basis gezielt operativ herbeigeführte Optimierung der Gelenkgeometrie und damit der Gelenkbeanspruchung zu oft langfristiger Minderung des arthrotischen Hüftschmerzes führt, selbst wenn im gleichen Zeitraum die Arthrose nach radiologischen Kriterien fortschreitet. Der Verlauf aller Coxarthrosen wird aber außerdem durch sonstige, teilweise noch nicht bekannte Einflüsse bestimmt; dies ergibt sich schon aus der Beobachtung, dass das Grundmuster des

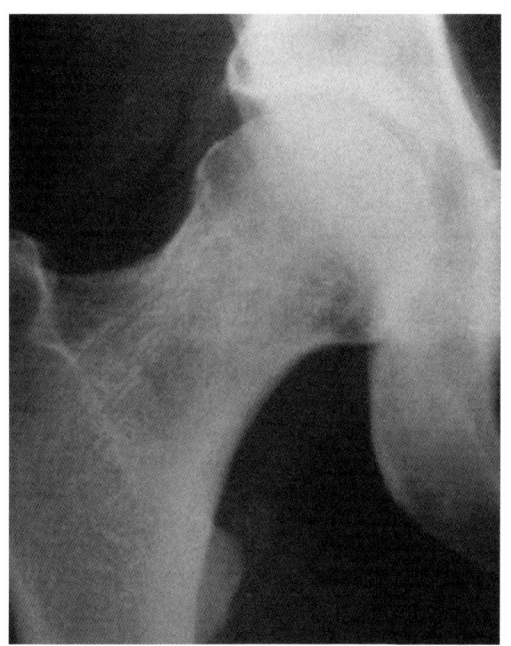

a

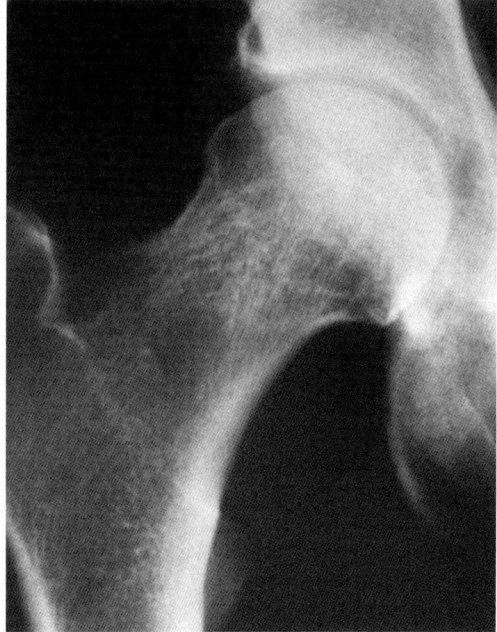

b

Abb. 10.**12** Langsam progredienter Verlauf einer primären Coxarthrose:
a 1985: Hüftschmerz bei noch unauffälligem Röntgenbefund.
b 1990: beginnende Osteophytose mit Gelenkspaltverschmälerung im mediokaudalen Gelenkbereich.

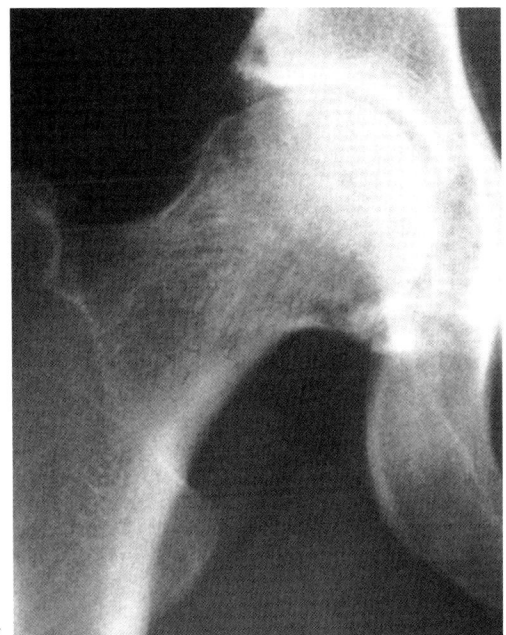

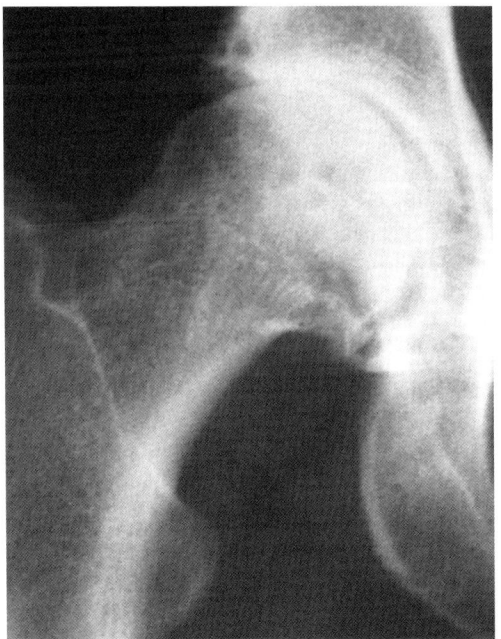

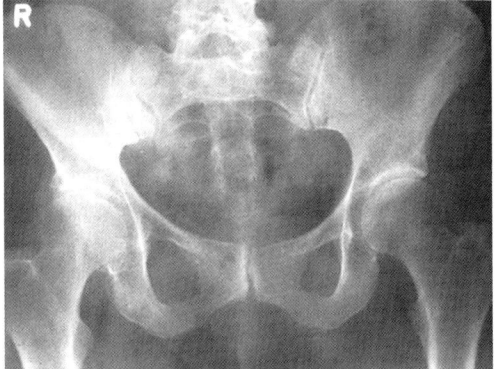

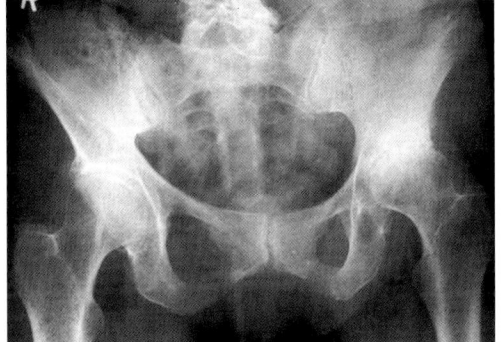

Abb. 10.**13** Foudroyanter Verlauf einer primären Coxarthrose links innerhalb von 6 Monaten:
a Dezember 1982.
b Januar 1983.

Abb. 10.**12** Fortsetzung.
c 1994: allgemeine Gelenkspaltverschmälerung, subchondrale Zystenbildung, fortschreitende Osteophytose.
d 1996: Fortgeschrittene primäre Coxarthrose.

schleichenden Beginns und langsamen, aber unaufhaltsamen Fortschreitens der Coxarthrose (Abb. 10.**12**) durch plötzliche Phasen der Exazerbation, aber auch durch einen biomechanisch nicht erklärbaren foudroyanten Gesamtverlauf (Abb. 10. **13**) modifiziert werden kann.

Diagnostik. Im Frühstadium werden *anamnestisch* typischerweise vorzeitige Ermüdung, Steifigkeitsgefühl und Schmerzen bei Gehbeginn (Anlaufschmerz) mit nachfolgend schmerzfreiem Intervall angegeben. Später kommt es zu regelmäßigem Belastungsschmerz und schließlich zu Ruheschmerz, der im Stadium der Dekompensation auch den Nachtschlaf unterbricht. Gelegentlich wird auch über einen plötzlich auftretenden stechenden Leistenschmerz und Einknicken geklagt, was auf eine Schädigung der Gelenklippe bei Dysplasiehüfte verdächtig ist. Die Schmerzprojektion erfolgt in Leiste, Trochanterbereich, Oberschenkel bis ins Knie und in die Gesäßgegend, so dass differenzialdiagnostisch auch an eine Periarthrose, Erkrankungen des Kniegelenks und des Lumbosakralbereichs gedacht werden muss. Schmerzverstärkung beim Gehen spricht gegen ein pseudoradikuläres Lumbalsyndrom, während Störungen von Seiten der Kreuzdarmbeinfuge, des Trochanterbereichs und des Kniegelenkes meist bei der manuellen Untersuchung erkannt und ausgeschlossen werden können. Für das Vorliegen einer beginnenden Coxarthrose spricht auch das Auftreten von Schon- und Ermüdungshinken (= Duchenne-Hinken) und die Schmerzminderung durch entlastende Stockbenutzung auf der Gegenseite. Auch die funktionellen Störungen, die sich langsam entwickeln, werden erfragt: Einschränkung der Sportfähigkeit und ggf. Arbeitsfähigkeit, Verkürzung der Gehstrecke, Schwierigkeiten beim Treppengehen, beim Aufstehen nach langem Sitzen, bei Schuh- und Strumpfwechsel und bei der Körperpflege.

Um die bestmögliche therapeutische Entscheidung zu treffen, muss so genau wie möglich herausgefunden werden, was den Patienten am meisten stört, ob die vorgetragenen Beschwerden durch objektive Befunde abgedeckt werden, welche Erwartungen er hat und ggf. wie belastbar er durch eine Operation und wie motiviert er für die erforderliche Nachbehandlung ist. Von Wichtigkeit ist auch, über eventuelle Vorerkrankungen, Unfälle und Erbkrankheiten in der Familie orientiert zu sein, damit typische Sekundärarthrosen als solche besser erkannt werden können.

Die *klinische Untersuchung* folgt den in Tab. 6.**2** genannten Empfehlungen. Bei der Prüfung der Hüftbeweglichkeit kommt es besonders darauf an, die leicht übersehbare Beugekontraktur und ggf. auch Adduktionskontraktur mit ihren Wirkungen auf Standsicherheit, Beinlänge und ausgleichende Fehlhaltung der Lendenwirbelsäule zu erfassen (vgl. Abb. 6.**3**). Eventuelles Hinken wird registriert und typisiert; im Wesentlichen werden unterschieden: Schmerzhinken, Insuffizienzhinken mit positivem Trendelenburg- und Duchenne-Zeichen, Entlastungs- oder Schonhinken mit positivem Duchenne-Zeichen und Verkürzungshinken. Der Bereich des Trochanter major muss zur Erfassung von Periarthrosen sorgfältig mituntersucht werden. Muskelmasse, Muskeltonus, Kapseldruckschmerz und Gelenkerguss werden so weit wie möglich erfasst. Bei Verdacht auf eine Labrumschädigung wird ein Impingementtest durch forcierte passive Flexion, Adduk-

tion und Innenrotation ausgeführt. Die Untersuchung erstreckt sich in gleicher Weise auf beide Hüftgelenke, gefolgt von einer orientierenden Untersuchung der Knie- und und Fußgelenke, der Lendenwirbelsäule und des Nerven- und Gefäßstatus beider Beine.

Unerlässlich bei der ersten Konsultation ist die *Röntgenuntersuchung* in Form einer Beckenübersichtsaufnahme, die stehend oder liegend mit frontalisierter Patella angefertigt wird. Eine schematisierte Darstellung typischer Röntgenbefunde enthält Abb. 3.**1**. Beispiele für typische Sekundärarthrosen sind in Abb. 4.**5**, 4.**6**, 7.**4**–7.**9**, 8.**5**, 8.**6**, 10.**4**, 10.**5**, 10.**8**, 10.**10**, 10.**11**, 10.**14**, 10.**16**, 10.**21** wiedergegeben. Abb. 10.**12** zeigt den typischen und Abb. 10.**13** den foudroyanten Verlauf einer primären Coxarthrose. Bei verbleibenden Unklarheiten und grundsätzlich vor einer Operation sind ergänzende Röntgenaufnahmen erforderlich; Art und Indikation können Tab. 10.**4** entnommen werden. Für die Diagnostik und noch mehr für die Operationsplanung muss beachtet werden, dass die gemessenen Winkel nur projizierte Größen darstellen, und dass diese ggf. in wahre Winkel umgerechnet werden müssen. Zur Beurteilung der Pfannenform und der räumlichen Kopf-Pfannen-Beziehung wurden spezielle Winkel konstruiert und Indizes geschaffen. Steht eine Pfannenschwenk-Osteotomie an, kann eine Computertomographie indiziert sein. Eine vermutete Labrumpathologie lässt sich durch MR-Arthrographie unter Verwendung von Gadolinium-DTPA darstellen.

Differenzialdiagnostisch kommen nahezu alle im entsprechenden Kapitel genannten Krankheitsbilder in Betracht. Für eine Coxarthritis im weitesten Sinne sprechen Allgemeinbeeinträchtigung, Fieber, Befall mehrerer Gelenke, Nichtansprechen auf entlastende Maßnahmen und junges Alter. An eine bakterielle Coxitis muss besonders bei vorausgegangener intra- oder paraartikulärer Injektionsbehandlung, bei schwerem Allgemeininfekt, Immunsuppression und malignen Tumorerkrankungen gedacht werden. Positive Entzündungsserologie und Keimnachweis sichern die Abgrenzung gegen eine aktivierte Coxarthrose.

Weitere bereits besprochene Differenzialdiagnosen betreffen die idiopathische und posttraumatische Hüftkopfnekrose, die transitorische Osteoporose des Hüftgelenks und die Osteochondrosis dissecans, ferner die getrennt darzustellenden Periarthrosen. Immer muss auch an die Möglichkeit einer metastatischen Knochenerkran-

Tab. 10.**4** Spezielle Röntgendiagnostik bei Coxarthrose

Bezeichnung	Indikation
Beckenübersicht	Orientierung
Gelenk ausgeblendet ap	Op-Planung
Lauenstein	mediolaterale Darstellung
Lauenstein-Imhäuser	Winkelbestimmung bei Epiphysendislokation
Rippstein	Bestimmung des Antetorsionswinkels, als Basis zur Bestimmung des wahren Schenkelhalsschaftwinkels
Faux-Profil	ventrale Pfannenüberdachung
Funktionsaufnahmen: • in Abduktion • in Abduktion/Innenrotation • in Adduktion • in Flexion	Simulation vor Umstellungsosteotomien: • Varisierung • Derotation + Varisierung • Valgisierung • Extension
CT	Planung einer Pfannenschwenkosteotomie
MR-Arthrografie	Darstellung einer Labrumpathologie

kung im Becken- und Femurbereich etwa bei Karzinom der Mamma, Prostata, Niere und des Bronchialsystems sowie weiterer Primärtumore gedacht werden. Letztlich kommen auch schleichende Frakturen bei Osteoporose sowie Stressfrakturen unter repetitiver Hochbelastung vor, deren Symptome denen einer beginnenden Coxarthrose täuschend ähnlich sein können und die bei der ersten Röntgenuntersuchung nicht unbedingt in Erscheinung treten; im Zweifelsfall sind Kernspintomographie und Knochenszintigraphie die bildgebenden Verfahren der Wahl.

Konservative Therapie. Viele arthrosekranke Hüftgelenke sprechen erstaunlich gut auf die bereits ausführlich dargestellten *konservativen Maßnahmen* an, andere erfordern nach kurzer Zeit bereits eine Operation. Von Anfang an sind immer wichtig: Vermeidung von Stoßbelastungen und Kälteexposition, Tragen von Schuhwerk mit weichen Absätzen und Sohlen, regelmäßige Eigengymnastik und Anpassung an das verbliebene individuelle Leistungsvermögen. Übergewicht sollte reduziert werden, was manchem leichter fällt, wenn er weiß, dass aufgrund der Berechnungen von Pauwels eine Gewichtsabnahme um 1 kp das Gelenk um den dreifachen Betrag entlastet. Aus dem gleichen Grund wirkt sich das Gewicht einer Tasche wesentlich geringer aus, wenn sie auf der erkrankten Seite getragen wird. Da der Entlastungseffekt durch eine Gehhilfe auf der Gegenseite erheblich ist, sollte auch der Widerstrebende möglichst zur Benutzung eines Handstocks

oder einer Unterarmgehstütze motiviert werden. Im übrigen stellt sich bei vielen spontan ein das Gelenk entlastendes Duchenne-Hinken ein. Vor allem Schwimmen und Radfahren sind optimale Möglichkeiten zur belastungsarmen, für die Gelenke und die Muskulatur nützlichen Bewegung. Die Entwicklung von Muskelatrophie und Kontraktur lässt sich durch prophylaktische Krankengymnastik und regelmäßige Eigengymnastik nach Anleitung lange hinauszögern. Gegen die auch frühzeitig beginnende Einnahme von schulmedizinisch nicht üblichen Mitteln ist nichts einzuwenden, solange sie mit Sicherheit oder hoher Wahrscheinlichkeit unschädlich sind und der Patient Linderung erhofft oder verspürt.

Irgendwann werden Analgetika, Antiphlogistika und physikalische Mittel zur Schmerzbekämpfung notwendig werden. Kommt es zur Beugekontraktur mit funktioneller Beinverkürzung, was leicht eine statische Lumbalgie hervorrufen kann, muss ein sparsamer Verkürzungsausgleich durch Schuheinlage oder -erhöhung vorgenommen werden. Die Adduktionskontraktur erfordert zur Aufrechterhaltung einer sicheren Steh- und Gehfähigkeit ebenfalls eine Schuherhöhung, obwohl dadurch eine Seitwärtsausbiegung der Lendenwirbelsäule in Kauf genommen werden muss (vgl. Abb. 6.**3**). Manchmal lässt sich der Hüftschmerz mindern, wenn man auf der Gegenseite eine Schuherhöhung vornimmt und damit den Hüftkopf tiefer in die Pfanne einstellt, was bisher nicht miteinander artikulierende Gelenkflächenanteile in Kontakt bringt, die möglicherweise noch besser erhalten sind. Intraartikuläre Steroid-injektionen werden wegen des Nekroserisikos vermieden, anästhesierende Kapsel- und Sehnen-ansatzinfiltrationen mit Lokalanästhetika können jedoch vorübergehend gut helfen. Auch die früher so genannten Kuren, also offene oder geschlosse-ne konservative Heilverfahren, können in leichten und mittelgradigen Krankheitsstadien die Be-schwerden für Monate, 1/2 Jahr oder länger weit-gehend nehmen. Aber nach Ausschöpfung aller konservativen Mittel wird in den meisten Fällen irgendwann eine Operation unvermeidbar sein.

Operationszeitpunkt. Die allgemeinen Voraus-setzungen für die Entscheidung zu einer operati-ven Behandlung einschließlich der Begleitmaß-nahmen wurden bereits ausführlich besprochen, ebenso die verfügbaren Methoden, ihre Intentio-nen, Möglichkeiten und Grenzen; deshalb soll nur auf einige praktisch wichtige hüftspezifische Be-sonderheiten eingegangen werden. Die *Indikation zur Operation* hängt hier zwar auch prinzipiell von der letztlich erfolglosen Ausschöpfung aller kon-servativen Mittel ab, aber es gibt zwei Ausnah-men. Die wichtigste ist, dass man bei einem jünge-ren Menschen mit einer Sekundärarthrose auf-grund einer operativ korrigierbaren präarthroti-schen Deformität, wie z.B. bei der Dysplasiecoxar-throse, frühzeitig operieren und keine Zeit mit symptomatisch-konservativen Therapien verlie-ren sollte; hier ist eine Form und Funktion opti-mierende gelenknahe Femur- und /oder Beckeno-steotomie indiziert, die durch Ausschaltung des mechanischen Störfaktors Schmerzen und die Zu-nahme der Gelenkzerstörung hemmt, auch wenn die Arthrose bereits mittelgradig fortgeschritten ist. Andererseits sollte man einen Menschen etwa jenseits des 60. Lebensjahrs mit fortgeschrittener Arthrose nicht mehr durch eine extensiv ausge-schöpfte konservative Therapie belasten, sondern abhängig vom Leidensdruck bald operativ versor-

gen, und zwar durch eine Totalendoprothese. In Tab. 10.5 sind allgemein akzeptierte Empfehlun-gen zur Wahl des Operationsverfahrens zusam-mengestellt.

Umstellungsosteotomie. Die *intertrochantären Femurosteotomien* ohne und mit *Beckenosteoto-mie* sind die Methode der Wahl bei leichter und mittelgradiger Dysplasiecoxarthrose des jünge-ren Menschen unter folgenden Voraussetzungen:
*   Das Gelenk ist annähernd frei beweglich, und die Beinachsen sind physiologisch; bei geplan-ter Varisierungs-Osteotomie muss frei abdu-ziert werden können, und zur Vermeidung ei-ner Überlastung der Knieinnenseite darf kein 0-Bein bestehen; bei angestrebter Valgisierung muss gut adduziert werden können, und es darf kein X-Bein vorliegen;
*   auf gehaltenen Funktions-Röntgenaufnahmen ergibt sich, soweit beurteilbar, eine gute Ge-lenkkongruenz und/oder Vergrößerung der tra-genden Gelenkflächenanteile (vgl. Abb. 10.**10**, 10.**11**, 10.**14**); 3D-CT-Rekonstruktionen und MRI-Arthrographie verbessern die Operations-planung bei ausgeprägter Pfannendysplasie;
*   der Patient akzeptiert die notwendigerweise lange und anspruchsvolle Nachbehandlung, die nach Varisierungs-Osteotomie unvermeidbare Beinverkürzung und vor allem die nicht sichere Erfolgsaussicht, wegen der später möglicher-weise auf eine Endoprothese übergegangen werden muss.

Die Möglichkeiten, die eine hüftnahe Umstel-lungs-Osteotomie zur Reduzierung des Gelenk-drucks bietet, sind in Tab. 10.6 zusammengestellt. Der muskuläre Entspannungseffekt tritt dadurch ein, dass sich die Ansatzpunkte der aus dem Bek-ken kommenden Muskeln am Femur unterhalb der Osteotomielinie bei der Varisierungs-Osteoto-mie beckenwärts verlagern. Die Verlagerung des

Tab. 10.5 Empfehlungen zur Wahl des Operationsverfahrens bei Coxarthrose

Arthrosegrad	präarthrotische Deformität	<60 Jahre	>60 Jahre
leicht	korrigierbar	Osteotomie	konservativ
	nicht korrigierbar/fehlend	konservativ	konservativ
mittel	korrigierbar	Osteotomie	konservativ oder TEP
	nicht korrigierbar/fehlend	konservativ, evtl. TEP (Arthrodese)	konservativ oder TEP
schwer	nicht relevant	TEP (Arthrodese)	TEP

TEP = Totalendoprothese

a 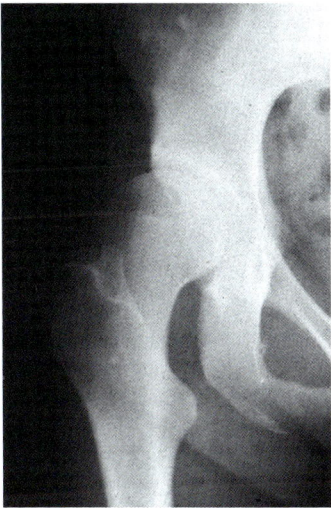 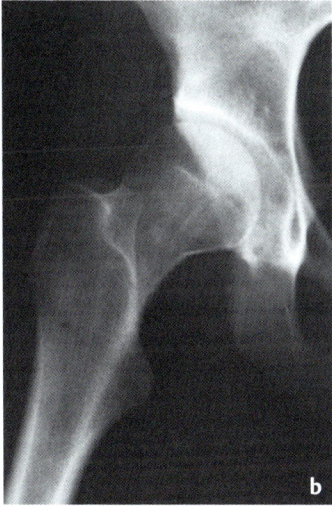 b 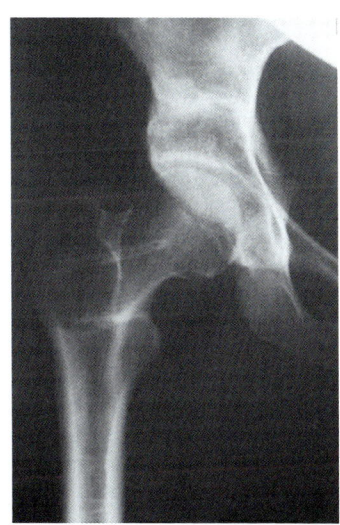 c

Abb. 10.**14** Behandlung der Dysplasiecoxarthrose durch Varisierungs-Osteotomie und zusätzliche Beckenosteotomie:
a Ausgangsbefund mit „sourcil".
b in Abduktion gehaltene Aufnahme: Trotz guter Gelenkkongruenz nicht ausreichende Kopfüberdachung.
c Zustand nach intertrochantärer Varisierungs-Osteotmie und Beckenosteotomie nach Salter.

Tab. 10.**6** Möglichkeiten zur operativen Reduzierung des Gelenkdrucks

Vergrößerung der tragenden Gelenkfläche und des Gelenkcontainments durch:
- Varisierungsosteotomie bei Coxa valga mit leichter Pfannendysplasie
- Valgisierungsosteotomie bei capital drop-Deformität
- Derotationsosteotomie bei Fehlrotation
- Beckenosteotomie (Salter oder Dreifachosteotomie) bei starker Dysplasie

Senkung der transartikulär wirksamen Muskelspannung durch:
- Varisierungsosteotomie
- schräg ansteigende medialisierende McMurray-Osteotomie (historisch)
- ergänzende selektive Tenotomien

Rezentrierung des Kraftflusses durch Varisierungs-/Beckenosteotomie

Optimierung gelenkwirksamer Drehmomente durch:
- Translokation des Trochanter maior nach lateral-distal
- Derotation
- Beckenosteotomie nach Chiari

Trochanter major nach lateral-distal vergrößert den muskulären Kraftarm, so dass im Stand und beim Gehen geringere Muskelkräfte zur Aufrechterhaltung der Balance erforderlich sind (Abb. 10.**16**). Der gleiche Effekt tritt ein, wenn ein zu großer Antetorsionswinkel des Schenkelhalses reduziert wird. Nicht zu unterschätzen ist auch der Entlastungseffekt auf das Gelenklabrum durch die reorientierende Beckenosteotomie.

Weiterhin haben Osteotomien einen unspezifischen „biologischen Reizeffekt", der schmerzmindernd wirkt und wahrscheinlich auf einer intramedullären venösen Drucksenkung beruht. In der Praxis hat sich gezeigt, dass die besten Ergebnisse erreicht werden können, wenn man bei Varisierung der Optimierung der Gelenkkongruenz, bei Valgisierung der Vergrößerung der tragenden Gelenkfläche Priorität einräumt. Selbst fortgeschrittene Dysplasiecoxarthrosen mit capital drop und Beuge-Außenrotations-Adduktionskontraktur lassen sich durch eine kombinierte Valgisierungs-Extensions-Derotations-Osteotomie noch günstig beeinflussen (vgl. Abb. 10.**11**). Um bei einer Winkel verändernden Osteotomie unerwünschte Lastverschiebungen im Knie zu vermeiden, die sich aus der Betrachtung der mechanischen Beinachse in Abb. 4.**4** ableiten lassen, wird

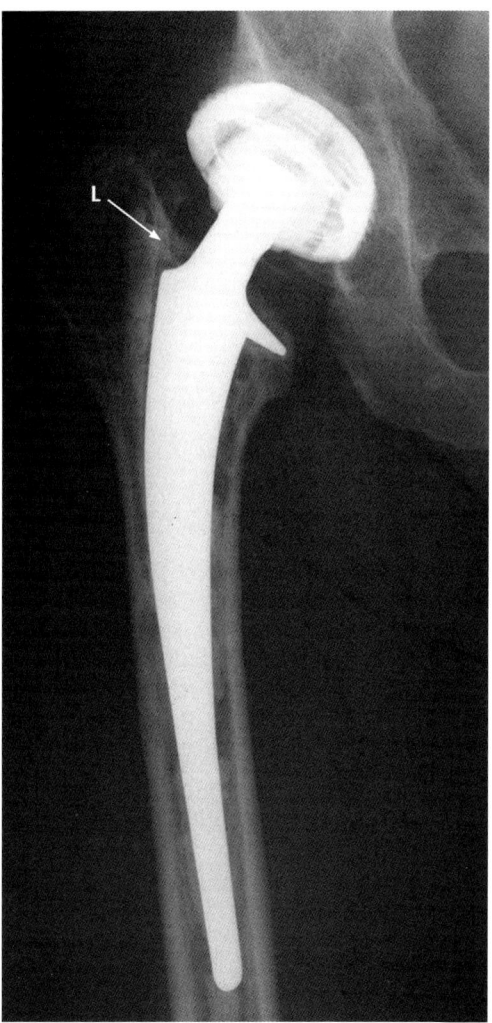

Abb. 10.**15** Einsintern einer zementfixierten Femurprothese als Ausdruck einer Lockerung (L) bei festsitzender Schraubpfanne.

bei Varisierung (Verkleinerung des Schenkelhalsschaft-Winkels) der Femurschaft um 1/2–1 cm nach medial verschoben, und zur Vermeidung eines zu starken Längenverlustes nach Entfernung des Knochenkeils wird dieser nur über die Hälfte des Knochenquerschnitts entnommen; bei Valgisierung wird umgekehrt verfahren (Abb. 10.**17**).

Generell darf in den meisten, aber nicht allen Fällen eine deutliche Schmerzminderung, jedoch keine nennenswerte Besserung der Gelenkbeweglichkeit oder des Röntgenbefundes erwartet werden; nach einer Literaturzusammenstellung von 3739 Osteotomien waren 13 (7–25) Jahre postoperativ fast 70% der nachuntersuchten Patienten gebessert bis beschwerdefrei (Hackenbroch 1989). Zu dem gleichen Ergebnis kommen D'Souza et al. (1998); sie fanden eine Überlebensrate von 67%, wenn der Übergang zur Totalendoprothese als Endpunkt definiert wurde. Deshalb dürfen Osteotomien bei Patienten unter etwa 60 Jahren mit leichter und mittelgradiger Arthrose bei operativ korrigierbarer präarthrotischer Deformität unverändert als gute, mindestens zeitüberbrückende Übergangslösungen angesehen werden. Ihr prophylaktischer Einsatz zur Korrektur einer präarthrotischen Deformität ohne jegliches Zeichen einer bereits etablierten Sekundärarthrose erscheint jedoch nicht gerechtfertigt, weil es keine Garantie für einen weiteren arthrosefreien Verlauf gibt.

Endoprothese. Der *endoprothetische Gelenkersatz* wurde bereits ausführlich hinsichtlich seiner Möglichkeiten und Grenzen charakterisiert. Bei der Coxarthrose kommt er nur als Totalprothese in Betracht (vgl. Abb. 8.**10**, 6.**4**). Sein derzeit allgemein akzeptiertes Indikationsspektrum ist in Tab. 10.**5** dargestellt. Zusammenfassend kann festgehalten werden, dass nach korrekter Implan-

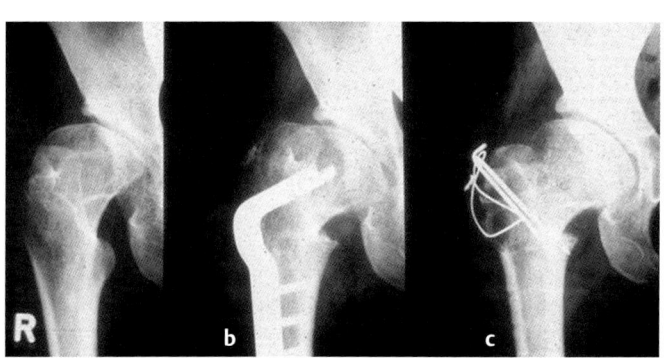

Abb. 10.**16** Behandlung der Dysplasiecoxarthrose durch Umstellungs-Osteotomie und Trochanterversetzung:
a Ausgangsbefund.
b Zustand nach Derotations-Varisierungs-Osteotomie.
c Zustand nach zusätzlicher Versetzung des Trochanter major nach lateral-distal; der Gelenkspalt hat sich inzwischen deutlich erholt, das Duchenne-Hinken ist beseitigt.

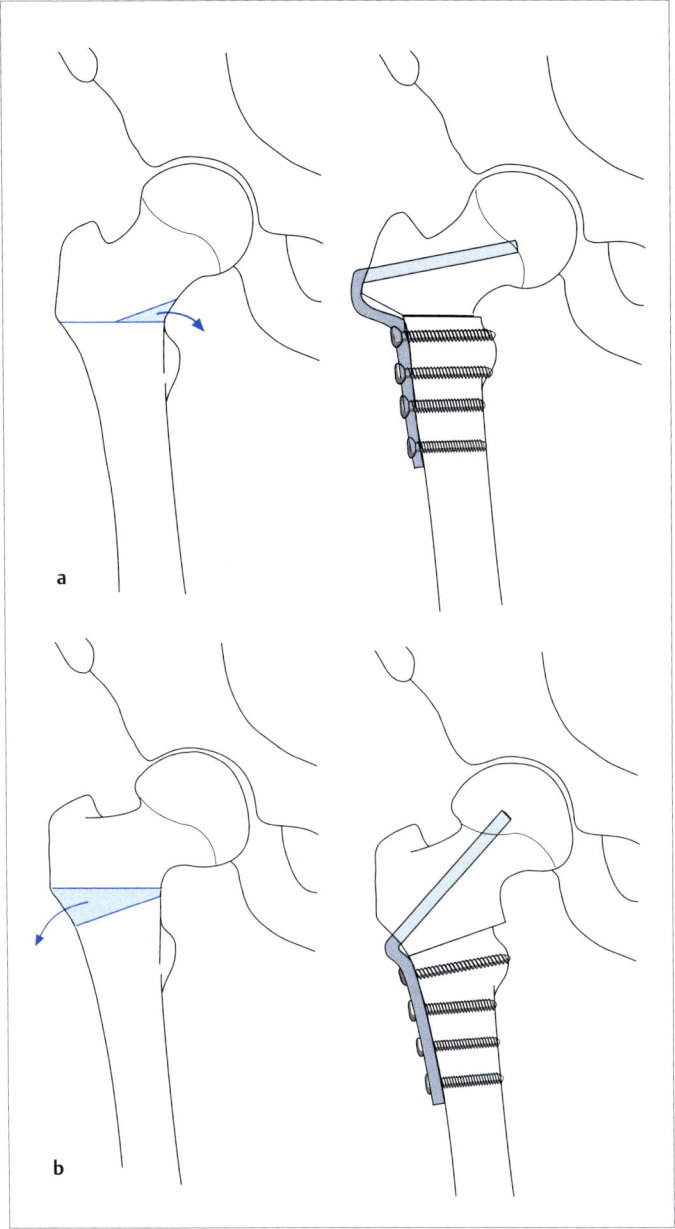

Abb. 10.**17** Technische Prinzipien der varisierenden und valgisierenden Femurosteotomie.

tation einer bewährten Endoprothese mit rasch eintretendem, weitgehend vollständigem und anhaltendem Schmerzverlust gerechnet werden kann. Es darf auch der Wiedergewinn einer zufriedenstellenden Gelenkbeweglichkeit und Belastbarkeit erwartet werden, sofern die präoperative Einsteifung infolge Muskelverkürzung nicht extrem ausgeprägt war und postoperativ eine konsequente Bewegungstherapie erfolgt. Der Patient sollte aber wissen, dass der Endzustand keinesfalls früher als sechs Monate, oft erst bis zu einem Jahr nach der Operation erreicht und zutreffend beurteilt werden kann und dass seine Qualität stark von seiner eigenen Initiative abhängt. Eine stationäre Anschlussheilbehandlung beschleunigt eindeutig die postoperative Rehabilitation und verbessert ihr Ergebnis. Danach ist eine Wiedervorstellung beim Operateur sinnvoll, der über die Notwendigkeit weiterer Krankengymnastik und Stockbenutzung entscheidet, die Beinlänge unter Vollbelastung überprüft und gleichzeitig Fragen bezüglich der Wiederaufnahme von Alltagsaktivitäten und Berufstätigkeit beantworten kann.

Indikation. Der entscheidende limitierende Faktor, die aseptische Prothesenlockerung, wurde bereits diskutiert (Abb. 10.**15**). Sie ist der maßgebliche Grund für die zurückhaltende Indikationsstellung bei jüngeren Patienten. Es ist nicht nur so, dass ein jüngerer Endoprothesenträger aufgrund seiner Lebenserwartung mit höherer Wahrscheinlichkeit den Zeitpunkt der Lockerung erreicht, sondern die bekannte schwedische prospektive Langzeitstudie (Malchau et al. 1993) hat eindeutig ergeben, dass Prothesenwechsel, in den meisten Fällen lockerungsbedingt, bei älteren Patienten wesentlich später notwendig wurden. Nach einer neueren Veröffentlichung aus dem finnischen Endoprothesenregister, das die Verläufe von 62.841 primären Hüfttotalendoprothesen aus dem Implantationszeitraum 1980 bis 1999 enthält, betrug die 10-Jahres-Überlebensrate der Prothese bei Patienten jenseits des 70. Lebensjahrs 90%, bei den unter 55-jährigen nur 72%; diese Aussage dürfte kaum dadurch beeinträchtigt sein, dass bei der älteren Gruppe öfter mit, bei der jüngeren ohne Zement implantiert worden war (Puolakka et al. 2001). Auch Berry et al. (2002) bestätigen die deutlich längeren revisionfreien Standzeiten bei älteren Operierten; im übrigen fanden sie bei 1228 prospektiv verfolgten Patienten mit 2000 Charnley-Hüften, dass nach 25 Jahren 86,5% der Hüften noch nicht wegen aseptischer Lockerung und 77,5% überhaupt noch nicht revidiert worden waren. Dass Materialabrieb und damit partikelverursachte Implantatlockerung mehr eine Funktion der Belastung als der Zeit ist, ergibt sich auch eindeutig aus den Untersuchungen von Schmalzried et al. (2000); sie bestimmten die jährliche Abriebmenge von Polyäthylen anhand digitalisierter Röntgenbilder über einen Beobachtungszeitraum von wenigstens drei Jahren und setzten ihn in Relation mit persönlichen Patientendaten hinsichtlich körperlicher Aktivität, gemessen in Schrittzyklen, Gehgeschwindigkeit und Körpergewicht.

Komplikationen. Die wichtigsten methodenspezifischen Komplikationen sind, geordnet nach ihrer Häufigkeit: Die periartikuläre oder heterotope Ossifikation, die postoperative Luxation und der Infekt. Zu ihrer Vermeidung dient einerseits eine sorgfältige Operationsplanung mit Erstellung einer Skizze anhand des Röntgenbilds, in der die Resektionsbereiche sowie Größe und Platzierung der Implantate eingezeichnet sind. Andererseits kommt es auf gewebsschonendes Operieren unter konsequenter Wahrung der Asepsis, eine perioperative Kurzzeitantibiose und die exakte Umsetzung der Planungsskizze bei Auswahl und Platzierung der Implantate an. Zur Minimierung des Luxationsrisikos, das hauptsächlich während der ersten Wochen bei noch unvollständig wiederaufgebauter Muskulatur und Koordinationsfähigkeit besteht, muss dem Patienten erklärt werden, dass und warum die Überführung des operierten Beins in Außenrotations-Adduktionsstellung zu vermeiden ist. Die bei jeder zweiten bis dritten TEP innerhalb der ersten postoperativen Wochen auftretende und nach längstens sechs Monaten abgeschlossene Verknöcherung der periartikulären Muskulatur ist glücklicherweise nur in etwa jedem fünften Fall klinisch relevant und kann durch eine niedrig dosierte Röntgenbestrahlung von beispielsweise 3 x 5 oder 1 x 7 Gy vermieden werden, sofern sie unmittelbar postoperativ durchgeführt wird; alternativ wird die prophylaktische Einnahme von nichtsteroidalen Antophlogistika für zwei Wochen empfohlen. Diese Maßnahmen sollten auf jeden Fall Risikopatienten zugute kommen, deren Arthrose durch eine ausgeprägte Osteophytose und Sklerose gekennzeichnet ist und die möglicherweise bereits auf der Gegenseite eine signifikante Ossifikation entwickelt hatten. Die zur Verhütung thromboembolischer Komplikationen notwendigen Maßnahmen wurden bereits eingehend besprochen.

Die Therapie abgeschlossener periartikulärer Ossifikationen, die sich durch schmerzarme leichte Bewegungseinschränkung bis zu hochgradiger Gelenksteife äußern können, besteht in deren Exzision mit obligater Nachbestrahlung. Luxationen müssen reponiert werden, was bei gut sitzenden Implantaten meist nur in Narkose gelingt und anschließend eine temporäre Ruhigstellung in einer Orthese erfordert, die nur Beuge-Streckbewegungen, jedoch beliebige Belastung erlaubt; ein fehlplatziertes Implantat muss spätestens bei erneuter Luxation gewechselt werden. Der tiefe, immer von einer baldigen Prothesenlockerung bedrohte

Infekt ist die gravierendste, inzwischen aber mit unter 2% seltenste Komplikation; sie erfordert je nach Ausgangslage ein radikales Weichteil-Débridement unter testgerechter intravenöser Antibiotikagabe, meist zusätzlich die Entfernung aller Implantate einschließlich Knochenzement. Kommt es zur baldigen Infektausheilung, ist ein erneuter Protheseneinbau möglich; anderenfalls verbleibt die so genannte Resektionshüfte mit den bereits beschriebenen Implikationen.

Prothesenlockerung. Die aseptische Prothesenlockerung ist nicht als Komplikation, sondern als systemimmanente Entwicklung zu werten. Da sie für den Patienten oft unbemerkt beginnt, sind regelmäßige Kontrolluntersuchungen, etwa einmal jährlich, zu empfehlen. Ihre Erkennung ist einfach, wenn sich ein vorher nicht gekannter Belastungs- und Bewegungsschmerz eingestellt hat und die Röntgenaufnahme entweder eine saumartige das Implantat umgebende Knochenauflösung (Lysezone) mit sklerotischem Rand oder eine Implantatwanderung (Migration) zeigt (vgl. Abb. 10.**15**); letztere ist oft erst beim Vergleich der

aktuellen Röntgenaufnahme mit früheren Bildern zu erkennen. Bei unsicherem Röntgenbefund und unspezifischen Beschwerden lässt sich häufig ein verdächtiger Schmerz durch forcierte Stauchung und Rotationsbewegungen provozieren, der bei Pfannenlockerung in die Leiste und bei Lockerung der Femurprothese in den Oberschenkel projiziert wird. Auch die Mehranreicherung in einem Knochenszintigramm kann bei noch unauffälligem Röntgenbefund unter bestimmten Voraussetzungen für eine Prothesenlockerung sprechen. Bisweilen lässt bereits die einfache Röntgenaufnahme den Polyäthylenverlust der Pfanne erkennen, weil der „schattengebende" Prothesenkopf das Gelenkzentrum nach cranial-medial verlässt, der resultierenden Gelenkkraft R nach Pauwels folgend (Abb. 10.**18**).

Die Therapie besteht in einem baldigen Implantatwechsel, der in aller Regel möglich, jedoch immer aufwendiger und bezüglich Infekt und erneuter Lockerung auch anfälliger als die Erstoperation ist.

Im Mittelpunkt aktueller Entwicklungen, die durch Partikelabrieb verursachten aseptischen

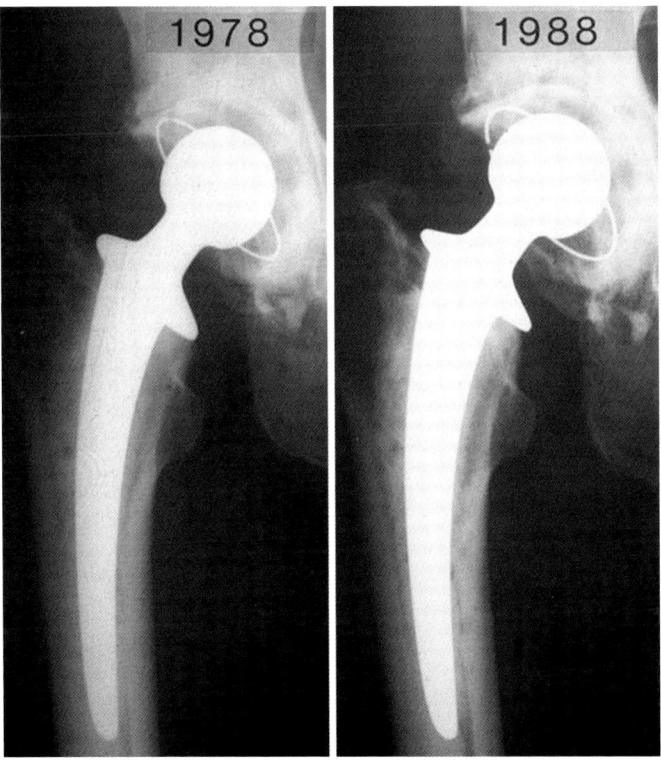

a   b

Abb. 10.**18** Materialabrieb in der Hauptbelastungszone einer Polyäthylen-Pfanne (Markierungen) ohne Lockerung:
a primär gleichmäßig zentrierter Metallkopf.
b nach 10 Jahren relative Kopfwanderung nach kranial-medial.

Lockerungsraten zu senken, steht neben der Propagierung von so genannte Hard-Kombinationen wie Keramik/Keramik und Metall/Metall die Optimierung des heute üblichen ultrahochmolekularen Polyäthylens; es ist aber noch zu prüfen, ob ein kürzlich entwickeltes hochvernetztes Polyäthylen, das im Hüftsimulator auch nach vielen Millionen Lastzyklen keinen messbaren Abrieb aufgewiesen hat, sich klinisch bewähren wird. Weiterhin ließ sich zeigen, dass eine durch intraartikuläre Injektion bei der Ratte erzeugte periprothetische Osteolyse durch Alendronat, das als Osteoklastenhemmer zur Behandlung der Osteoporose etabliert ist, verhindert werden kann (Millett et al. 2002). Möglicherweise ergibt sich daraus eine auch beim Menschen einsetzbare medikamentöse Option zur Verhinderung der Implantatlockerung infolge durch Materialabrieb bedingter Osteolyse. Letztlich ist absehbar, dass Implantatoberflächen mit Antibiotika ausgestattet werden, die gegen Keime, insbesondere schleimbildende Staphylokokken wirksam sind und somit den auf schleichenden Infekt beruhenden Lockerungsmechanismus blockieren.

Angesichts der Erfolge der Alloarthoplastik spielen *Resektionsarthroplastiken* mit ihren Modifikationen und die *Arthrodese* nur noch die bereits beschriebene und begründete marginale Rolle. Die Rückführung einer Arthrodese in eine Arthroplastik ist zwar grundsätzlich möglich, wegen der eingeschränkten Erfolgsaussicht jedoch nur dann gerechtfertigt, wenn eine nicht behebbare schmerzhafte und zur Fehlstellung neigende Pseudarthrose vorliegt oder wenn unüberwindbare Komplikationen in Nachbargelenken und der Lendenwirbelsäule bestehen; es ist ggf. jedoch zu bedenken, dass ein alter Infekt wieder aufflammen könnte.

Periarthrosis coxae

Diagnostik. Periarthrosis oder Periarthropathia coxae ist ein Sammelbegriff für hüftnahe Tendinosen, Myotendinosen und Bursitiden an typischen Prädilektionsorten, deren klinisch wichtigster der Trochanter major ist (Abb. 10.**19**). Es handelt sich um schmerzhafte, umschriebene Reizzustände als Folge rezidivierender mechanischer Überlastung, abakterieller Entzündung, von Traumen, endokrinen und metabolischen Erkrankungen. Mechanische Ursachen können einseitige Beinverlängerung und Kontraktur sein, ferner re

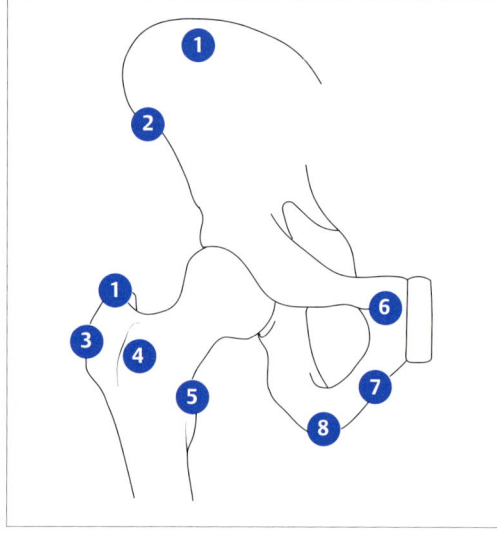

Abb. 10.**19** Periarthrosis coxae.
1 Glutäal-Tendinosen
2 Sartorius-Tendinose
3 Bursitis trochanterica
4 Piriformis-Tendinose
5 Iliopsoas-Tendinose
6 Adduktoren-Tendinose
7 Gracilis-Tendinose
8 Bursitis ischiadica und Ischiocrural-Tendinose

zidivierende Mikrotraumen wie z.B. das Gracilis- und Adduktorensyndrom bei Fußballspielern und Insertionstendinasen am vorderen Beckenkamm und Sitzbein bei Läufern („Joggers hip"). Die Sitzbeintendinose bei Spondylitis ankylosans ist ein Beispiel für eine entzündliche Verursachung, metabolisch induziert sind Tendinosen bei Hyperuricämie. Schleimbeutelentzündungen finden sich am häufigsten am Trochanter major (Bursitis trochanterica) und am Sitzbein (Bursitis ischiadica); am Trochanter entwickeln sie sich unter der Druck- und Reibewirkung des Tractus iliotibialis, die aus verschiedenen Gründen gesteigert sein kann, am extremsten bei der so genannten schnappenden Hüfte (Coxa saltans). Coxarthrose und andere Hüftgelenkerkrankungen gehen oft mit einer Begleitperiarthrose einher; in diesen Fällen dominiert klinisch die Gelenkkrankheit. Letztlich können Periarthrosen auch als Teil einer generalisierten Tendinose (Fibromyalgie) auftreten.

Die Diagnose gründet sich auf die Überprüfung von Druck- und Dehnschmerz an den perikoxalen Insertionsstellen, insbesondere über dem

Trochanter major und seiner Rückseite, dem oberen Schambeinast und dem vorderen oberen Darmbeinstachel. Das Hüftgelenk wird hinsichtlich Beweglichkeit und Bewegungsschmerz untersucht, die Beinlänge wird seitenvergleichend gemessen, und die Standfestigkeit im Einbeinstand wird geprüft. Bei der notwendigen Röntgenuntersuchung des Hüftgelenks kommt es darauf an, dass die genannten relevanten Regionen vollständig und deutlich abgebildet werden. Bei entsprechendem Verdacht sollte auch die Entzündungs- und Rheumaserologie untersucht und die Harnsäure bestimmt werden. Wenn die festgestellte Myotendinose als Teil einer Fibromyalgie angesehen wird, setzt dies voraus, dass generalisierte Schmerzen oder eine erhebliche Steife an wenigstens drei Stellen über wenigstens drei Monate bestehen, und es müssen wenigstens fünf von 16 „tender points" positiv sein. Differenzialdiagnostisch müssen iliosakrale und lumbale Schmerzsyndrome sowie gelenknahe Knochenentzündungen und Tumore ausgeschlossen werden. In der Praxis hat sich die probatorische Lokalanästhesie als wichtiges diagnostisches Hilfsmittel bewährt.

Therapie. Primäre Tendinosen werden nach Möglichkeit entlastet, wobei es auf die Vermeidung repetitiver Dehnungen ankommt. Für Sportler kann dies eine Verbesserung der Spieltechnik, vorübergehendes Sportverbot oder Sportartwechsel erfordern. Im akuten Stadium helfen Eismassagen, Ultraschall, Elektrotherapie und detonisierende Massagen, eventuell ergänzt durch örtliche Infiltrationen mit einem Lokalanästhetikum oder einem zugesetzten Glukokortikoid. Im chronischen Stadium sind Wärmeanwendungen und Elektrotherapie angezeigt. Das Piriformissyndrom, das an sich gut auf lokale antiphlogistische Maßnahmen anspricht, kann bei Therapieresistenz eine Trochanter-nahe Sehneneinkerbung erfordern. Bei sekundären Tendinosen wird das Behandlungsschema durch Maßnahmen gegen die Gelenkkrankheit, ggf. auch gegen die systemische Grundkrankheit und den Beinlängenunterschied ergänzt. Spricht eine Bursitis auf lokal-antiphlogistische Maßnahmen nicht an, wird eine Bursektomie erforderlich, die ggf. mit einer Glättung des Knochenrands unter der Bursa verbunden werden muss.

◼ Arthrose und Periarthrosen des Kniegelenks

Auch am Knie gibt es neben Arthrosen arthrosebegleitende und primäre Periarthrosen. Sie müssen als solche erkannt werden, damit entweder die Behandlung der Gonarthrose ergänzt oder eine gezielte Therapie der eigenständigen Periarthrose eingeleitet werden kann.

Gonarthrose

Epidemiologie. Angaben über Prävalenz und Inzidenz von Gonarthrosen wurden bereits in Tab. 3.**4**, 3.**5**, 3.**7** und 3.**9** zusammengefasst und ausführlich diskutiert. Arthrosen des Kniegelenks stehen somit neben degenerativen Erkrankungen des Schulterbereichs und der Wirbelgelenke an erster Stelle in der Häufigkeitsskala. Eindeutige Risikofaktoren sind neben dem Älterwerden und dem weiblichen Geschlecht die Exposition gegenüber bestimmten beruflichen Einflüssen (Tab. 3.**14**) und sportlichen Aktivitäten (Tab. 3.**15**), die mit Traumatisierung verbunden sind. Eine arthrosefördernde Wirkung durch überhöhtes Körpergewicht (Tab. 3.**11**) wurde für das Kniegelenk nur in Verbindung mit metabolischen Krankheiten vorzugsweise bei Frauen und gleichzeitiger Polyarthrose nachgewiesen; die Datenlage ist diesbezüglich jedoch unvollständig.

Ätiologie und Pathogenese. Ein nicht genau bezifferbarer Anteil der Gonarthrosen ist als primär einzustufen. Für die *Ätiologie* der wahrscheinlich relativ häufigeren sekundären Arthrosen sind die zahlreichen in Tab. 10.**7** aufgeführten präarthrotischen Form- und Funktionsstörungen von Bedeutung. Wie bei der Hüfte bewirken viele Präarthrosen unverträglich hohe Gelenkdrucke, die den Knorpel mechanisch zerstören und so arthroseerzeugend wirken (Abb. 10.**20**; vgl. Abb. 4.**4**, 8.**7**). Hierzu zählen vor allem erworbene Abweichungen von der physiologischen Beinachse. So stellt ein signifikantes 0-Bein nicht nur eine unübersehbare Deformität dar, sondern es ist ohne Weiteres nachvollziehbar, dass es hier zur Überlastung des medialen Gelenkkompartments mit nachfolgender medial akzentuierter sogenannter Varusgonarthrose kommt (vgl. Abb. 4.**4**); man kann ganz allgemein von einer Konkavitätsarthrose sprechen, weil sich beim X-Bein analog eine Valgusgonarthrose auf der Lateralseite ent-

Tab. 10.**7** Übersicht über präarthrotische Form- und Funktionsstörungen am Kniegelenk

Angeborene Erkrankungen mit Residuen:
- konstitutionelles Genu varum / valgum
- femoropatellare Dysplasie ohne/mit chron. Subluxation / rezidiv. Luxation
- Chondro- und Osteochondrodysplasie (vgl. Tab. 4.**3**)
- Kristallarthropathien (vgl. Tab. 4.**3**)

Erworbene Erkrankungen und Traumen mit Residuen:
- Genu varum / valgum nach aseptischer Nekrose der prox.Tibiaepiphyse (= M. Blount)
- Osteochondrom (= kartilaginäre Exostose)
- Chondropathia patellae
- Osteochondrosis dissecans
- M. Ahlbäck
- Meniskusdefekt
- postoperativer Meniskusverlust /-teilverlust
- Arthropathien, außer Kristallarthropathien (vgl. Tab. 6.**5**)
- Arthritiden (vgl. Tab. 7.**1**)
- synoviale Chondromatose
- Genu varum / valgum nach fehlgeheilter Ober-/ Unterschenkelschaftfraktur
- posttraumatischer Gelenkflächendefekt
- posttraumatische Instabilität
- repetitives osteochondrales Mikrotrauma
- tumorassoziierte Deformitäten
- Deformitäten aufgrund einer Osteoradionekrose
- chronische Beinvenenstauung (= phleboarthritischer Symptomenkomplex)
- osteoporosebedingte schleichende Beinachsenabweichung?
- Insuffizienz des Tractus iliotibialis?

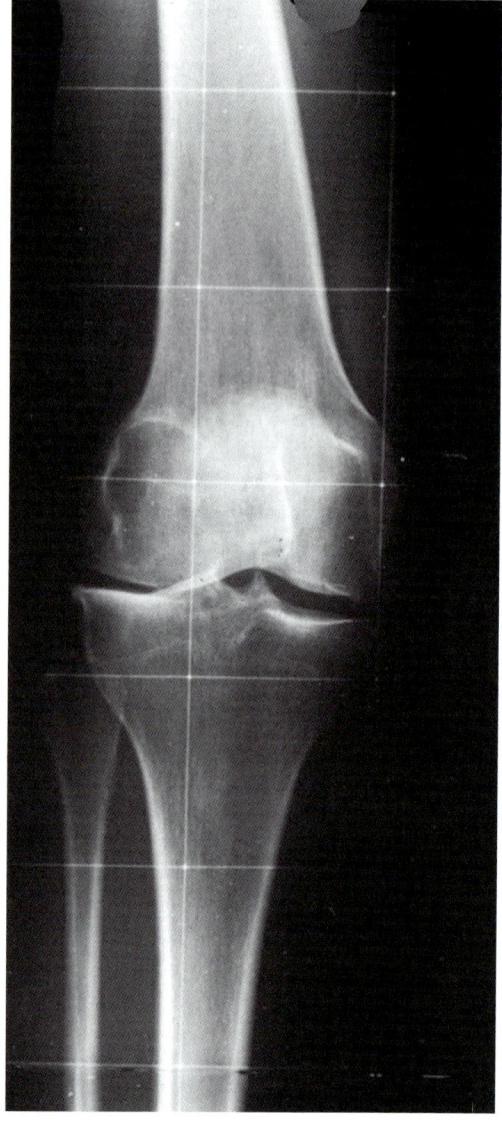

a

Abb. 10.**20** Behandlung der Valgus-Gonarthrose durch Umstellungs-Osteotomie:
a Valgusfehlstellung und laterale Gelenkspaltverschmälerung.

wickelt. Es ist jedoch eine alte klinische Erfahrung, dass ein angeborenes oder frühkindlich erworbenes Genu varum oder valgum oft über Jahrzehnte oder sogar lebenslang nicht die erwartete Sekundärarthrose entwickelt, während eine nur wenige Grade betragende posttraumatische Achsenabweichung etwa nach Unterschenkel- oder suprakondylärer Oberschenkelfraktur mit Sicherheit eine Konkavitätsarthrose nach sich ziehen wird. Zweifellos auch, aber nicht nur auf mechanischer Basis entstehen Gonarthrosen nach Arthritiden und Arthropathien (vgl. Abb. 7.**5**, 7.**6**, 7.**8**). Arthrosen des femoropatellaren Gelenkanteils können durch femoropatellare Druckerhöhung oder dauerhaft exzentrische, meist nach lateral gerichtete Einstellung der Patella in ihrem Gleitlager entstehen (vgl. Abb. 5.**3**). Die persistie-

rende posttraumatische Instabilität ist – wiederum im Gegensatz zur konstitutionellen Bandlaxität – ebenfalls ein eindeutig arthroseverursachender Faktor. Wahrscheinlich ist auch die ihrem Wesen nach noch ungenügend aufgeklärte Chondropathie der Patella im jugendlichen und jungen Erwachsenenalter als Präarthrose zu werten.

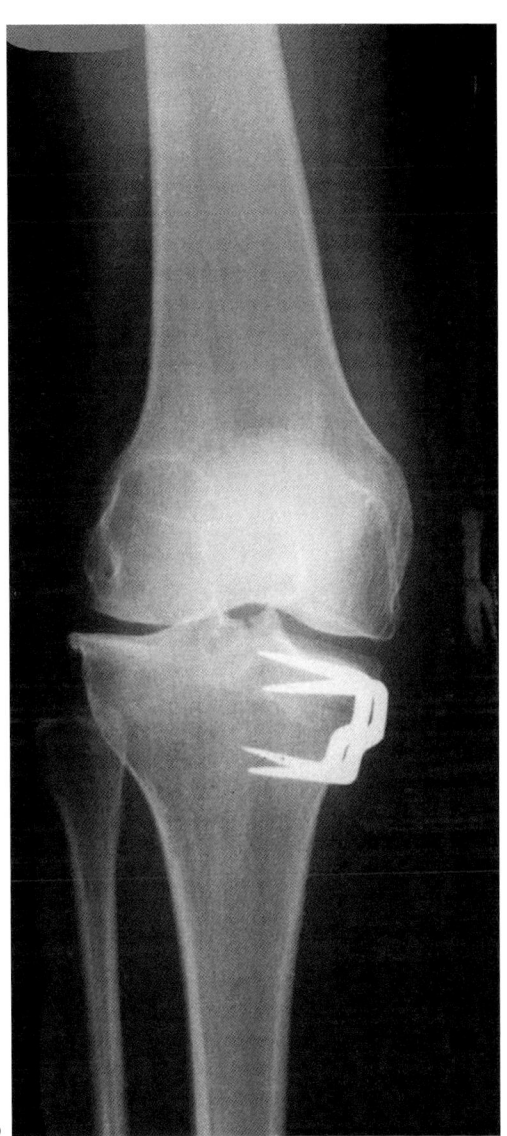

b

Abb. 10.**20b** nach Umstellungs-Osteotomie im Tibia-kopf Achsenbegradigung und Verbreiterung des medialen Gelenkspalts bei noch erkennbarem Osteophyten am lateralen Schienbeinkopf.

Die für die *Pathogenese* maßgeblichen Momente sind ganz überwiegend mechanischer Natur. Dies liegt daran, dass das Knie ein hoch beanspruchtes und kompliziert aufgebautes Gelenk ist, das auch auf minimale anatomische und funktionelle Kongruenzstörungen sehr empfindlich reagiert. So muss selbst nach sparsam durchgeführter arthroskopischer Teilentfernung eines

Meniskus, die zur Beseitigung erheblicher Beschwerden notwendig war, irgendwann mit einer Sekundärarthrose gerechnet werden. Das gleiche gilt für optimal rekonstruierte Gelenkflächenfrakturen und unfall- oder krankheitsbedingte osteochondrale Defekte. Es spricht auch vieles dafür, dass die Wirkung des Tractus iliotibialis eine erhebliche pathogenetische Bedeutung hat (vgl. Abb. 4.**4**). Dies ist offenkundig bei der Varusgonarthrose schlecht trainierter älterer Menschen im Zusammenwirken mit Klimakterium, Osteoporose und Übergewicht. Das Versagen des lateralen Zuggurtungseffekts ist sehr wahrscheinlich ein wichtiger Grund für Entstehung und Entwicklung der meisten Varusgonarthrosen; die davon betroffenen Patienten geben gewöhnlich glaubhaft an, dass sie früher „schöne" Beine gehabt hätten, jedenfalls kein 0-Bein. In Analogie zur Hüfte sind auch am Knie neben den typischen langsamen Krankheitsverläufen Formen bekannt, die durch rasche und gegenüber konservativer Therapie resistente Progredienz charakterisiert sind, ohne dass es dafür eine Erklärung gäbe.

Diagnostik. In der *Anamnese* dominieren anfangs frühzeitiges Ermüdungsgefühl im Bein nach außergewöhnlicher Belastung, unbestimmter peripatellarer Schmerz, Wärmegefühl und Mühe beim Aufstehen nach längerem Sitzen – alle Symptome sind passager. Später entwickeln sich ähnlich wie bei der Hüfte Anlaufschmerz und -steifigkeit, erhöhte Empfindlichkeit gegen feuchte Kälte, Überlastung und harmlosere stumpfe Traumen sowie vermehrte Gehunsicherheit an der Treppe und auf unebenem Boden; diese Symptome können zwar nach Schonung und konservativen Maßnahmen verschwinden, kehren aber nach Absetzen der Therapie mehr oder weniger rasch wieder. Im weiteren Verlauf kommt es zu ersten intermittierenden Gelenkergüssen, zu oft sehr deutlicher Krepitation und unerwarteten einklemmungsartigen Erscheinungen mit plötzlichem Nachgeben des Beins (giving way). Es wird über eine bleibende schmerzhafte Gelenkverdickung berichtet, die oft von einer schleichenden, meist 0-förmigen Achsenverbiegung begleitet ist. Treppengehen, Bergabgehen und lange Wege werden nach Möglichkeit vermieden, Tätigkeiten in Hockstellung und auf den Knien können nicht mehr verrichtet werden. Das inzwischen eingetretene Hinken hat nachweislich einen entlastenden Effekt (Maquet 1976). Mancher hat sich nach anfänglichem Zögern mit einem Gehstock abgefunden, Patientinnen oft eher mit einem Stockschirm, weil Belastungsschmerzen spürbar geringer sind.

Es ist sehr wichtig, ergänzend nach weiteren Erkrankungen zu fragen, vor allem nach etwa vorausgegangenen Verletzungen und Operationen am Knie, einer bekannten Meniskusläsion, Gicht und anderen metabolischen und entzündlichen Gelenkerkrankungen. Man sollte auch nicht vergessen, sich nach Hüfterkrankungen zu erkundigen, da das Knie ein typisches Gebiet für ausstrahlende Hüftschmerzen ist, beispielsweise bei Coxarthrose. Schließlich muss auch genau nach den bereits ergriffenen Behandlungsmaßnahmen und ihrer Wirkung, nach den im Alltag auftretenden Funktionseinbußen und dem Leidensdruck gefragt werden, damit angemessene Therapieentscheidungen getroffen werden können.

Untersuchung. Im Interesse der Vollständigkeit wird die klinische Untersuchung am besten gemäß den Empfehlungen in Tab. 6.2 vorgenommen. Bei der Inspektion können eine eventuell vorhandene chronische Kapselentzündung mit Verdickung und Verplumpung der Gelenkkontur und eine Atrophie des Oberschenkelmuskels festgestellt und dokumentiert werden; gleichzeitig wird die Beinachse beurteilt und beim 0-Bein der Abstand der Kniekondylen bzw. beim X-Bein der Innenknöchelabstand in cm gemessen (vgl. Abb. 6.1). Es wird geprüft, ob ein Gelenkerguss und eventuell eine zystenartige Kapselausstülpung in die Kniekehle (Baker-Cyste) vorliegt (vgl. Abb. 6.2). Die Festigkeit der Seiten- und Kreuzbänder wird im Liegen und im Stand festgestellt, es wird nach Zeichen einer Meniskusschädigung und eines Meniskusganglions gefahndet und das Gleitverhalten der Kniescheibe beurteilt. Sehr wichtig ist die Bewegungsuntersuchung mit Ermittlung von Bewegungsumfang, Bewegungsschmerz und abnormer Krepitation. Dabei ist zu bedenken, dass die Aufhebung der individuell unterschiedlich ausgeprägten Überstreckbarkeit des Knies und ein zusätzliches Streckdefizit (Beugekontraktur) von 10 bis 15° hohe Anforderungen an den Quadricepsmuskel zur Aufrechterhaltung der Standfestigkeit stellt, die dieser wegen oft schon eingetretener schonbedingter Atrophie kaum mehr erfüllen kann; eine Beugekontraktur im genannten Ausmaß ist funktionell viel schädlicher als ein Beugedefizit gleicher Größe. Ein stärkeres Streckdefizit zieht zwangsläufig auch eine entsprechende Beugestellung der Hüfte nach sich

und damit eine funktionelle Beinverkürzung mit ihren Auswirkungen auf Wirbelsäule und Hüftgelenk (vgl. Abb. 6.3, 10.9).

In gleicher Weise muss die Gegenseite untersucht werden, weil die Befunderhebung durch Seitenvergleich präziser wird, auch wenn dort ebenfalls eine bereits bekannte oder noch nicht aufgedeckte Gonarthrose besteht. Hinweise auf eine Periarthrose, die gesondert besprochen wird, dürfen nicht übersehen werden. Unerlässlich ist aus den bereits genannten Gründen auch die Mituntersuchung der Hüftgelenke und die Feststellung des neurovaskulären Status. Abschließend wir das Gangbild beurteilt.

Röntgendiagnostik. Die klinische Untersuchung muss durch eine aktuelle Röntgendiagnostik ergänzt werden. Benötigt werden je eine Aufnahme im exakt vorderen und seitlichen Strahlengang und eine Tangentialaufnahme in 45° Beugestellung zur Darstellung des femoropatellaren Gleitlagers. Eine besonders gute Beurteilung der Beinachse und Knorpelverluste ist möglich, wenn die ap-Darstellung als Langaufnahme im Einbeinstand, in voller Streckstellung und mit nach kaudal leicht abgesenktem Zentralstrahl erfolgt; diese Aufnahmetechnik ist zur Planung einer Umstellungs-Osteotomie und einer Versorgung mit einer ungekoppelten Endoprothese unerlässlich. Wird von der standardisierten Aufnahmetechnik abgewichen, kommt es leicht zu Beurteilungsfehlern. Festzustellen sind einerseits die typischen Arthrosemerkmale wie Gelenkspaltverschmälerung, subchondrale Sklerose, Osteophyten und subchondrale Knochenzysten, andererseits die Position der Kniescheibe gegenüber ihrem Gleitlager und die anlagemäßig vorgegebene Form des Femoropatellargelenks, ferner der zwischen den Längsachsen von Femur und Tibia gebildete Winkel und vor allem der Verlauf der mechanischen Beinachse, die als Gerade immer exakt die Kniemitte passieren sollte (vgl. Abb. 4.4, 8.7).

Für die *Differenzialdiagnose* sind weitere bildgebende Verfahren wichtig, vor allem die Magnetresonanztomographie und die Arthroskopie. Durch MRT werden neben Gelenkergüssen Meniskus- und Kreuzbandrisse sowie frühe Stadien von Osteonekrosen erfasst, wie sie bei der Osteochondrosis dissecans und der aseptischen Nekrose des medialen Femurkondyls (= M. Ahlbäck) vorkommen; sie sollte aber nur bei entsprechendem klinischem Verdacht durchgeführt werden. Die Arthroskopie, die nur bei absehbarem arthroskopischem Therapiebedarf vorgenommen werden sollte, erlaubt zusätzlich eine detaillierte optische und palpatorische Beurteilung der Knorpeloberfläche und der Synovialis, sie erfasst die Zentrierung der Patella während des Bewegungsspiels und zeigt bisher verborgen gebliebene freie Gelenkkörper. Zu beachten ist, dass Meniskusschäden, Bandlockerungen, Osteonekrosen, freie Gelenkkörper und chronische Synovitiden sowohl als Teilerscheinungen der Arthrose als auch in Form selbstständiger, jedoch immer zu Arthrose führender Erkrankungen auftreten können und deshalb auf jeden Fall erfasst und individuell behandelt werden müssen. Der Ausschluss primärentzündlicher Erkrankungen und ihre Abgrenzung von der aktivierten Gonarthrose und die Aufdeckung systemischer präarthrotischer Grunderkrankungen erfordert ggf. die Analyse eines Gelenkergusses und erfolgt nach den bereits ausführlich dargelegten Grundsätzen (vgl. Tab. 4.**1**, 6.**5**, 7.**1**).

Konservative Therapie. Die meisten bei Coxarthrose indizierten *konservativen Maßnahmen* wirken auch in frühen und mittleren Stadien der Gonarthrose: Vermeidung von Kälteexposition und langem Stehen auf harten Böden, Verminderung von Stoßbelastungen durch Schuhe mit weichen Absätzen und Sohlen, regelmäßige Eigengymnastik zur Erhaltung der Gelenkbeweglichkeit und Pflege der Muskulatur sowie Anpassung an das verbliebene Leistungsvermögen. Wirksame Entlastungsmaßnahmen sind die Benutzung eines Stocks auf der Gegenseite und die Reduzierung übermäßigen Körpergewichts. Radfahren und Schwimmen in temperiertem Wasser werden im Allgemeinen gut vertragen, es sei denn, dass bei ausgeprägter Femoropatellararthrose die Sattelhöhe zu niedrig eingestellt und beim Brustschwimmen der Rückstoß zu kräftig durchgeführt wird. Hohe Absätze sollten vermieden werden, weil sie den Anpressdruck unter der Kniescheibe erhöhen und außerdem die Ausbildung einer funktionell ungünstigen Beugekontraktur fördern. Bei einem gleichzeitig vorliegenden im Krankheitsverlauf entstandenen O-Bein wird der Schuhaußenrand, beim X-Bein der Schuhinnenrand um je etwa 4 mm erhöht, was in den meisten Fällen eine spürbare Schmerzreduktion unter Belastung erbringt.

In der kompensierten Phase sind Wärme, krankengymnastisch geleitetes und selbst durchgeführtes Quadricepstraining sinnvoll, und viele empfinden das Tragen einer Kniebandage mit Patellafenster als angenehm. Analgetika sollten möglichst nicht regelmäßig genommen werden. Glucosamin kann oral und Hyaluronsäure intraartikulär gegeben werden – letztere wegen möglicher medikamenteninduzierter Kapselreizung nicht bei aktivierter Arthrose; zu Einzelheiten wird auf das Kapitel über medikamentöse Therapie verwiesen. Bei aktivierter Gonarthrose sind vorübergehende Schonung, Kühlung und nichtsteroidale Antiphlogistika indiziert. Diese Maßnahmen können durch analgetische Elektrotherapie und Ultraschall ergänzt werden. Auch eine Röntgenreizbestrahlung kann versucht werden. Ein größerer Erguss sollte abpunktiert werden; bei rezidivierenden Ergüssen ist die anschließende Injektion eines Glukokortikoids in das Gelenk unter Beachtung der bereits beschriebenen Modalitäten hilfreich.

Arthroseunabhängige, in der Regel aber die Entstehung einer Gonarthrose fördernde Krankheiten wie Arthropathien und Arthritiden erfordern spezifische Therapie, die rasch eingeleitet und konsequent durchgeführt werden sollte. Das Gleiche gilt für die Behandlung von Meniskusläsionen, Osteonekrosen und chronischen ligamentären Instabilitäten. Liegt eine Varikose mit venöser Rückstauung vor, schafft die konsequente Kompression durch elastischen Unterschenkelstrumpf oder die operative Beseitigung der Varizen meist wirksame Erleichterung. Eine erworbene Beinachsenstörung muss spätestens mit Beginn der Sekundärarthrose operativ korrigiert werden, weil anderenfalls ein rasch progredienter Arthroseverlauf zu befürchten ist.

Angesichts der heute verfügbaren differenzierten operativen Behandlungsmöglichkeiten macht es keinen Sinn, sich über lange Zeit mit unter Umständen risikobehafteten Medikamenten zu behelfen und den optimalen Zeitpunkt für eine entlastende Osteotomie verstreichen zu lassen. Wenn allerdings gewünscht, sollte durchaus Raum für in der Schulmedizin nicht etablierte Methoden gelassen werden, sofern sie unschädlich sind, vom Patienten als hilfreich empfunden werden und eine notwendige Operation nicht unvertretbar hinauszögern. Sind alle Möglichkeiten der konservativen Therapie ausgeschöpft und ist der Leidensdruck des Patienten groß genug, ist die Indikation zur operativen Behandlung gegeben. Es stehen grundsätzlich die bereits ausführlich besprochenen intraartikulären Operationsmethoden, Eingriffe zur Entlastung der lateralisierten Kniescheibe, Osteotomien und Endoprothesen zur Verfügung, während die früher oft durchgeführte Gelenkversteifung heute nur noch eine marginale Rolle spielt (vgl. Tab. 8.**6**).

Gelenkerhaltende Operationen. Bei leichter und mittelgradiger Gonarthrose kann das heute meist arthroskopisch durchgeführte *Débridement* als komplikationsarmes, für die Beseitigung von knöchernen, meniskalen, kartilaginären und synovialen Gleithindernissen gut geeignetes Verfahren empfohlen werden. Behandler und Patient müssen sich allerdings dessen bewusst sein, dass es sich um eine rein symptomatische Behandlungsmethode handelt, die zwar in der Lage ist, den Zeitpunkt der letztlich unvermeidbaren endoprothetischen Versorgung signifikant hinauszuschieben, deren Wirkung aber zeitlich begrenzt ist. Eine kürzlich veröffentlichte kanadische Studie kommt zu dem Ergebnis, dass das Dédridement jenseits des 60. Lebensjahrs nicht mehr zu empfehlen ist, weil immerhin 19% innerhalb des ersten postoperativen Jahrs endoprothesenpflichtig wurden, während dies für jüngere Patienten nur in 4% zutraf (Wai et al. 2002). Lavage und Knorpelshaving sind praktisch nur noch in Verbindung mit einem umfassenden Débridement aktuell, da sie sich als Einzelmaßnahmen nicht bewährt haben.

Bei drittgradigen umschriebenen Knorpeldefekten wird das Débridement mit *Priedi-Bohrungen* kombiniert. Beim viertgradigen Knorpelschaden und jüngeren Patienten wird ebenso verfahren oder eine das Débridement ergänzende *Abrasionsarthroplastik* durchgeführt. Von beiden Verfahren darf die Neubildung von Faserknorpel erwartet werden, sofern der oft gleichzeitig bestehende Achsenfehler durch Korrektur-Osteotomie möglichst in gleicher Sitzung beseitigt und postoperativ sofort unter Entlastung mobilisiert wird; Faserknorpel stellt allerdings nur einen minderwertigen Ersatz für hyalinen Gelenkknorpel dar. Osteochondrale Transplantate und die autologe Chondrozyten-Transplantation haben in der Therapie der Gonarthrose keinen Platz, wie bereits früher dargelegt.

Knienahe *Umstellungs-Osteotomien* bewirken eine gezielte Veränderung der Beinachse, was in geeigneten Fällen eine spürbare Entlastung auf der jeweils konvexen Seite ergibt. Der Ort der Osteotomie wird so gewählt, dass auf jeden Fall die in der Frontalsicht auf dem Röntgenbild erkennbare Gelenkspaltebene horizontal steht. Er-

fahrungsgemäß bedeutet dies, dass bei Genu valgum die varisierende Osteotomie meist im suprakondylären Femurbereich, die valgisierende Osteotomie beim O-Bein im Tibiakopfbereich oberhalb der Tuberositas tibiae (= infrakondylär) durchgeführt werden muss. Es hat sich auch herausgestellt, dass bei der valgisierenden Tibiakopfosteotomie eine geringe Überkorrektur auf 7 bis 10° zweckmäßig ist, während die meisten Autoren zur Vermeidung einer Überkorrektur bei varisierender Osteotomie raten. Die Tibiakopfosteotomie kann so gestaltet werden, dass ein erschlafftes Seitenband nachgespannt wird. In jedem Fall muss durch eine geeignete Osteosynthese eine belastungsfreie Frühmobilisation möglich sein (vgl. Abb. 10.**20**).

Angesichts der guten Erfolge der Endoprothetik haben Osteotomien heute einen schweren Stand, weil ihr Ergebnis unsicherer und schwer prognostizierbar ist; die vom Patienten besonders hoch bewertete Schmerzlinderung erfüllt nicht immer seine Erwartungen und ist zeitlich limitiert, Funktionsverbesserungen halten sich in Grenzen, der radiologische Verlauf ist eher enttäuschend. Andererseits ist die Haltbarkeit des künstlichen Gelenks ebenfalls begrenzt, und manchmal entwickelt sich eine therapieresistente chronische Synovitis. Die Ergebnisse der von Coventry (1965) erstmals in nennenswertem Umfang durchgeführten und von Maquet (1976) eingehend biomechanisch begründeten hohen Tibiaosteotomie lassen sich nach den Untersuchungen von Billings et al. (2000) durchaus verallgemeinerungsfähig folgendermaßen zusammenfassen: Über 80% der Patienten benötigen bis zum fünften postoperativen Jahr noch keine Endoprothese, auch nach zehn Jahren sind noch über 50% endoprothesenfrei. Dabei ist vorausgesetzt, dass wichtige Kontraindikationen beachtet wurden: Es liegt keine fortgeschrittene Destruktion beider femorotibialen Gelenkkompartimente wie bei rheumatoider Arthritis und anderen Gelenkentzündungen vor, das Femoropatellargelenk ist im Wesentlichen intakt, ein eventuelles Streckdefizit beträgt nicht mehr als 20° bei einer Gesamtbeweglichkeit von wenigstens 90°, der Bandhalt ist ausreichend fest, der Patient ist nicht extrem adipös, kann die postoperativ erforderliche Entlastung einhalten und hat keine überzogene Erwartungshaltung. Aus alledem folgt, dass unter den genannten Voraussetzungen die knienahe Umstellungs-Osteotomie bei jüngeren Patienten eine wertvolle Option ist und zumindest als wirkungsvolle zeitüberbrückende Maßnahme vor einer eventuellen Endoprothese angesehen werden kann.

Auch im femoropatellaren Kompartiment sind drucksenkende in Verbindung mit rezentrierenden Maßnahmen biomechanisch gut begründet. Zu diesen zählt die Längsspaltung der Retinakula im lateralen Kapselbereich (lateral release) zur Beseitigung der lateralen Subluxation der Kniescheibe. In ausgeprägten Fällen kann sie mit einer Verlagerung des Kniescheibenbandes mitsamt Tuberositas tibiae nach medial kombiniert werden. Drucksenkend wirkt sich auch die Beseitigung einer Beugekontraktur aus. Nicht bewährt hat sich die Versetzung der Tuberositas tibiae nach ventral.

Seltenere Indikationen für eine knienahe Umstellungs-Osteotomie sind das Genu recurvatum und Rotationsfehlstellungen mit Sekundärarthrose. Knieferne Deformitäten bedürfen der Korrektur-Osteotomie, sobald die durch sie verursachte Störung der Mechanik des Kniegelenks eine Arthrose induziert hat. Liegt eine signifikante Achs- oder Rotationsabweichung in der näheren Umgebung des oberen Sprunggelenks oder Hüftgelenks vor, ist die supramalleoläre bzw. sub- oder intertrochantäre Korrektur-Osteotomie angezeigt.

Endoprothesen. Prinzipielle Möglichkeiten und Grenzen des *endoprothetischen Gelenkersatzes* wurden bereits eingehend dargelegt; dabei wurde herausgestellt, dass Konstruktion und Implantation einer Knie-TEP im Vergleich zur Hüfte wesentlich höhere Anforderungen stellen. Zur Behandlung der Gonarthrose wird in der Regel ein durch den erhaltenen Bandapparat geführter Gleitflächenersatz verwendet, der auch unikondylär sein kann (vgl. Abb. 8.**11**, 8.**13**). Bei nicht vorhandenem oder hochgradig insuffizientem Bandapparat werden selbststabilisierende Kunstgelenke verwendet (Abb. 10.**21**; vgl. Abb. 8.**12**). Der ebenfalls mögliche Gleitflächenersatz der Kniescheibe hat oft zu Schmerzproblemen geführt; deshalb beschränkt man sich derzeit meist auf eine glättende Modellierung und Rezentrierung der Patella durch Verschmälerung ihres lateralen Rands oder bzw. und laterales Kapselrelease. Der Operateur bemüht sich, durch korrekte Implantatwahl, exakt dimensionierte Knochenresektion und sorgfältige Einstellung der Kapsel- und Weichteilspannung (= Balancing) ein stabiles, gut bewegliches Knie mit korrekter Beinachse in „physiologischer Valgusstellung" von 7° zu erhalten. Die Präzision der Knochenresektion und des Balancing werden sich in Zukunft durch Navigation steigern lassen.

Der bikondyläre ungekoppelte Oberflächenersatz, der in zahlreichen technischen Varianten verfügbar ist und zumindest stabile oder stabilisierbare Seitenbänder voraussetzt, ist bei bi- und trikompartimentaler Gelenkdestruktion indiziert, also in den weitaus meisten Fällen. Kontraindikationen sind Achsenfehler von über 20 bis 25°, eine Beugekontraktur von mehr als 20° und ein insuffizienter Streckapparat. Die Standzeiten nach 10 bis 15 Jahren werden in der Literatur auf 91–94% beziffert. Viele Misserfolge und Komplikationen rühren von Fremdkörperabrieb, besonders von Polyäthylenpartikeln.

Ein unikondylärer Gelenkersatz ist bei isolierter Zerstörung eines der beiden femorotibialen Kompartimente möglich, sofern der Kapselbandapparat intakt ist und Achsenabweichung und Beugekontraktur jeweils weniger als 10° betragen. Die Überlebenszeiten dieser Implantate nach 5–12 Jahren werden in der Literatur mit 70–97% angegeben. Schwachpunkt ist das besonders lockerungsgefährdete Tibiaplateau.

Gekoppelte Endoprothesen sind bei ausgeprägter ligamentärer Instabilität und erheblichen kontrakten Achsenabweichungen indiziert. Die Standzeiten nach zehn Jahren werden mit 86–97% angegeben, sind also mit denen der ungekoppelten Endoprothesen vergleichbar. Nachteilig ist der größere Knochenverlust am Femur, vorteilhaft die deutlich einfachere Operationstechnik.

Angesichts des hohen technischen Stands der Knieendoprothetik kann das Verfahren bei fortgeschrittener Gonarthrose etwa jenseits des 60. Lebensjahrs nachhaltig empfohlen werden, sofern frühe postoperative Mobilisation, intensives Quadricepstraining und Gehschule sichergestellt sind. Der Patient soll wissen, dass nur selten eine freie Beugung erreicht wird, was aber kein wesentlicher Nachteil ist, und dass wie bei der Hüft-TEP das Endergebnis nicht vor 1/2–1 Jahr erwartet werden darf. Sind beide Kniegelenke gleichzeitig operationspflichtig, sollte besser zeitversetzt vorgegangen werden. Müssen Knie und Hüfte endoprothetisch versorgt werden, sollte mit dem Hüftgelenk begonnen werden.

Prothesenwechsel sind möglich und können wegen lockerungsbedingtem, patella- und weichteilassoziiertem Schmerz oder bei Funktionsstörungen aufgrund von unzureichender Beweglichkeit, Instabilität oder Infekt erforderlich werden. Die Revisionsarthroplastik setzt große Erfahrung

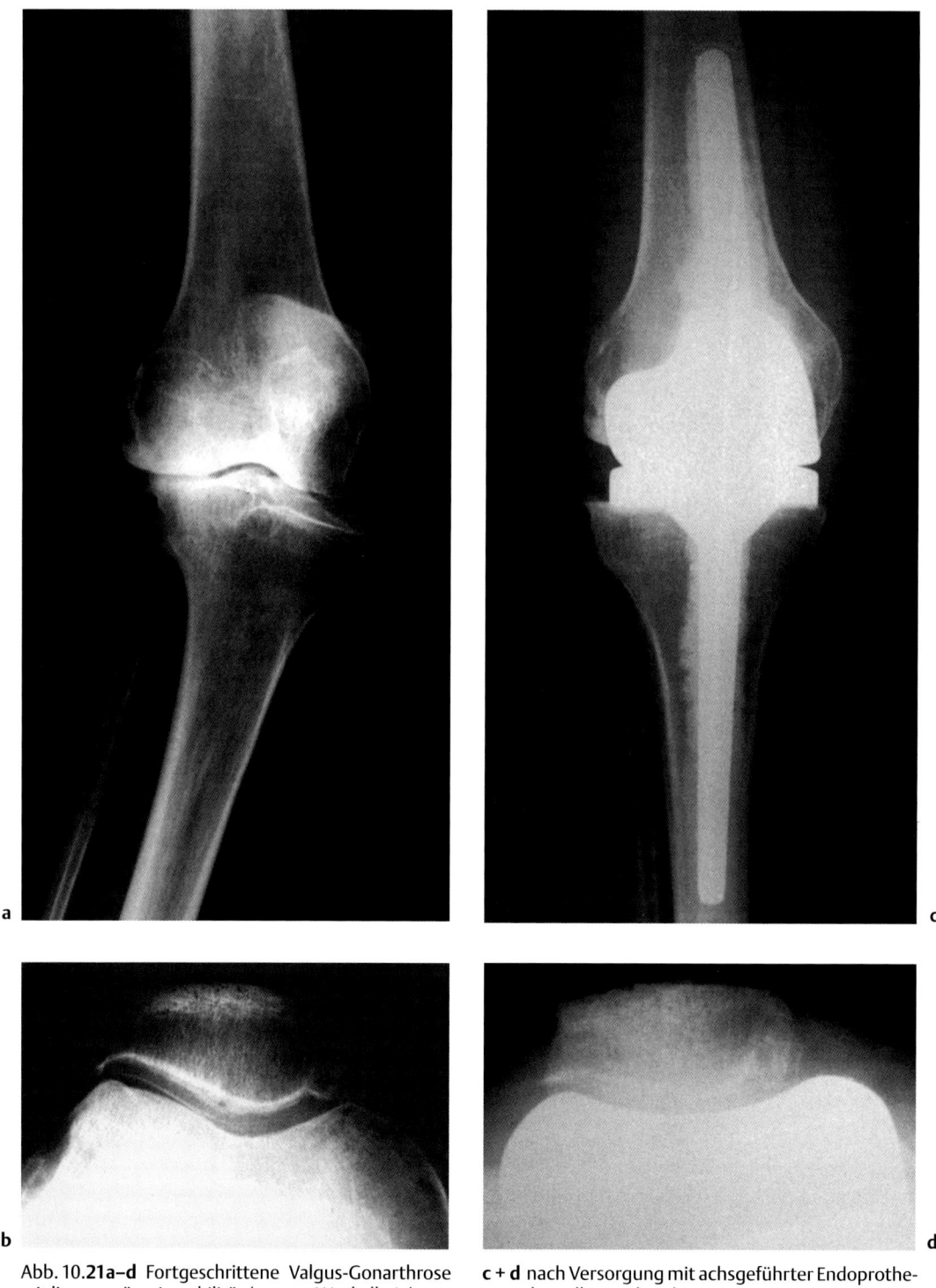

Abb. 10.**21a–d** Fortgeschrittene Valgus-Gonarthrose mit ligamentärer Instabilität (so gen. Wackelknie) **a + b** Ausgangsbefund.

c + d nach Versorgung mit achsgeführter Endoprothese und Patellaverschmälerung.

des Operateurs voraus und liefert im Vergleich zur Primärimplantation schlechtere Ergebnisse und mehr Komplikationen. Nur ausnahmsweise ist der Rückzug auf eine Arthrodese erforderlich, und zwar bei nicht kontrollierbarem Infekt und außerordentlich großen Knochendefekten bei gleichzeitig einliegender Hüftprothese. Inwieweit die Radio-Synoviorthese zur periprothetischen Schmerztherapie geeignet ist, muss noch evaluiert werden.

Periarthrosis genus

Unter den in der Klinik wenig gebräuchlichen Sammelnamen Periarthrosis oder Periarthropathia genus werden extraartikuläre knienahe Insertionstendinosen und Bursitiden zusammengefasst. In Analogie zur Periarthrose der Hüfte können sie eine Arthrose vortäuschen, müssen jedoch wegen anderer Therapieerfordernisse *diagnostisch* von dieser abgegrenzt werden. Treten sie generalisiert auf, können sie Bestandteil eines Fibromyalgiesyndroms sein, sofern die im Hüftkapitel bereits genannten Voraussetzungen erfüllt sind. Pathologisch-anatomisch handelt es sich um vorwiegend degenerative Veränderungen von Sehnen- und Bandansätzen – M. biceps femoris, Pes anserinus, M. quadriceps femoris, Ligamentum patellae – und um entzündliche Reaktionen benachbarter Schleimbeutel –Bursa prae- und infrapatellaris, semimembranosa und poplitea (Abb. 10.**22**). Ursächlich kommt meist chronische Überlastung, intensiv betriebene ungewohnte Tätigkeit oder schlechte Spiel- und Sporttechnik mit Mikrotraumatisierung in Betracht. Bekannt sind das peripatellare Schmerzsyndrom und das schmerzhafte Scheuern des Tractus iliotibialis über dem lateralen Femurkonyl bei Läufern („Runners knee"). Klinisch dominieren Schmerzen, zunächst nach ungewohnter Belastung und nur für kurze Zeit, später als regelmäßiger Anlaufschmerz und schließlich als unangenehmer in der Sehne verspürter Dauerschmerz. Objektiv besteht umschriebener Druck- und Dehnungsschmerz, der angrenzende Muskel ist verhärtet, ein in der Nähe liegender Schleimbeutel kann entzündlich verdickt und druckempfindlich sein.

Die *Therapie* sollte nach Möglichkeit nicht nur symptomatisch sein, sondern auch die jeweilige Ursache ausschalten. So kann eine Pes anserinus-Tendinose bei ausgeprägtem Senkfuß eindrucksvoll durch Einlagenversorgung beseitigt werden. Im akuten Stadium ist in der Regel Sportkarenz und später Verbesserung der Spieltechnik notwendig; außerdem helfen Eis, antiphlogistische Salbenverbände, Ultraschall und Elektrotherapie. Im chronischen Stadium werden Querfriktion und Dehnungsübungen der Muskulatur sowie paratendinöse Injektionen mit einem Lokalanästhe-

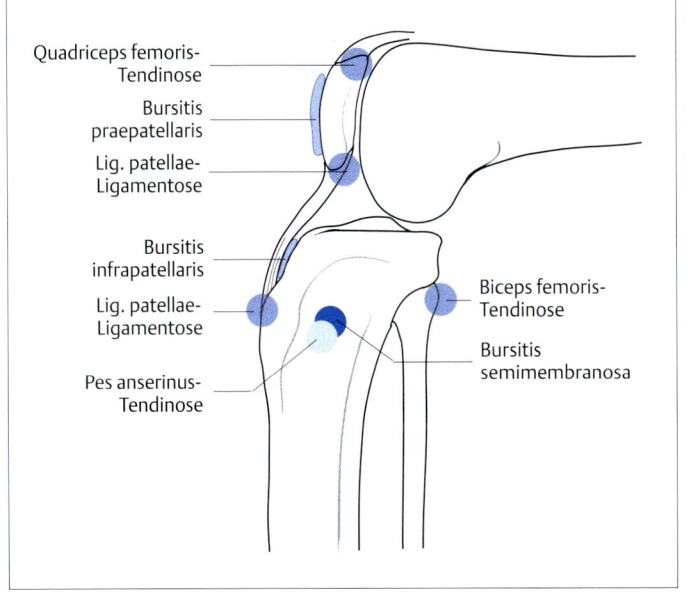

Abb. 10.**22** Periarthrosis genus.

Quadriceps femoris-Tendinose

Bursitis praepatellaris

Lig. patellae-Ligamentose

Bursitis infrapatellaris

Lig. patellae-Ligamentose

Pes anserinus-Tendinose

Biceps femoris-Tendinose

Bursitis semimembranosa

tikum und kleinen Glukokortikoid-Mengen vorgenommen. Beim therapieresistenten Patellaspitzen-Syndrom wird die ein Impingement verursachende Spitze der Patella unter dem Kniescheibenband abgetragen. Manchmal kann Schmerzfreiheit nur durch Resektion degenerativ zerstörter Sehnen- und Bandanteile erreicht werden.

Arthrosen des oberen Sprunggelenks und Fußbereichs

Arthrose des oberen Sprunggelenks

Die Arthrose des oberen Sprunggelenks ist in der Regel Spätfolge eines Traumas, seltener eines Infekts oder einer rheumatischen Gelenkentzündung. Nur ausnahmsweise handelt es sich um eine primäre Arthrose, was möglicherweise auf eine von anderen Gelenken abweichende Knorpelbeschaffenheit zurückzuführen ist. Für die *Diagnose* ist von Belang, dass die Arthrose lange asymptomatisch bleiben kann und sich zunächst nur durch Anlauf- und Belastungsschmerz sowie Schwellneigung äußert. Der Fuß kann nicht mehr gut abgerollt werden, das Gehen in unebenem Gelände wird schwierig, die Schmerzen werden permanent, das Gelenk steift ein und kann eine Spitzfuß- oder andere Fehlstellung entwickeln. Im Röntgenbild finden sich Gelenkspaltverschmälerung, subchondrale Sklerose, Osteophyten, subchondrale Knochenzysten und oft die Spuren einer fehlgeheilten Luxationsfraktur.

Die *Therapie* beginnt konservativ mit dem Anbringen einer Abrollhilfe unter dem Schuh, Einlage mit Fußbettung und Pufferabsatz (vgl. Abb. 8.2). Eine Knöchelbandage wird meist als angenehm empfunden. Ergänzend kommen stadienabhängig die bekannten Mittel der physikalischen und medikamentösen Therapie zum Einsatz. Bei fortgeschrittener Erkrankung kann das obere Sprunggelenk durch einen hohen orthopädischen Maßschuh (so genannter Arthrodesenabrollschuh) ruhiggestellt werden, was aber nicht immer die erhoffte Schmerzfreiheit und Belastungsfähigkeit bewirkt und außerdem nur ungern akzeptiert wird. Deshalb verbleibt dann nur noch die Arthrodese in funktionsgerechter, d.h. neutraler Gelenkstellung (Abb. 10.23). Bei funktionsfähigen Nachbargelenken kann Schmerzfreiheit, gute Belastbarkeit und ausreichende Gehfunktion nach knöcherner Durchbauung im Konfektionshalbschuh mit Abrollhilfe erwartet werden. Mit der Zeit entwickelt das untere Sprunggelenk eine oft beeindruckende kompensatorische Mehrbeweglichkeit. Langfristig entstehen jedoch meist Beschwerden an den benachbarten Fußgelenken, wie sich aus der Langzeitbeobachtung über einen Zeitraum von 12–44 Jahren ergeben hat (Coester et al. 2001); dennoch waren die 23 nachuntersuchten Patienten ausnahmslos zufrieden und würden sich erneut operieren lassen, zu-

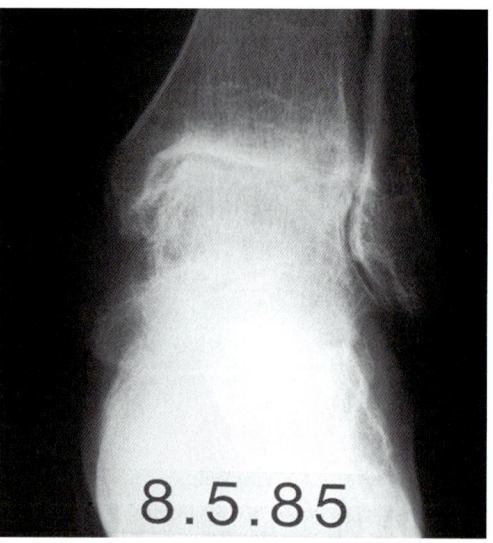

a

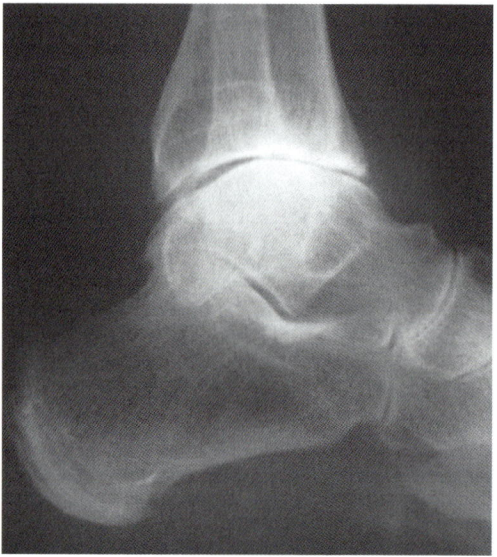

b

Abb. 10.**23** Behandlung der Arthrose des oberen Sprunggelenks:
a + **b** Ausgangsbefund.

mal auch niemals Knieprobleme aufgetreten sind. Falls Nachbargelenke bereits präoperativ geschädigt sind, werden sie in die Arthrodese des oberen Sprunggelenks einbezogen. Endoprothesen haben zur Zeit noch nicht jenen Entwicklungsstand erreicht, der ihren Einsatz bei der posttraumatischen Arthrose der meist jüngeren Menschen rechtfertigt.

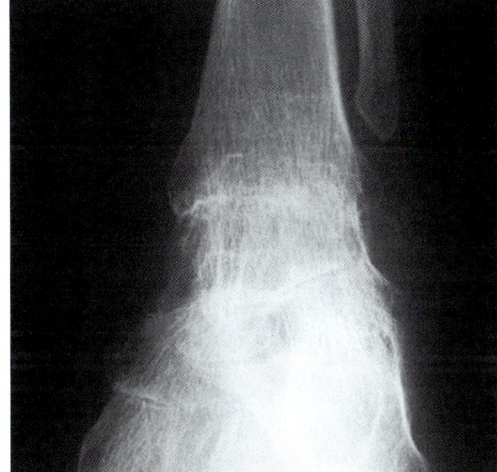

c

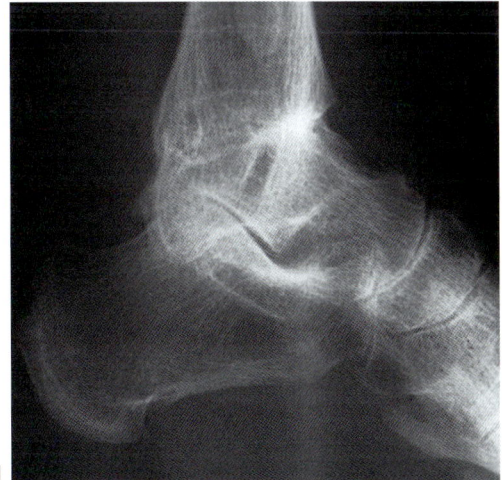

d

Abb. 10.23 Fortsetzung.
c + d Zustand nach Arthrodese.

Tarsalgelenkarthrosen

Arthrosen des *Talonaviculargelenks* treten spontan, posttraumatisch und nach entzündlichen Erkrankungen auf (vgl. Abb. 10.**24**). Das Beschwerdebild ähnelt demjenigen am oberen Sprunggelenk mit dem Unterschied, dass die Behinderung bei der Fußabrollung etwas geringer ist. Bei der manuellen Untersuchung lässt sich ein umschriebener Verschiebe- und Stauchschmerz auslösen. Röntgenologisch finden sich die bekannten Arthrosezeichen. Therapeutisch wird zunächst durch abstützende Einlage nach Maß sowie mit den bekannten physikalischen und medikamentösen Methoden vorgegangen. Reicht dies nicht aus, ist die Versteifungsoperation indiziert. Sie vermittelt nach knöcherner Durchbauung zuverlässig Schmerzfreiheit.

Arthrosen des *Talocalcanealgelenks* sind fast immer die Folge von Fersenbeinbrüchen. Konservative Behandlungsmaßnahmen sind gewöhnlich nur in den Anfangsstadien wirksam. Therapie der Wahl ist ebenfalls die Arthrodese.

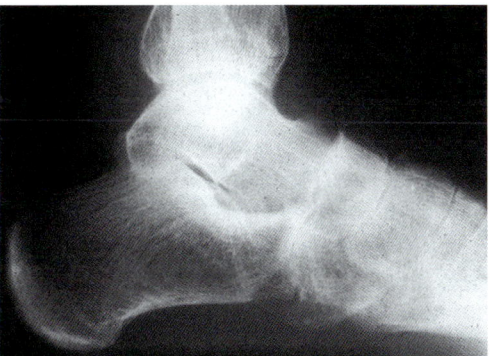

a

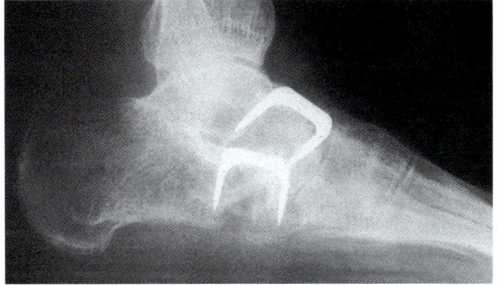

b

Abb. 10.**24** Behandlung der Arthrose des unteren Sprunggelenks:
a Ausgangsbefund.
b Zustand nach Arthrodese.

Arthrose des Großzehengrundgelenks

Ätiologie und Pathogenese. Die Arthrose des Großzehengrundgelenks, vom Kliniker wegen des dominierenden Symptoms der Gelenksteife auch Hallux rigidus genannt, kann unterschiedliche Ursachen haben. Meist dürfte es sich um eine primäre Arthrose handeln, die mehr Männer als Frauen befällt und schon im mittleren Erwachsenenalter auftritt. Es wird aber auch eine gehäufte Assoziation mit langem erstem Zehenstrahl und mit osteochondralen Defekten am Metatarsalköpfchen beschrieben. Da oft Sportler betroffen sind, kann wahrscheinlich auch repetitives Mikrotrauma eine ätiologische Bedeutung haben. Die früh auftretende streckseitige Knochenapposition am Metatarsalköpfchen schränkt die bei der Fußabrollung wichtige Streckbewegung ein und transformiert die Rotations-Translations- in eine reine Translationsbewegung. Dies bewirkt, dass transartikuläre Muskelanspannung mehr Gelenkdruck aufbaut als Bewegung erzeugt und

somit auch noch den Arthroseprozess beschleunigt. Der Hallux rigidus zeigt nur ausnahmsweise eine Valgusstellung.

Diagnostik. Der Patient beklagt, dass er den Vorfuß nur noch unter Schmerzen und später fast gar nicht mehr abrollen könne, er könne nicht mehr auf der Fußspitze stehen, drehe zur Schmerzvermeidung beim Gehen den Fuß nach innen und rolle über die Außenkante ab. Klinisch fällt auf, dass vor allem die Streckfähigkeit des Grundgelenks eingeschränkt bis aufgehoben und die verbliebene Restbeweglichkeit meist sehr schmerzhaft ist. Das Grundgelenk ist insgesamt verbreitert, derb-höckerig verdickt und druckempfindlich. Das Endgelenk ist oft kompensatorisch überstreckbar. Röntgenologisch fallen Gelenkspaltverschmälerung, subchondrale Sklerose und seitliche sowie dorsale Osteophyten auf, seltener Knochenzysten (Abb. 10.**25**, 10.**26**). Differenzialdiagnostisch muss eine Arthritis urica ausgeschlossen werden, was anamnestisch und durch Harn-

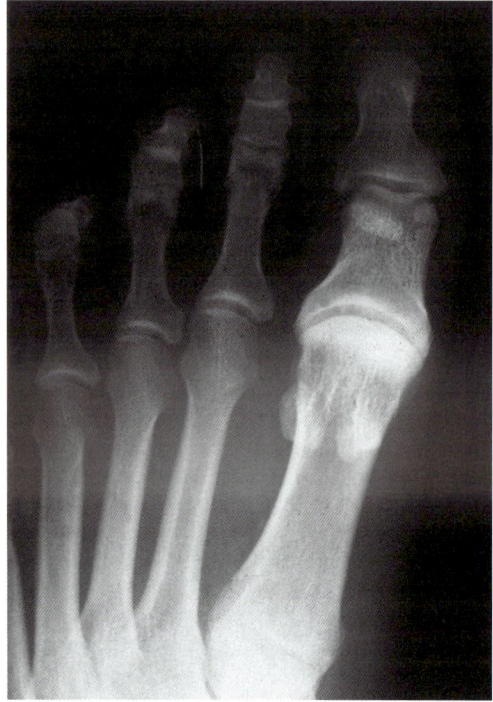

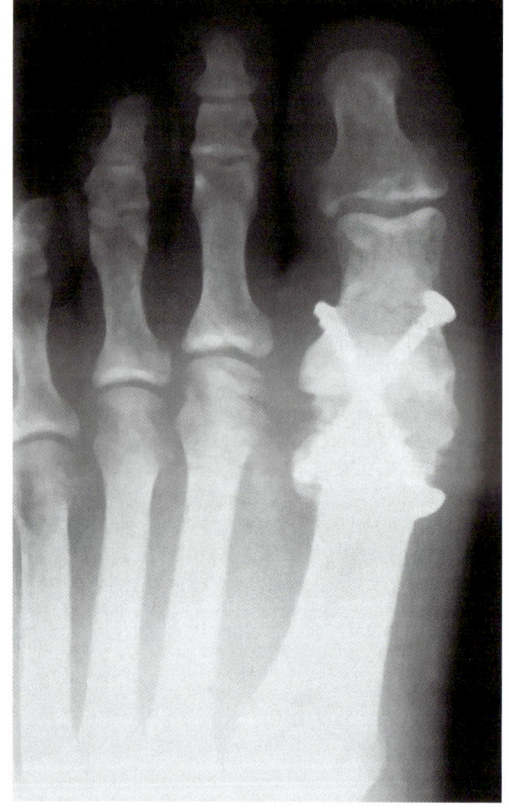

Abb. 10.**25** Behandlungsmöglichkeit I der Arthrose des Großzehengrundgelenks:
a Ausgangsbefund.
b Zustand nach Arthrodese.

säurebestimmung geschieht und oft bereits radiologisch anhand des unregelmäßigen Destruktionsmusters möglich ist.

Therapie. Im Frühstadium ist eine Ballenrolle unter dem Schuh mit möglichst steifer Sohle indiziert (vgl. Abb. 8.**2**). Zusätzlich kann eine über das Großzehengrundgelenk vorgezogene starre Einlage gegeben werden, die allerdings auf der Grundgelenkstreckseite zu Druckerscheinungen unter der Schuhkappe führen kann. Bei Therapieresistenz gibt es unterschiedliche operative Möglichkeiten. Bei noch relativ gut erhaltenem Gelenkspalt kann der dorsale Osteophyt am Metatarsalköpfchen und an der Grundgliedbasis zur Wiederherstellung der Streckfähigkeit abgetragen werden (= Cheilektomie); bei noch sehr gut erhaltener Plantarflektion kann die Cheilektomie des Metatarsalköpfchens durch eine Extensions-Osteotomie der Grundgliedbasis ergänzt werden.

Kann das Gelenk nicht mehr erhalten werden, ist Therapie der Wahl entweder eine Arthrodese (vgl. Abb. 10.**25**) oder eine Resektions-Interpositions-Arthroplastik nach Keller-Brandes (vgl. Abb. 10.**26**). Bei der Arthrodese, die ein intaktes Endgelenk voraussetzt, muss vor allem auf wenigstens 20° Streckstellung bei leichter Valgusstellung geachtet werden; sie gewährleistet dauerhaft gute Stabilität, erlaubt aber nicht das Tragen von Schuhen mit wechselnder Absatzhöhe. Diese Einschränkung besteht nicht bei der Arthroplastik, deren Nachbehandlung zudem einfacher ist; dafür muss aber in Kauf genommen werden, dass ein kraftvoller Vorfußabstoß über den ersten Strahl kaum mehr möglich ist. Sportler, die in Leichtathletik, Judo, Fußball, Handball oder Ballett engagiert und deshalb besonders hart betroffen sind, fahren mit sorgfältig adaptierter konservativer Versorgung unter fortlaufender ärztlicher Betreuung oft besser als mit einer Operation.

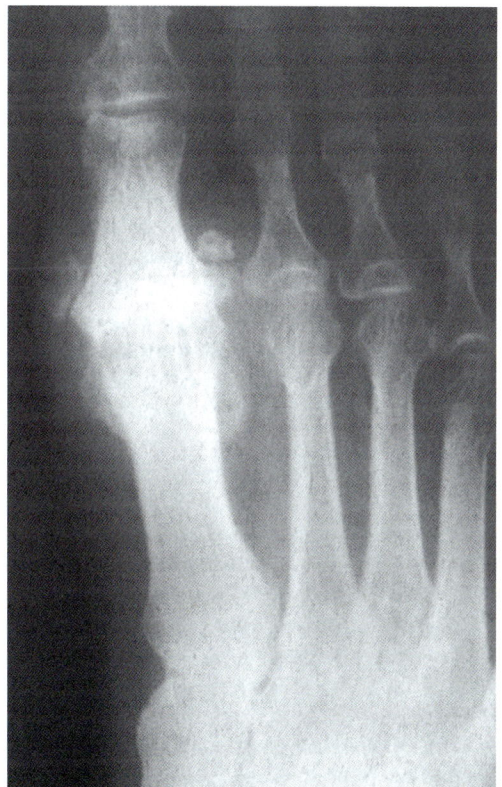

a

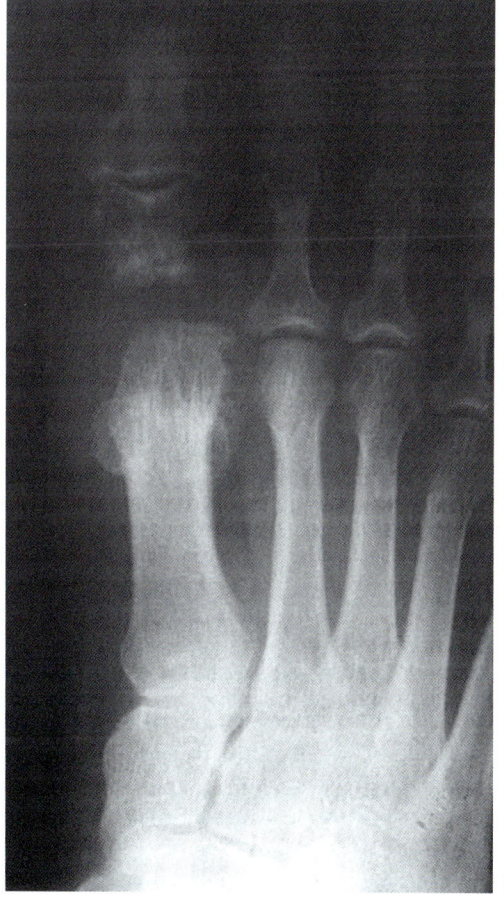

b

Abb. 10.**26** Behandlungsmöglichkeit II der Arthrose des Großzehengrundgelenks:
a Ausgangsbefund.
b Zustand nach Resektionsarthroplastik.

Literaturverzeichnis

Adams, L.M.: The anatomy of joints related to function. In Wright, V., Radin, E.L.: Mechanics of human joints. New York: Dekker 1993 (pp 27–82)

Adams, P.F., Benson, V.: Current estimates from the National Health Interview Survey 1991. National Center for Health Statistics – Vital. Hlth Stat. 10 (1992) No. 184:8

Akamatsu, Y., T. Koshino, T. Saito, J. Wada: Changes in osteosclerosis of the osteoarthritic knee after high tibial osteotomy. Clin. Orthop. 334 (1997) 207–214

Albert, E.: Einige Fälle von künstlicher Ankylosebildung an paralytischen Gliedmaßen. Wien. med. Presse 23 (1882) 725–728

Allegrante, J.P., P.A. Kovar, C.R. MacKenzie, M.G. Peterson, B. Gutin: A walking education program for patients with osteoarthritis of the knee: theory and intervention strategies. Health Educ. Q. 20 (1993) 63–81

Altman, R.D., E. Asch, D. Bloch, G. Bole, D. Borenstein, K. Brandt, W. Christy et al: Development of criteria for the classification and reporting of osteoarthritis-classification of osteoarthritis of the knee. Arthr. Rheum. 29 (1986) 1039–1049

Altman, R.D., Hochberg, M., Murphy, W.A., Wolfe, F., Lequesne, M.: Atlas of individual radiographic features in osteoarthritis. Osteoarthritis. Cart. 3, suppl. A (1995) 3–70

American College of Rheumatology Subcommittee on Osteoarthritis Guidelines: Recommendations for the medical management of osteoarthritis of the hip and knee. Arthritis Rheum. 43 (2000) 1905–1915

Anders, S., J. Schaumburger, J. Grifka: Intraartikuläre operative Maßnahmen bei Arthrose. Orthopäde 30 (2001) 866–880

Arner, E.C., Pratta, M.A.: Independent effects of interleukin-1 on proteoglycan breakdown, proteoglycan synthesis, and prostaglandin E2 release from cartilage in organ culture. Arthritis Rheum. 31 (1988) 315–324

Arnold, M., J. Klauber. H. Schellschmidt (ed). Krankenhaus – Report 2001, Schwerpunkt: Personal. Stuttgart 2001

Aßmann, H.: Klinische Einteilung der chronischen Gelenkerkrankungen. Fortschr. Röntgenstr. 33. Kongress (1925) 901–943

Baetzner, W.: Sport- und Arbeitsschäden. Eine Zusammenfassung klinischer Beobachtungen und wissenschaftlicher Erkenntnisse zur Biologie der Arbeit und Pathologie der Funktion. Leipzig: Thieme 1936

Bagge, E., Bjelle, A., Eden, S., Svanborg, A.: Factors associated with radiographic osteoarthritis; results from the population study of 70-year old people in Göteborg. J. Rheumatol. 18 (1991) 1218–1222

Beitzke, H.: Über die sogen. Arthritis deformans atrophica. Z. klin. Med. 74 (1912) 215–229

Benninghoff, A.: Form und Bau der Gelenkknorpel in ihren Beziehungen zur Funktion: II. Der Aufbau des Gelenknorpels in seinen Beziehungen zur Funktion. Z. Zellforsch. 2 (1925) 783–862

Berato, J., O. Dutour, J. Williams, H. Zakarian, P.C. Acquaviva: Epidémiologie des affections rhumatismales dans une population antique. Etude de la Nécropole du Haute Empire de Saint-Lambert. Rev. Rhum. 57 (1990) 397–40

Bergmann, G., F. Graichen, A. Rohlmann: Hip joint loading during walking and running measured in two patients. J. Biomechanics 26 (1993) 969–990

Bergmann, G., A. Rohlmann, F. Graichen: In vivo Messung der Hüftgelenkbelastung. 1. Teil: Krankengymnastik. Z. Orthop. 127 (1989) 672–679

Berman, B.M., B.B. Singh, L. Lao, P. Langenberger, H. Li., V. Hadhazy: A randomized clinical trial of acupuncture as an adjunctive therapy in osteoarthritis of the knee. Rheumatology 38 (1999) 346–354

Berry, D.J., W.S. Harmsen, M.E. Cabanela, Morrey, B.F. Twenty – five – years survivorship of two thousand consecutive primary Charnley total hip replacements. Factors affecting survivorship of acetabular and femoral components. J. Bone Jt Surg. 84-A (2002) 171–177

van Beuningen, H.M., P.M. van der Kraan, O.J. Arntz: Transforming growth factor-ß1 stimulates articular chondrocyte proteoglycan synthesis and induces osteophyte formation in the murine knee joint. Lab. Invest. 71 (1994) 279–290

Billings, A., D.F. Scott, M.P. Camargo, A.A.Hofmann: High tibial osteotomy with a calibrated osteotomy guide, rigid internal fixation, and early motion. Long-term follow-up. J. Bone Jt Surg. 82-A (2000) 70–79

Blount, W.P.: Don't throw away the cane. J. Bone Jt Surg. 38-A (1956) 695–698

Blount, W.P.: The treatment of coxarthrosis. In A. Rütt (ed.): Coxarthrosis – surgical and conservative treatment. Stuttgart: Thieme 1976 (pp. 1–4)

Bös, K., J. Saam: Tipps für Walking. Aachen: Meyer und Meyer, 4. Aufl. 2001

Bombelli, R.: Osteoarthritis of the hip:classification and pathogenesis and the role of osteotomy as a consequent therapy. Berlin, Heidelberg, New York: Springer 1976

Brandt, K.D.: Animal models of osteoarthritis. In Osteoarthritis-clinical and experimental aspects, ed. J.-Y. Reginster, J.-P. Pelletier, J. Martel-Pelletier, Y. Henrotin. Berlin, Heidelberg, New York: Springer 1999 (pp 81–100)

Brittberg, M.: Surgical treatment of the cartilage injuries. In Reginster, J.Y., Pelletier, J.-P., Martel-Pelletier, J., Henrotin, Y.: Osteoarthritis – clinical and experimental aspects. Berlin, Heidelberg: Springer 1999 (pp 431–452)

Brittberg, M.: Die Transplantation autogener Knorpelzellen in Gelenkflächendefekte des Kniegelenks. Operat. Orthop. Traumatol. 13, 198–207 (2001)

Brittberg, M., A. Lindahl, A. Nilsson, C. Ohlsson, O. Isaksson, L. Peterson: Treatment of deep cartilage defects in the knee with autologous chondrocyte transplantation. N. Engl. J. Med. 331 (1984) 889–895

Brodelius, A.: Osteoarthrosis of the talar joints in footballers and ballet dancers. Acta orthop. Scand. 30 (1961) 309–314

Brodi, B.C.: Pathologische und chirurgische Beobachtungen über die Krankheiten der Gelenke. Hannover: Hahn 1821

Brune, K., B. Hinz, H.-U. Zeilhofer: Rationale Verwendung nicht-steroidaler antiphlogistischer Analgetika (inklusive selektiver COX-2-Hemmer) in der Praxis. Akt. Rheumatol. 24 (1999) 102–108

Buckwalter, J.A., Mankin, H.J.: Articular cartilage. Part I: Tissue design and chondrocyte matrix interactions. J. Bone Jt Surg. 79-A (1997) 600–611

Buckwalter, J.A., H.J. Mankin: Articular cartilage. Part II: Degeneration and osteoarthrosis, repair, regeneration and transplantation. J. Bone Jt Surg. 79-A (1997) 612–632

Burckhardt, H.: Arthritis deformans und chronische Gelenkkrankheiten. Stuttgart; Enke 1932

Burman, M.S., H. Finkelstein, L. Mayer: Arthroscopy of the knee joint. J. Bone Jt Surg. 16 (1934) 255–268

Butler, W.J., Hawthorne, V.M., Mikkelsen, W.M.: Prevalence of radiologically defined osteoarthritis in the finger and wrist joints of adult residents of Tecumseh, Michigan 1962–5. J. clin. Epidemiol. 41 (1988) 467–473

Charnley, J., N.E. Eftekhar: Postoperative infection in total prosthetic replacement arthroplasty of the hip – joint. Brit. J. Surg. 56 (1969) 641–649

Cicuttini, F.M., Baker, J., Hart, D.J., Spector, T.D.: Relation between Heberden's nodes and distal interphalangeal joint osteophytes and their role as markers of generalised disease. Ann. Rheum. Dis. 57 (1998) 246–248

Coester, L.M., C.L. Salzman, J. Leupold, W. Pontarelli: Long-term results following ankle arthrodesis for post-traumatic arthritis. J. Bone Jt Surg. 83-A (2001) 219–228

Cooper, C., Inskip H., Campbell, L., Smith, G., McLaren, M., Coggon, D.: Individual risk factors für hip osteoarthritis: obesity, hip injury, and physical activity. Am. J Epidemiol. 147 (1998) 516–522

Cotta, H.: Elektronenoptische Untersuchungen an der Gelenkkapsel und ihre Bedeutung für die morphologisch-funktionelle Einheit der Gelenke. Arch. orthop. Unfall-Chir. 54 (1962) 443–494

Coventry, M.B.: Osteotomy of the upper portion of the tibia for degenerative arthritis of the knee. A preliminary report. J. Bone Jt Surg. 47-A (1965) 984–990

Croft, P., Cooper, C., Wickham, C., Coggon, D.: Is the hip involved in generalized osteoarthritis? Br. J. Rheumatol. 31 (1992) 325–328

Danielsson, L.G.: Incidence and prognosis of coxarthrosis. Acta orthop. Scand. Suppl. 66 (1964)

Davis, M.A., Ettinger, W.H., Neuhaus, J.M.: Sex differences in osteoarthritis of the knee (OAK): The role of obesity. Arthritis Rheum. 29, Suppl. (1986) 16

Deacon, A., Bennell, K., Kiss, Z.S., Crossley, K., Brukner, P.: Osteoarthritis of the knee in retired, elite Australians rules footballers. M.J.A. 166 (1997) 187–190

Deutsche Gesellschaft für Orthopädie und Traumatologie und Berufsverband der Ärzte für Orthopädie: Intraartikuläre Punktionen und Injektionen. Leitlinien der Orthopädie. Köln, Deutscher Ärzteverlag 1999

Deutschsprachiger Arbeitskreis für Krankenhaushygiene: Perioperative Antibiotikaprophylaxe. Deutsche Gesellschaft für Chirurgie-Mitteilungen 3/99 (S. 193–194)

Dieppe, P., Kirwan, J.: The localisation of osteoarthritis. Brit. J. Rheumatol. 33 (1994) 201–204

Dihlmann, W., J. Bandick: Die Gelenksilhouette. Das Informationspotential der Röntgenstrahlen. Berlin: Springer 1995

D'Lima, D.D., Hashimoto, S., Chen, P.C., Lotz, M.K., Colwell jr., C.W.: Cartilage injury induces chondrocyte apoptosis. J. Bone Jt Surg 83-A (2001), Suppl. 2, Part 1, 19–21

D'Souza, S.R., S. Sadio, A.M.R. New, B. Eng, M.D. Northmore-Ball, C.I. Mech: Proximal femoral osteotomy as the primary operation of young adults who have osteoarthrosis of the hip. J. Bone Jt Surg. 80-A (1998) 1428–1438.

v. Eisenhart-Rothe, R., H. Witte, M. Steinlechner, M. Müller-Gerbl, R. Putz, F. Eckstein: Quantitative Bestimmung der Druckverteilung im Hüftgelenk während des Gangzyklus. Unfallchirurg 102 (1999) 625–631

Engelhardt, P.: Verlauf präarthrotischer Deformitäten an der Hüfte im Hinblick auf das Arthroserisiko. In Bauer, R., F. Kerschbaumer (Hg.): Die Koxarthrose. Med. Literar. Verlagsges., Uelzen 1984 (S. 25–28)

Evanoff, B.: Occupational physical loads and hip osteoarthritis, final performance report. NIOSH – Publication No. Ro3-OH-03091. Cincinatti 1996

Faensen, M., R. Breul: Prospektive multizentrische Studie zur Behandlung von Gonarthrosen (Kellgren II und III) mit der Pulsierenden Signal Therapie (PST) Orthop. Prax. 37 (2001) 701–709

Fehr, K.: Allgemeine und organbezogene sowie spezielle Labordiagnostik. In W. Mielke, K. Fehr, M. Schattenkirchner, K.Tillmann (Hg.): Rheumatologie in Praxis und Klinik. Stuttgart, New York: Thieme, 2. Aufl. 2000 (pp 129–179)

Felson, D.T.: Epidemiology of knee and hip osteoarthritis. Epidemiol. Rev. 10 (1988) 1–28

Felson, D.T.: Epidemiology of osteoarthritis. In: Brandt, K.D., Doherty, M., Lohmander, L.S. (eds.): Osteoarthritis. Oxford, New York, Tokyo: Oxford University Press 1990 (pp. 13–22)

Felson, D.T., Zhang, Y., Anthony, J.M., Naimark, N., Anderson, J.J.: Weight loss reduces the risk for symptomatic knee osteoarthritis in women. Ann. Int. Med. 116 (1992) 535–539

Felson, D.T., Zhang, Y., Hannan, M.T., Naimark, A., Weissmann, B., Aliabadi, P., Levy, D.: Risk factors for incident radiographic knee osteoarthritis in the elderly. The Framingham Study. Arthritis Rheum. 40 (1997) 728–733

Felson, D.T., Couropmitree, N.N., Chaisson, C.E., Hannan,. M.T., Zhang, Y., McAlindon, T.E., La Vallay, M., Levy, D., Myers, R.H.: Evidence for a Mendelian gene in a segregation analysis of generalized radiographic osteoarthritis. The Framingham Study. Arthr. Rheum. 41 (1998) 1064–1071

Ficat, R.P., J. Philippe, D.S. Hungerford: Chondromalacia patellae: a system of classiification. Clin. Orthop. Rel. Res. 144 (1979) 55–62

Fink, M.G., H.W. Kunsebeck, B. Wippermann: Einfluß der Nadelakupunktur auf Schmerzwahrnehmung und Funktionseinschränkung bei Patienten mit Koxarthrose. Z. Rheumatol. 59 (2000) 191–199.

Finkbeiner, G.F.: Rehabilitation bei Krankheiten der Haltungs- und Bewegungsorgane. In: Delbrück, H., E. Haupt (Hg.): Rehabilitationsmedizin ambulant, teilstationär, stationär. München, Wien, Baltimore: Urban & Schwarzenberg, 2. Aufl. 1998 (S. 355–398)

Fock, C.: Bemerkungen und Erfahrungen über die Resection im Hüftgelenk. Arch. klin. Chir. 1 (1861) 172

Förster, K.K., G.L. Bach, H.-R. Müller-Faßbender: Medikamentöse Therapie degenerativer Gelenkerkrankungen. Arthritis + rheuma 20 (2000) 29–29

Freeman, M.A.R., Meachim, G.: Ageing, degeneration and remodelling of articular cartilage. In: Adult articular cartilage, ed. M.A.R. Freeman. London: Pitman 1973 (pp. 287–330)

Freeman, M.A.R.: The pathogenesis of idiopathic (primary) osteoarthrosis: An hypothesis. In Nuki, G.: The aetiopathogenesis of osteoarthrosis. London: Pitman 1980 (pp 90–92)

Glückert, K., B. Kladny: Stellenwert der modernen bildgebenden Verfahren zur Frühdiagnose der Arthrose. In: Eulert, J., J. Eichler: Arthrose. Praktische Orthopädie Bd. 25. Stuttgart: Thieme 1995 (p. 40–54)

Graichen, H., V. Springer, T. Flaman: Validation of high-resolution water-excitation magnetic resonance imaging for quantitative assessment of thin cartilage layers. Osteoarthritis Cartilage 8 (2000) 106–114

Greinemann, H.: Argumente gegen die Anerkennung von Kniegelenksarthrose nach Berufsbelastung als Berufskrankheit. Unfallchirurg 91 (1988) 374–389

Groh, H., Groh., P.; Sportverletzungen und Sportschäden. München: Luitpold 1975

Grueter, H., A. Rütt: Zur Morphologie der in die Koxarthrose einmündenden Hüftgelenkserkrankungen. Z. Orthop. 95 (1962) 401–439

Günther, K.P., H.P. Scharf, W. Puhl, W. Willauschus, S. Sauerland, K. Glückert, Y. Sun: Reproduzierbarkeit der röntgenologischen Beurteilung von Coxarthrosen. Z. Orthop. 135 (1997a) 3–8

Günther, K.P., H.P. Scharf, W. Puhl, W. Willauschus, Y. Kalke, K. Glückert, Y. Sun: Reproduzierbarkeit der radiologischen Diagnostik bei Gonarthrose. Z. Orthop. 135 (1997b) 197–202

Hackenbroch sen., M.: Coxa valga subluxans, Perthessche Krankheit und Arthritis deformans. Beilageh. Z. Orthop. 47 (1926) 76–92

Hackenbroch sen., M.: Das Malum coxae senile. Chirurg 7 (1935) 859–865

Hackenbroch sen., M.: Die Arthrosis deformans des Hüftgelenks. Med. Welt 13 (1939) 977–977

Hackenbroch sen, M.: Die Arthrosis deformans der Hüfte – Grundlagen und Behandlung. Leipzig: Thieme 1943

Hackenbroch sen., M.: Zur Problematik der Arthrosis

deformans (Begriff der Präarthrose). Méd. et Hyg. (Genève) 14 (1956) 169–170

Hackenbroch sen., M.: Präarthrose und präarthrotische Deformität. Z. Orthop. 116 (1978) 418–422

Hackenbroch, M.H.: Die Wirkung der dosierten Distraktion auf das Ellenbogengelenk des Kaninchens. Acta anat. 96 (1976) Suppl. 63

Hackenbroch, M.H.: Gibt es das Altersknie? Orthop. Prax. 15 (1979 b) 480–482

Hackenbroch, M.H.: Degenerative Gelenkerkrankungen. In: Witt, A.N., Rettig, H., Schlegel, K.F., Hackenbroch, M., Hupfauer, W.: Orthopädie in Praxis und Klinik, Bd. IV. Stuttgart, Thieme, 2. Aufl. 1982 (S. 1.1–1.63)

Hackenbroch, M.H.: Koxarthrose In: Witt, A.N., H.Rettig, K.F. Schlegel: Orthopädie in Praxis und Klinik, Bd. VII/1, Stuttgart, New York: Thieme, 2. Aufl. 1987 (S. 5.1–5.45)

Hackenbroch, M.H.: Intertrochanteric osteotomy for the treatment of coxarthrosis. Arch. Orthop. Trauma Surg. 108 (1989) 125–131

Hackenbroch, M.H.: Arthrosen. In: Rheumatologie in Praxis und Klinik, hg.v. W.Miehle, K.Fehr, M.Schattenkirchner, K.Tillmann. 2. Aufl.. Stuttgart, New York: Thieme 2000 (S. 1082–1117)

Hackenbroch, M.H.: Periphere Arthrosen. In: Praxis der Orthopädie, hg.v. C.J.Wirth u. H.-P.Bischoff. 3. Aufl. Stuttgart, New York: Thieme 2001 (S. 641–658)

Hackenbroch, M.H.: History of implant materials in orthopaedic surgery. Nova Acta Leopoldina 84 (2001) 11–26

Hackenbroch, M.H., Bruns, H., Widenmayer, W.: Beitrag zur Ätiologie der Coxarthrose. Katamnestische Beurteilung von 976 Coxarthrosen nach radiologischen und klinischen Gesichtspunkten. Arch. orthop. Trauma Surg. 95 (1979 a) 275–28

Haglund, P.: Prinzipien der Orthopädie. Versuch zu einem Lehrbuch der funktionellen Orthopädie. Jena: Fischer 1923

Hannan, M.T., Felson, D.T., Pincus, T.: Analysis of the discordance between radiographic changes and knee pain in osteoarthritis of the knee. J. Rheumatol. 27 (2000) 1513–1517

Harris, W.H.: Osteolysis and particle disease in hip replacement. A. review. Acta orthop. Scand. 65 (1994) 113–123

Hart, D.J., Spector, T.D.: Cigarette smoking and risk of osteoarthritis in women in general population: the Chingford study. Ann. Rheum. Dis. 52 (1993) 93–96

Hartz, A.J., Fisher, M.E., Bril, G., Kelber, S., Rupley jr., D., Oken, B., Rimm, A.A.: The association of obesity with joint pain and osteoarthritis in the NHANES data. J. chron. Dis. 39 (1986) 311–319

Hayes, W.C., Bodine, A.J.: Flow-independent viscoelastic properties of articular cartilage matrix. J. Biomech. 11 (1978) 407–419

Heberden, W.: Commentaries on the History and Cure of Disease. London: Payne 1803

Heine, J.: Über die Arthritis deformans. Virch. Arch. 260 (1926) 521–663

Hirsch, R, Lethbridge-Cejku, M., Scott, W.W., Reichle, R., Plato, C.C., Tobin, J., Hochberg, M.C.: Association of hand and knee osteoarthritis: evidence for a polyarticular disease subset. Ann. Rheum. Dis. 55 (1996) 25–29

Hoffa, A., Wollenberg, G.A.: Arthritis deformans und sogenannter chronischer Gelenkrheumatismus – eine röntgenologische und anatomische Studie. Stuttgart: Enke 1908

Hohmann, G.: Fuß und Bein – ihre Erkrankungen und deren Behandlung. Ein Lehrbuch. München: Bergmann 1939

Huch K.: Knee and ankle: human joints with different susceptibility to osteoarthritis reveal different cartilage cellularity and matrix synthesis in vitro. Arch. Orthop. Trauma Surg 121 (2001) 301–306

Hueter, C.: Klinik der Gelenkkrankheiten mit Einschluß der Orthopädie, 3. Theil. 2. Aufl.. Leipzig: Vogel 1878

Hughes, S.L., Dunlop, D.: The prevalence and impact of arthritis in older persons. Arthr. Care Res. 8 (1995) 257–264

Hulth, A., Lindberg, L., Telhag, H.: Experimental osteoarthritis in rabbits: Preliminary report. Acta orthop. Scand. 41 (1970) 522–530

Ingvarsson, T.: Prevalence and inheritance of hip osteoarthritis in Iceland. Acta orthop. Scand. 71 (2000) Suppl. 298

Jackson, R.W.: The scope of arthroscopy. Clin. Orthop. 208 (1986) 69–71

Johnson, L.L.: Arthroscopic abrasion arthroplasty. Historical and pathologic perspective: present status. Arthroscopy 2 (1986) 54–69

Kasch, J., Enderlein, G.: Kniegelenksschäden im Schiffsbau. Beitr. Orthop. Traumatol. 33 (1986) 487–491

Kellgren, J.H.: Primary generalized osteoarthritis. Bull. rheum. Dis. 4 (1954) 63–64

Kellgren, J.H., Lawrence, J.S.: Radiological assessment of osteoarthritis. Ann. rheum. Dis. 16 (1957) 494–501

Kellgren, J.H., R. Moore: Generalized osteoarthritis and Heberden's nodes. Br. med. J. 1 (1952) 181–187

Kirkeskov Jensen, L., Milckelsen, S., Loft, I.P., Eenberg, W., Bergmann, I., Logager, V.: Radiographic knee osteoarthritis in floorlayers and carpenters. Scand. J. Work Environ. Health 26 (2000) 257–262

Kivimäki, J., Riihimäki, H., Hanien, K.: Knee disorders in carpet and floor layers and painters. Scand. J. Work Environ. Health 18 (1992) 310–316

Klein, W., H. Huth: Arthroskopie und Histoloie von Kniegelenkserkrankungen. Stuttgart: Schattauer 1980

Klünder, K.B., Rud, B., Hansen, J.: Osteoarthritis of the hip and knee joint in retired football players. Acta orthop. Scand. 51 (1980) 925–927

König, D.P., Perdreau-Remington, F., Rütt, J., Hilgers, R.D., Schierholz, J.M.: Adherence to and accumulation of S. epidermidis on different biomaterials due to extracellular slime production. Zbl. Bakt. 289 (1999) 355–365

Korsunoglu-Brahme, S., Schwaighofer, S., Gundry, C.: Jogging causes acute changes in the knee joint: An MR-study in normal volunteers. Am. J. Radiol. 154 (1990), 1233–1235

Krämer, K.-L., F.-P. Maichl: Scores , Bewertungsschemata und Klassifikationen in Orthopädie und Traumatologie. Stuttgart, New York: Thieme 1993

Krebs, D.E., L. Elbaum, P.O. Riley, W.A. Hodge, R.W. Mann: Exercise and gait effects on in vivo hip contact pressures. Phys. Ther. 71 (1990) 301–309

Kriegel, W., Narden, N., Offenbächer, M., Reckwitz, M., Waltz, M.: „State of the Art" in der Arthroseepidemiologie – ein Überblick über wichtige Studien zur Ätiologie und zu den Krankheitsfolgen. Z. Rheumatol. 54 (1995) 223–240

Kujala, U.M., Kaprio, J., Sarna, S.: Osteoarthritis of weight bearing joints of lower limbs in former elite male athletes. Brit. Med. J. 308 (1994) 231–234

Kummer, B.: Einführung in die Biomechanik des Hüftgelenks. Berlin, Heidelberg, New York: Springer 1985

Kummer, B.: Biomechanische Grundlagen der Statik des Hüftgelenks. Kritische Stellungnahme zu einer neuen Theorie. Z. Orthop. 124 (1986) 179–187

Kummer, B.: Anatomie und Biomechanik des Kniegelenkmeniscus. Langenbecks Arch. Chir. 372 (1987) 241–246

Kummer, B.: Biomechanischer Aspekt der Luxationshüfte. Orthopäde 17 (1988) 452–462

Lawrence, J.S.: Rheumatism in populations. London: Heinemann Medical Books 1977

Lawrence, J.S., Molyneux, M.K., Dingwalt-Fordyce, I.: Rheumatism in foundry workers. Brit. J. Industr. Med. 23 (1966) 42–51

Lawrence, J.S., Seboe, M.: The geography of osteoarthritis. In: Aetiopathogenesis of osteoarthritis, ed. Nuki, G., London: Pitman 1980 (pp. 155–183)

Lawrence, R.C., Everett, D.F., Hochberg, M.C.: Arthritis. In Health status and well being of the elderly: National Health and Nutrition Examination I epidemiologic follow up survey, ed. Huntley, R., Cornoni-Huntley, J. New York: Oxford University Press 1990

Lequesne, M.: Klinisches Bild, diagnostische Parameter, Funktionsbeurteilungen und röntgenologische Klassifizierungen der Arthrose (mit Ausnahme der Wirbelsäule). In Huskisson, E.C., Katona, G.: New Trends in Osteoarthritis (deutschspr. Ausgabe). Basel: Karger 1982 (pp. 1–11)

Leunig, M., R. Ganz: Berner periazetabuläre Osteotomie. Orthopäde 27 (1998) 743–750

Loew, M., W. Daecke, D. Kusnierczak, M. Rahmanzadeh, V. Ewerbeck: Shock wave therapy is effective for chronic calcifying tendonitis of the shoulder. J. Bone Jt Surg. 81-B (1999) 863–867

Lorenz, A.: Richtlinien praktischer Orthopädie. Wien: Deuticke 1939

Magnuson, P.B.: Joint debridement and surgical treatment of degenerative arthritis. Gynecol. Obstet. 73 (1941) 1–9

Malchau, H., P. Herbertz, L. Ahnfeldt: Prognosis of total hip replacement in Sweden. Follow-up of 92675 operations performed 1978–1990. Acta orthop. Scand. 64 (1993) 497–506

Manninen, P., Riihimäki, H., Heliövaara, M., Mäkelä, P.: Overweight, gender and knee osteoarthritis. Int. J. Obesity 20 (1996) 595–597

Maquet, P.: Biomechanics of the knee, with application to the pathogenesis and the surgical treatment of osteoarthritis. Berlin, Heidelberg, New York: Springer 1976

Marshall, J.L.: Periarticular osteophytes. Initiation in the knee of the dog. Clin. Orthop. 62 (1969) 37

Marti, B., Knobloch, B., Tschopp, A.: Is excessive running predictive of degenerative hip disease? Controlled study of former athletes. B.M.J. 299 (1989) 91–93

McAlindon, T.E., Wilson, P.W.F., Aliabadi, P., Weissmann, B., Felson, D.T.: Level of physical activity and the risk of radiographic and symptomatic knee osteoarthritis in the elderly: The Framingham-Study. Am. J. Med. 106 (1990) 151–157

Meachim, G.: Ways of cartilage breakdown in human and experimental osteoarthrosis. In G. Nuki (ed.): The aetiopathogenesis of osteoarthrosis. Kent: Pitman 1980 (pp. 16–28)

Miehle, W.: Nomenklatur und Geschichte. In: Rheumatologie in Praxis und Klinik, hg.v. W.Miehle, K.Fehr, M.Schattenkirchner, K.Tillmann, 2. Aufl. Stuttgart, New York: Thieme 2000 (S. 3–16)

Millett, P.J., M.J.Allen, M.P.G.Bostrom: Effects of alendronate on particle – induced osteolysis in a rat model. J. Bone Jt Surg. 84-A (2002) 236–249

Mohr, W.: Gelenkkrankheiten – Diagnostik und Pathogenese makroskopischer und histologischer Strukturveränderungen. Stuttgart, New York: Thieme 1984

Müller, B., D. Kohn: Indikation und Durchführung der Knorpel-Knochen-Anbohrung nach Priedi. Orthopäde 28 (1999) 4–10

v. Müller, F.: Differentiation of the diseases included under chronic arthritis.17th International Congress of Medicine, London 1913a

v. Müller, F.: Differenzierung der chronischen Gelenkentzündungen. Münch. med. Wschr. 60 (1913b) 2017–2018

Müller, M.E.: Die hüftnahen Femurosteotomien unter Berücksichtigung der Form, Funktion und Beanspruchung des Hüftgelenkes. Stuttgart: Thieme, 2. Aufl. 1971

Müller, M.E., M. Allgöwer, H. Willenegger: Manual der Osteosynthese-AO-Technik. Berlin, Heidelberg, New York: Springer 1. Aufl. 1969

Müller-Gerbl, M., R. Putz, K.H. Träger: Die Reaktion des subchondralen Knochens auf Achsenfehlstellungen des Kniegelenks und deren Korrektur durch Osteotomien. Osteologie 3 Suppl. 1 (Abstr.) (1994) 36

Neer, C.S.: Anterior acromioplasty for the chronic impingement syndrome in the shoulder. J. Bone Jt Surg. 54-A (1972) 41–50

Odding, E., Valkenburg, H.A., Algra, D., Vandenouweland, F.A., Grobbee, D.E., Hofmann, A.: Associations of radiological osteoarthritis of the hip and knee with locomotor disability in the Rotterdam Study. Ann. Rheum. Dis. 57 (1998) 203–208

Oliveria, S.A., Felson, D.T., Cirillo, P.A., Reed, J.I., Walker, A.M.: Body weight, body mass index and incident symptomatic osteo-arthritis of the hand, hip and knee. Epidemiology 10 (1999) 161–166

Otte, P: Aktivierte Arthrose. Verh. dtsch. Ges. inn. Med. 89 (1983) 239–244

Otte, P.: Der Arthrose-Prozeß. Gelenkerhaltung – Gefährdung – Destruktion. Teil 1: Osteochondrale Strukturen. Nürnberg: Novartis 2000

Outerbridge, R.E.: The etiology of chondromalacia patellae. J. Bone Jt Surg. 43-B (1961) 752–757

Panush, R.S., Schmidt, C., Caldwell, J.R.: Is running associated with degenerative joint disease? J.A.M.A. 255 (1986) 1152–1154

Pauwels, F.: Der Schenkelhalsbruch, ein mechanisches Problem. Z. Orthop. Chir., Beilageh. 63 (1935)

Pauwels, F.: Über eine kausale Behandlung der Coxa valga luxans. Z. Orthop. 79, (1950) 305–315

Pauwels, F.: Atlas zur Biomechanik der gesunden und kranken Hüfte. Berlin: Springer 1973

Pendleton, E.L., N. Arden, M. Dougados: EULAR recommendations for the management of knee osteoarthritis: report of a task force of the Standing Committee for International Clinical Studies Including Therapeutic Trials (ESCISIT). Ann. Rheum. Dis. 59 (2000) 936–944

Peters, G.: New considerations in the pathogenesis of coagulase-negative staphylococcal foreign body infections. J. Antimicrob. Chemother. 21, Suppl.C (1988) 139–148

Petersson, I., Jacobsson, L., Silman, L., Croft, P.: The epidemiology of osteoarthritis of peripheral joints. Ann. Rheum. Dis. 55 (1996) 651–694

Pingsmann, A., Th. Patsalis, I. Michiels: Resection arthroplasty of the sternoclavicular joint for the treatment of primary degenerative sternoclavicular arthritis. J. Bone Jt Surg. 84-B (2002) 513–517

Pond, M.J., G. Nuki: Experimentally-induced osteoarthritis in the dog. Ann. Rheum. Dis. 32 (1973) 387–388

Preiser, G.: Statische Gelenkerkrankungen. Stuttgart: Enke 1911

Priedi, K.H..: A method of resurfacing osteoarthritic knee joints. J. Bone Jt Surg. 41-B (1959) 618–619

Puhl, W.: Ätiologie, Pathogenese und Pathochemie der degenerativen Gelenkerkrankungen. Rheumatologie-Orthopädie. Nürnberg: Novartis Pharma 6 (1997) 9–21

Puolakka, T.J.S., K. Jorma, J. Pajamäki, P.J. Halonen, P.O. Pulkkinen, P. Paavolainen, J.K. Nevalainen: The Finnish Arthroplasty Register: Report of the hip register. Acta orthop. Scand. 72 (2001) 433–441

Radin, E.L., I.L. Paul, M. Lovy: A comparison of the dynamic force transmitting properties of subchondral bone and articular cartilage. J. Bone Jt Surg. 52-A (1970) 444–456

Radin, E.L., I.L. Paul, R.M. Rose: Role of mechanical factors in pathogenesis of primary osteoarthritis. Lancet I (1972) 519–522

Rall, K., McElroy, G.L., Keats, T.E.: A study of long term effects of football injury to the knee. Mo. Med. 61 (1964) 435–438

Riedinger, J.: Wesen, Ursachen und Entstehung der Deformitäten. In: Handbuch der Orthopädischen Chirurgie, hg. v. G. Joachimsthal, Bd. I,1. Abt. (S. 1–152) Jena: Fischer 1905

Rogers, J., I. Watt, P. Dieppe: Arthritis in Saxon and medieval skeletons. Brit.med.J. 283 (1981) 1668–1670

Rompe, G., A. Erlenkämper (Hg.): Begutachtung der Haltungs- und Bewegungsorgane. Stuttgart, New York: Thieme, 3. Aufl. 1998

Rosner, I.A., Goldberg, V.M., Moskowitz, R.W.: Estrogens and osteoarthritis. Clin. Orthop. 213 (1986) 77–83

Rutishauser, E., Grasset, E.: La coxarthrose. Verh. 6. Kongr. Int. Chir. Orthop. Traum. 1954. Bern: Imprimerie des Sciences 1955 (pp. 702–717)

Rydell, N.W.: Forces acting on the femoral head-prosthesis. A study on strain gauge supplied prosthesis in living persons. Acta orthop. Scand. 37 (1966), Suppl. 88

van Saase, J.L.C.M, van Romunde, L.K.J., Cats, A., Vandenbroucke, J.P., Valkenburg, H.A.: Epidemiology of osteoarthritis: Zoetermeer survey. Comparison of radiological osteoarthritis in a Dutch population with that in 10 other populations. Ann.Rheum.Dis. 48 (1989) 271–280

Salter, R.: The physiologic basis of continuous passive motion for articular cartilage healing and regeneration. Hand Clinics 10 (1994) 211–219

Sanchez-Sotelo, J., R.H. Cofield, C.M. Rowland: Shoulder hemiarthroplasty for glenohumeral arthritis associated with severe rotator cuff deficiency. J. Bone Jt Surg. 83-A (2001) 1814–1822

Sandmark, H., Hogstedt, C., Vingard, E.: Primary osteoarthritis of the knee in men and women as a result of lifelong physical load from work. Scand. J. Work Environ Health 26 (2000) 20–25

Schattenkirchner, M., W. Gröbner: Arthropathia urica. In Rheumatologie in Praxis und Klinik, hg. v. W. Miehle, K. Fehr, M. Schattenkirchner, K. Tillmann. Stuttgart, New York: Thieme, 2. Aufl. 2000 (pp 817–834)

Schmalzried, T.P., E.F. Shepherd, F.J. Dorey, W.O. Jackson, de la Rosa, M. et al: Wear is a function of use not of time. Clin. Orthop. Rel Res. 381 (2000) 36–46

Schneider, P.G.: Orthopädie und Leistungssport. Grundlagen – Forschungsergebnisse – Konsequenzen. Therapiewoche 30 (1980) 3165–3176

Schröter, G., Schlomka, G.: Über die Bedeutung der beruflichen Belastung für die Entstehung der degenerativen Gelenkleiden. II. Mitteilung Z. inn. Med. 9 (1954) 1031–1937

Shellock, F.G., Mink, J.H.: Knees of trained long distance runners: MR imaging before and after competition. Radiology 179 (1991) 635–637

Sodia, F., R. Reimann, W. Breitenhuber, H. Steffan, C. Tschauner, R. Graf: Ermittlung von Krafteinflußgrößen des menschlichen Hüftgelenks. Biomed. Technik 40 (1995) Suppl. 2, p. 72–74

Sokoloff, L.: The biology of degenerative joint disease. Chicago: University Press 1969

Speed, C.A., Richards, C., Nichols, D., Burnet, S., Wies, J.T., Humphreys, H., Hazleman, B.L.: Extracorporeal shockwave therapy for tendonitis of the rotator cuff. J. Bone Jt Surg. 84-B (2002) 509–512

Spindler, K.: Ötzis Leben und Leiden. Zehn Jahre Forschung am Mann im Eis. D. Ärzteblatt 98 (2001), 2126–2127

Steadman, J.R., Rodkey, W.G., Singleton, S.B., Briggs, K.K.: Microfracture technique for full thickness chondral defects: technique and clinical results. Operat. Tech. Orthop. 7 (1997) 300–304

Steadman, J.R., W.G. Rodkey, K.K. Briggs, J.J. Rodrigo: Die Technik der Mikrofrakturierung zur Behandlung von kompletten Knorpeldefekten im Kniegelenk. Orthopäde 28, (1999) 26–33

Stecher, R.M., A.H. Hersh, H. Hauser: Heberden's nodes: The family history and radiographic appearance of a large family. Am. J. Hum. Genet. 5 (1953) 46–49

Stecher, R.M., H. Hersh: Heberden's nodes: the mechanisms of inheritance in hypertrophic arthritis of the fingers. J. clin. invest. 23 (1994) 694–704

Steinmeyer, J.: Pharmacological basis for the therapy of pain and inflammation with nonsteroidal anti-inflammatory drugs. Arthritis Res. 2 (2000) 379–385

Sun, Y., Stürmer, T., Günther, K.P., Brenner, H.: Inzidenz und Prävalenz der Cox- und Gonarthrose in der Allgemeinbevölkerung. Z. Orthop. 135 (1997) 184–192

Stürmer, T., Günther, K.P., Brenner, H.: Obesity, overweight and patterns of osteoarthritis: The Ulm osteoarthritis study. J. Clin. Epidemiology 53 (2000) 307–313

Telhag, H., Lindberg, L.: A. method of inducing osteoarthritic changes in rabbits' knees. Clin. Orthop. 86 (1972) 214–223

Thomas, P., B. Summer, B. Przybilla: Allergische Reaktionen auf Metallimplantate. Deutsches Ärzteblatt 98 (2001) A 1971–1974

Thould, A.K., B.T.Thould: Arthritis in Roman Britain. Brit.med.J. 287 (1983) 1909–1911

Tippet, J.W.: Articular cartilage drilling and osteotomy in osteoarthritis of the knee. In McGinty, J.B. (ed.): Operative Arthroscopy, New York Raven Press 1991 (pp. 325–339)

Trock, D., A. Bollet, R. Dyer, L. Fielding, W. Minner, R. Markoll: A double-blind trial of the clinical effects of pulsed electromagnetic field in osteoarthritis. J. Rheumatol. 20 (1993) 456–460

Tschauner, C.: Neues optimiertes biomechanisches Konzept zur Wirkungsweise der operativen Reorientierung der dysplastischen Hüftpfanne unter besonderer Berücksichtigung der Dreifachbeckenosteotomie nach Tönnis. Habil.-schrift, Humboldt-Universität Berlin 1995

Tschauner, C., S. Hoffmann: Labrumläsion bei der Restdysplasie des Hüftgelenkes – biomechanische Überlegungen zur Pathogenese und Behandlung. Orthopäde 27 (1998) 725–732

Valkenburg, H.A.: Clinical versus radiological osteoarthritis in the general population. In: Peyron, J.G.: Epidemiology of Osteoarthritis. Ciba-Geigy, Basel 1981 (pp. 53–55)

Vincelette, P., Laurin, C.A., Levesque, H.P.: The footballer's ankle and foot. Can. Med. Assoc. J. 107 (1972) 873–877

Vingard, E., Alfredsson, L., Goldie, I., Hogstedt, C.: Occupation and osteoarthritis of the hip and knee, a register – based cohort study. Int. J. Epidemiol. 20 (1991) 1025–1031

Vingard, E., Alfredsson, L., Fellenius, E., Hogstedt, C.: Disability pensions due to musculo-skeletal disorders among men in heavy occupations. Scand. J. Soc. Med. 20 (1992) 31–36

Virchow, R.: Zur Geschichte der Arthritis deformans. Arch. path. Anat. Physiol. klin. Med. 47 (1869) 298–303

v. Volkmann, R.: Krankheiten der Bewegungsorgane. In: v.Pitha-Billroths Handbuch der allgemeinen und speciellen Chirurgie, Bd. 2, Abteilg. 2. 1872

Wagenhäuser, F.J.: Die Rheumamorbidität. Eine klinisch-epidemiologische Untersuchung. Bern: Huber 1969

Wagenhäuser, F.J.: Epidemiologie. In: Handbuch der inneren Medizin, hg. v. H. Schwiegk und E. Buchborn: Rheumatologie B, spez. Teil I (hg. v. H. Mathies). Berlin: Springer 1984 (pp.662–667)

Wai, E.K., H.J. Kreder, J.I. Williams: Arthroscopic débridement of the knee for osteoarthritis in patients fifty years of age or older. J. Bone Jt Surg. 84-A (2002) 17–22

Wehling, P., M. Granrath, H. Meijer, G. Tholen, K. Engels, J. Reinecke: Orthokin: Applikation von autologem IL – 1ra. Z. Orthop. 138 (2000) 564–564

Wells, C.: The palaeopathology of bone disease. Practitioner 210 (1973), 384–391

Weseloh, G., Liebig, K.: Therapeutische Aspekte bei degenerativen Gelenkschäden. Orthopäde 12 (1983) 127–134

Wessinghage, D. Arthrose – ein orthopädisches Krankheitsbild und seine Geschichte. In: Arthrose, hg.v. J.Eulert und J.Eichler. Praktische Orthopädie Bd.25. Stuttgart, New York: Thieme 1995 (S. 1–18)

Willauschus, W., Wald, A., Swoboda, B., Kladny, B.: Klinik und Epidemiologie der Arthrose. Akt. Rheum. 21 (1996) 2–9

Willert, H.G., M. Semlitsch: Reactions of the articular capsule to wear products of artificial joint prostheses. J. Biomed. Mater. Res. 11 (1977) 157–164

Williams, C.J., S.A. Jimenez: Genetic and metabolic aspects. In: Osteoarthritis – clinical and experimental aspects. Hg. v. J.-Y. Reginster, J.-P. Pelletier, J. Martel-Pelletier, Y. Henrotin. Berlin: Springer 1999 (p. 134–156)

Wilson, M.G., C.J. Michet, D.M. Ilstrup, L.J Melton: Idiopathic symptomatic osteoarthritis of the hip and knee: a population-based incidence study. Mayo Clin. Proc. 65 (1990) 1214–1221

Wolff, J.: Das Gesetz der Transformation der Knochen. Berlin: Hirschwald 1892

Yoshimura, N., Sasaki, S., Iwasaki, K., Danjoh, S., Kinoshita, H.: Occupational lifting is associated with hip osteoarthritis: a Japanese case-control study. J. Rheumatol. 27 (2000) 434–440

Yurtkuran, M., T. Kocagil: TENS, electroacupuncture and ice massage: comparison of treatment for osteoarthritis of the knee. Am. J. Acupuncture 27 (1999) 133–140

Glossar

Antiphlogistika	entzündungshemmende Medikamente mit gleichzeitig schmerzlindernder Wirkung, früher als symptomatische Antirheumatika bezeichnet; sind als nichtsteroidale Antiphlogistika (NSA) cortisonfrei
Arthralgie	Gelenkschmerz
Atherosklerose	der Arteriosklerose zugrundeliegende Verhärtung und Verdickung der Schlagaderwand
Begleitsynovitis	sekundäre Entzündung der Gelenkinnenhaut als Antwort auf Knorpelabbauprodukte und später auch auf Knorpelabrieb und Kapselgewebstrümmer (= Detritussynovitis)
Chondrodysplasie	genetisch bedingte Störung der Knorpelbildung
Chondromalazie	Knorpelerweichung
Chondrozyt	Knorpelzelle
Chondrozytenhypertrophie	Größenzunahme einer Knorpelzelle
Deviationsgonarthrose	Arthrose des Kniegelenks auf der Grundlage einer Beinachsenverbiegung
Diaphyse	Knochenschaft
Diskus	meniskusähnliche knorpelige Gelenkscheibe
Effloreszenz	morphologisches Grundelement einer krankhaften Hautveränderung
Elongation	Überdehnung
Facies lunata	tragender Anteil der Hüftpfanne
Femoropatellararthrose	auf den von Kniescheibe und Oberschenkelrolle gebildeten Kniegelenksanteil beschränkte Arthrose
Fibrillation	Knorpelauffaserung
Fibroblast	für die Bildung von Bindegewebe verantwortliche Zelle
Fibromyalgiesyndrom	durch multiple Muskelschmerzen, Duckempfindlichkeit an Muskelansatzstellen, Ermüdung, Schlafstörungen und psychische Veränderungen gekennzeichnetes Symptomenbild weitgehend ungeklärter Herkunft
Gelenkdébridement	Entfernung krankhafter, die Beweglichkeit störender und schmerzerzeugender Gelenkgewebe (= Gelenktoilette)
Glukokortikoide	in der Nebennierenrinde gebildete Hormone, zu denen u.a. Kortisol (= Hydrocortison) und mehrere synthetisch hergestellte Präparate mit ausgeprägter Entzündungshemmung gehören

Granulom	unter dem Lichtmikroskop erkennbare knötchenartige Gewebsveränderungen als Reaktion auf entzündliche Reize
hämorrhagisch	mit Blutaustritt einhergehend
Humoralpathologie	Krankheitslehre, die im Gegensatz zur Zellullarpathologie als Ursache aller Krankheiten eine fehlerhafte Zusammensetzung oder Mischung der Körpersäfte annimmt
hyalin	das glasig durchscheinende Aussehen des Gelenkknorpels, im Gegensatz zum Faserknorpel
Impingement	Einklemmung von Weichgeweben wie Schleimbeutel, Kapselfalten oder Sehnen
Insertionstendinose	degenerative, oft schmerzhafte Veränderung einer Sehne im Bereich ihres knöchernen Ansatzes
intertrochantär	unterhalb des Schenkelhalses, zwischen großem und kleinem Rollhügel gelegen
in vitro	im Versuch, außerhalb des Organismus
in vivo	im lebenden Organismus
Involution	Rückbildung
ischämisch	auf Minderdurchblutung beruhend
Kapsel-Band-Phlegmone	diffuse, sich zwischen den Schichten der Gelenkkapsel ausbreitende bakterielle Entzündung
Kapselhyperplasie	krankhafte Verdickung der Gelenkkapsel infolge Zunahme der Zellzahl vor allem in der inneren Kapselschicht
kardiovaskulär	das Herz-Kreislaufsystem betreffend
Knorpelusur	umschriebener Gewebsverlust an der Oberfläche des Gelenkknorpels
Kontainment	möglichst vollständige Überdachung des Hüftkopfs durch die Pfanne
Kontraktur	Gelenkzwangsstellung infolge unwillkürlicher dauerhafter Verkürzung bestimmter Muskeln oder Muskelgruppen, der auf Dauer eine Verkürzung von Sehnen und Bändern folgt
Koronoidimpingement	Einklemmung von Teilen der Ellenbogengelenkkapsel, hervorgerufen durch eine krankhafte Vergrößerung des Kronenfortsatzes der Elle
Kryotherapie	Kältetherapie
Labrum	Gelenklippe, aus Faserknorpel bestehender Abschluß des Pfannenrandes, besonders ausgeprägt am Schultergelenk (=labrum glenoidale) und am Hüftgelenk (=labrum acetabulare)
Ligamentose	degenerative Veränderung eines Gelenkbandes
Malalignment	Fehlstellung der knöchernen Gelenkpartner zueinander

Matrixhomöostase	ausgeglichener Knorpelstoffwechsel, so dass ein Gleichgewichtszustand zwischen Auf- und Abbau in der zellfreien Knorpelgrundsubstanz (= Knorpelmatrix) besteht
Mechanorezeptoren	Sinneszellen, die u.a. auf die relative Lage und Bewegung von Gelenkstrukturen durch Mikroverformung reagieren
Meniskopathie	krankhafte Veränderung einer faserknorpeligen Gelenkzwischenscheibe (= Meniskus)
mesenchymal	dem Ausgangsmaterial für Bindegewebe zugehörig
metabolisch	stoffwechselbedingt
Myogelose	knotenförmige druckschmerzhafte Muskelverhärtung, die im Gegensatz zum Muskelhypertonus auch unter Narkose fortbesteht
Myopathie	Muskelerkrankung
Omarthrose	Arthrose des Schultergelenks
ossifizierende Knorpelhyperplasie	Vermehrung der Knorpelzellzahl mit Tendenz zur Verknöcherung
Osteoblasten	knochenbildende Zellen
Osteonekrose, aseptische	umschriebener Untergang von Knochengewebe, der nicht auf bakterieller Einwirkung beruht
Osteoklastenhemmer	Substanz, die die Wirkung knochenabbauender Zellen verringert oder aufhebt
Osteotomie	Knochendurchtrennung
Perichondrium	kollagen-bindegewebige „Knorpelhaut", die knorpelige Strukturen außerhalb des Gelenks umschließt
Periost	Knochenhaut
Piriformissyndrom	schmerzhafte Verspannungen des auf der Rückseite des Hüftgelenks gelegenen Musculus piriformis, die spontan auftreten oder eine Hüftarthrose begleiten können und nicht mit einem Ischiasschmerz verwechselt werden dürfen
Plantarprotrusion	Fußverformung mit sohlenwärtiger Verlagerung von Fußwurzelknochen nach Art des Knick-Plattfußes, auch Schaukelfuß oder Tintenlöscherfuß genannt
Präarthrose	vorarthrotische angeborene oder erworbene Gelenkerkrankung, die mit hoher Wahrscheinlichkeit zur Arthrose führt
proximale Arthritiden	entzündliche Gelenkerkrankungen, die vorzugsweise die Grund- und Mittelgelenke an Hand und Fuß befallen
Pseudarthrose	Falschgelenkbildung als Folge einer unvollständig verheilten Fraktur oder Osteotomie

Resektionsarthroplastik	sparsame operative Gelenkentfernung ohne nachfolgenden Ersatz durch Endoprothese, sondern mit passgerechter Modellierung der Knochenenden, eventuell kombiniert mit der Lösung bewegungshemmender Weichteilverwachsungen
Rhizarthrose	Arthrose des Daumensattelgelenks
Sequesterbildung	Entstehung und Demarkierung umschriebener abgestorbener Gewebsteile
Spondarthritis	Wirbelgelenkentzündung
Spondylitis ankylosans	chronisch-entzündliche Erkrankung der Wirbelsäule mit Versteifungstendenz unter fakultativer Einbeziehung aller wirbelsäulennahen Gelenke (= Bechterew-Erkrankung)
Spongiosa, subchondrale	der schwammartig-poröse Knochen, der unter dem Gelenkknorpel liegt und von diesem durch eine dünne feste Knochenschicht (= Corticalis) abgegrenzt ist
Sternoclaviculararthrose	Arthrose des Gelenks zwischen Brustbein und Schlüsselbein
Subakromialgelenk	klinische Umschreibung für jenen gelenkähnlichen Bereich, der zwischen Schultergelenk und der darüber verlaufender Sehnenplatte (= Rotatorenmanschette), dem Schultereckgelenk und der knöchernen dachartigen Schulterhöhe (= Akromion) liegt
subchondral	unter dem Gelenkknorpel gelegen
Subluxations-Coxarthrose	Arthrose des Hüftgelenks aufgrund einer ungenügend tiefen Einstellung des Hüftkopfs in die meist abgeflachte dysplastische Pfanne
Synovialis	innere Schicht der Gelenkkapsel
Tendinose	meist schmerzhafte degenerative Veränderung einer Sehne
Thenaratrophie	Verschmächtigung des Daumenballens
unikondylär	nur eine der beiden Oberschenkelrollen am Kniegelenk betreffend
Valgisierung	Vergrößerung des Winkels zwischen Schenkelhals und Oberschenkelschaft
Varisierung	Verkleinerung des Winkels zwischen Schenkelhals und Oberschenkelschaft
Vaskulopathie	Gefäßerkrankung
viskoelastisch	Eigenschaft gedämpfter Elastizität

Sachverzeichnis